W0046825

Super**foods**

Für ein langes und aktives Leben

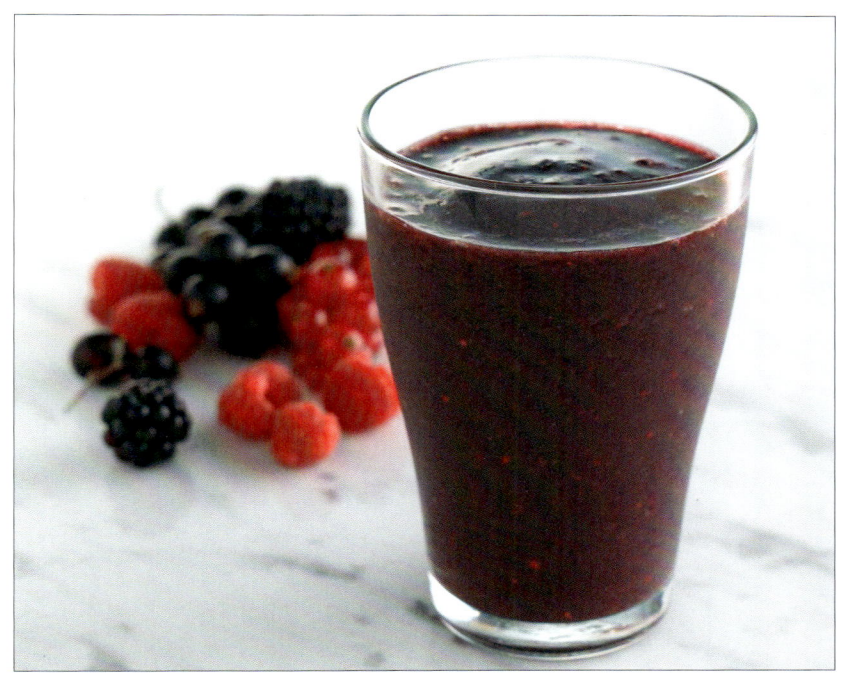

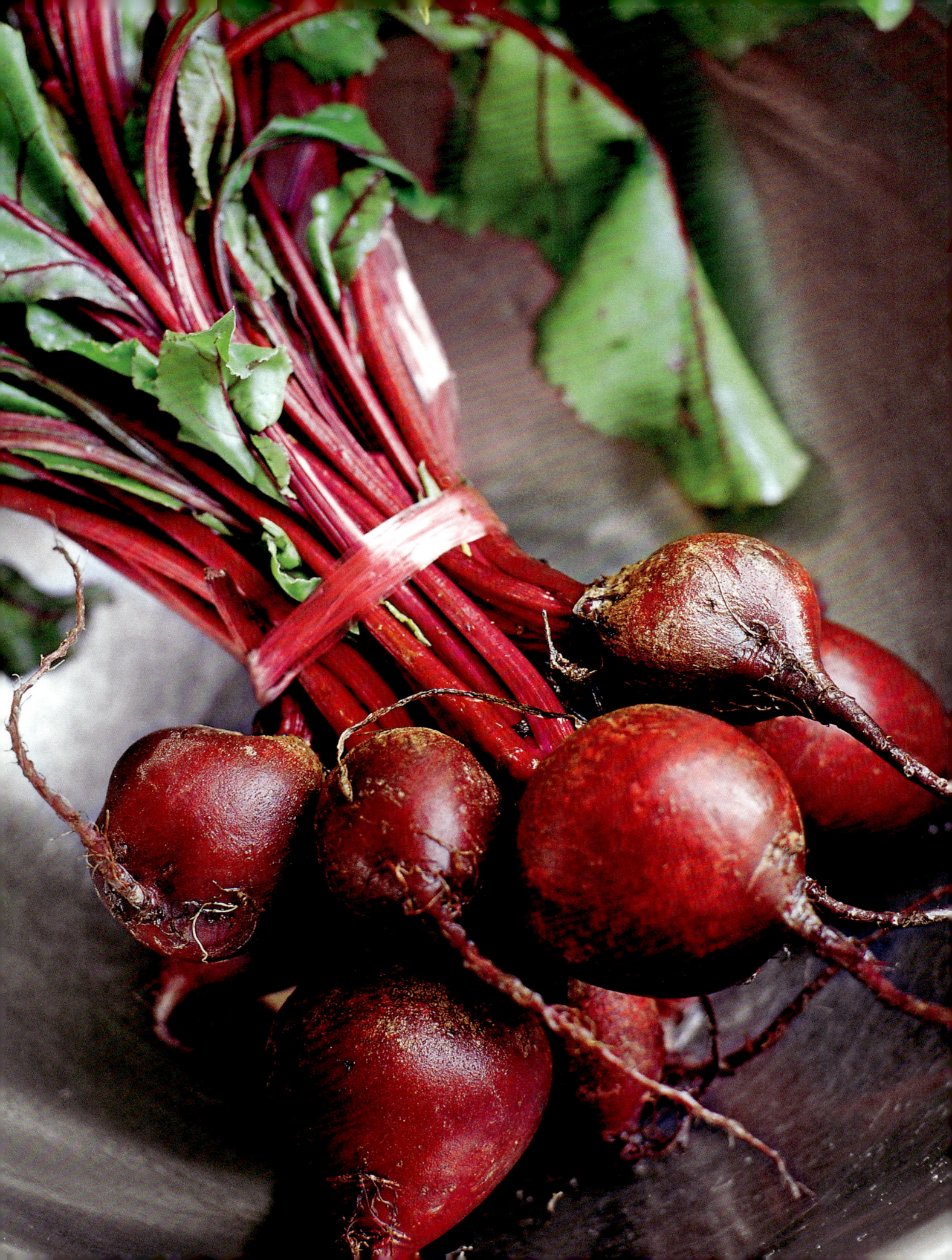

Super foods

Audrey Deane

Für ein langes und aktives Leben

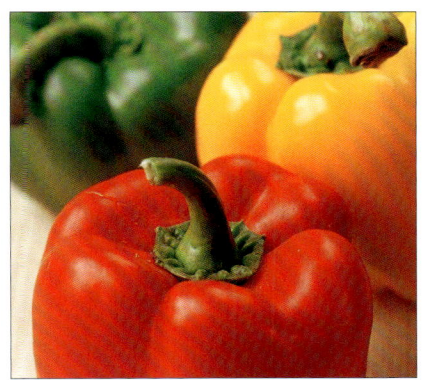 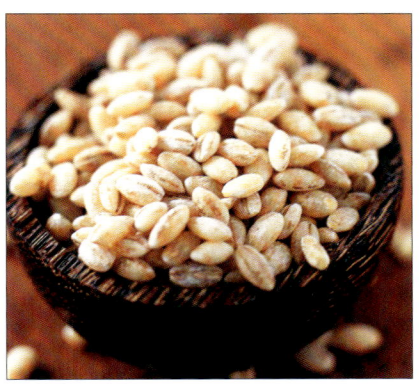 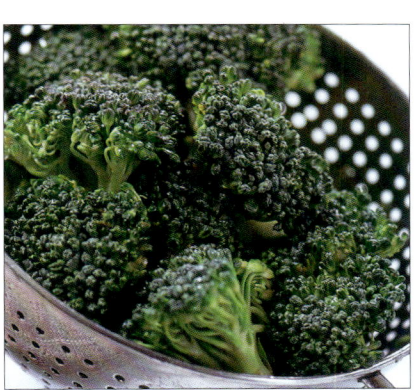

tosa

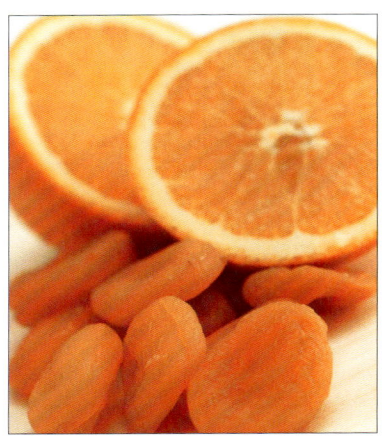

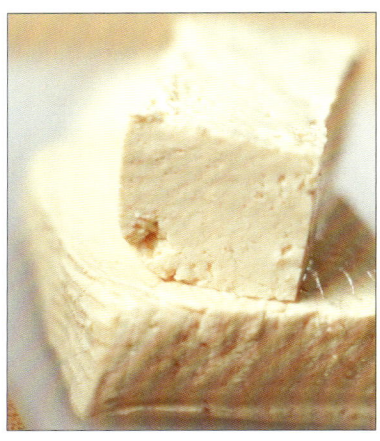

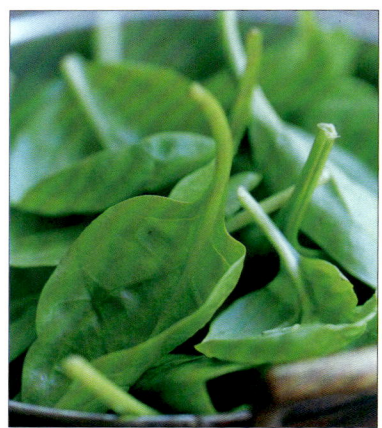

Erstveröffentlichung unter dem Titel:
„THE TOP 160 SUPERFOODS"
© Southwater, ein Imprint von
Anness Publishing Ltd, 2013

Genehmigte Lizenzausgabe
tosa GmbH
Industriestraße 19
64407 Fränkisch-Crumbach 2015
www.tosa-verlag.de

Herausgeberin: Joanna Lorenz
Design: Nigel Partridge
Übersetzer: Andreas Ehrlich

ISBN 978-3-86313-498-3

Der Inhalt dieses Buches wurde von Autor und
Verlag sorgfältig erwogen und geprüft. Es kann
keine Haftung für Personen-, Sach- und/oder
Vermögensschäden übernommen werden.

Kein Teil dieses Werkes darf ohne schriftliche
Einwilligung des Verlages in irgendeiner Form
(inkl. Fotokopien, Mikroverfilmung oder anderer
Verfahren) reproduziert oder unter Verwendung
elektronischer oder mechanischer Systeme
verarbeitet, vervielfältigt oder verbreitet werden.

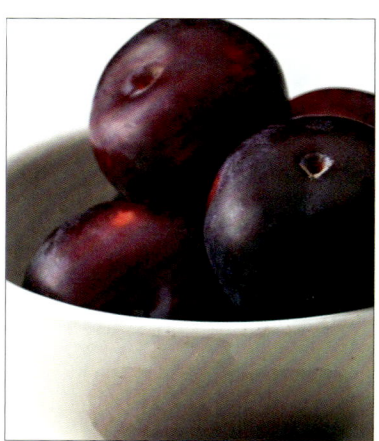

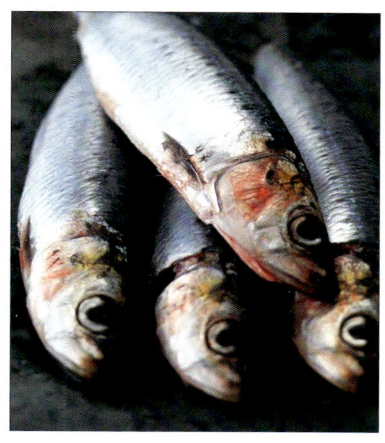

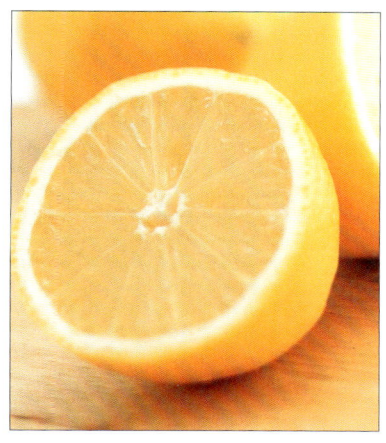

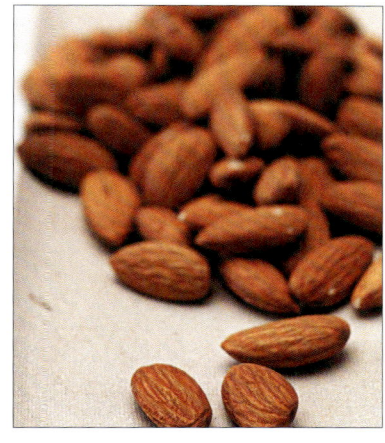

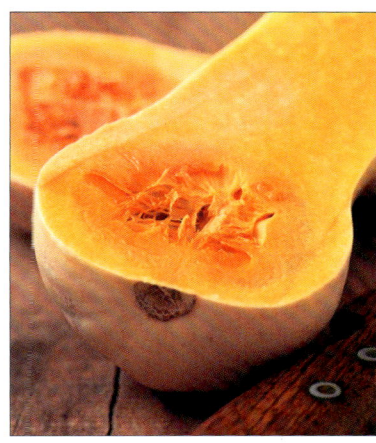

Inhalt

Einleitung

Seit Tausenden von Jahren wissen die Menschen, dass die Lebensmittel, die sie zu sich nehmen, ihren Körper beeinflussen. Bereits in der Antike erkannten die Chinesen, Griechen, Römer und Ägypter, dass unsere Ernährung eine wesentliche Rolle in Bezug auf unser körperliches Wohlbefinden spielt, was sich noch heute in zahlreichen Essgewohnheiten und Traditionen widerspiegelt.

Die wissenschaftliche Untersuchung von Lebensmitteln und deren Auswirkungen auf unsere Gesundheit ist hervorragend dokumentiert und reicht zurück bis in das 18. Jahrhundert. Damals begannen Gelehrte und Ärzte, in aller Herren Länder zu reisen und die Auswirkungen von Fehlernährung zu studieren. So erkannte man beispielsweise, dass der Verzehr von Zitrusfrüchten bei Skorbut hilft. Allerdings verstand man erst mit der Entdeckung des Vitamin C in den späten 1920er-Jahren, warum das so ist. In diesem „Goldenen Zeitalter" der Ernährungsanalyse wurden viele Basisfaktoren einer gesunden Ernährung und der Krankheitsvorsorge erforscht.

Frisch gepresster Saft versorgt den Körper mit wichtigen Nährstoffen und Flüssigkeit.

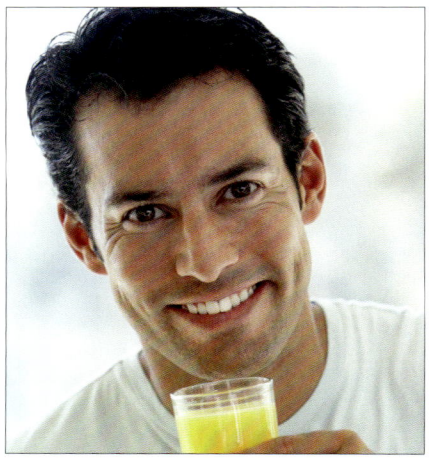

Und dank immer modernerer Technik und ausgefeilterer Forschungsmethoden werden bis heute neue Entdeckungen auf diesem Gebiet gemacht. Das hat auch zur Folge, dass die „Heilsamkeit", die man bestimmten Lebensmitteln traditionell zugeschrieben hatte – sogenannten Superfoods –, sich als Ernährungsmythos herausgestellt hat.

Dabei sollte festgehalten werden, dass es für den immer populärer werdenden Begriff „Superfood" keine offizielle oder rechtlich bindende Definition gibt. Im Allgemeinen versteht man darunter nährstoffreiche Lebensmittel, die eine positive Auswirkung auf Gesundheit und Wohlbefinden haben. Und auch wenn sich die EU um eine einheitliche, verlässliche Kennzeichnung von Lebensmitteln bemüht, ist es unwahrscheinlich, dass „Superfood" jemals als solches anerkannt wird.

GESUNDE LEBENSMITTEL

Es gibt eine Vielzahl von Lebensmitteln, deren Inhaltsstoffe – manchmal auch als Phytonährstoffe oder Phytochemikalien bezeichnet – förderlich für Gesundheit und Wohlbefinden sind. „Phyto" bedeutet pflanzlich, doch finden zunehmend auch Lebensmittel tierischen Ursprungs Aufnahme in die Superfood-Familie. Und obwohl jedes Superfood einen speziellen Nährstoff enthält, ist es wichtig, zu verstehen, dass sie nur dann ihre ganze Wirksamkeit entfalten können, wenn sie im Rahmen einer gesunden, ausgewogenen Ernährung zu sich genommen werden. Es hilft also nichts, eine Schüssel Haferflocken und eine Handvoll Blaubeeren zu essen, wenn man ansonsten nur faul auf dem Sofa liegt und raucht.

Antioxidantien

Lebensmittel mit einem hohen Anteil an Antioxidantien gehören

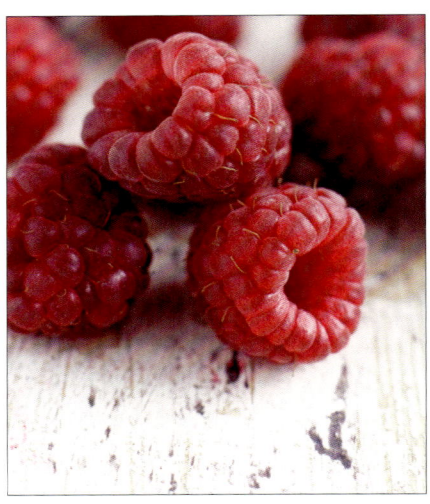

Himbeeren wirken antioxidativ und schmecken hervorragend in einem Smoothie.

meist zu Obst und Gemüse wie Blaubeeren, Goji-Beeren, Orangen und Tomaten. In der Tat erhielten diese beiden Lebensmittelgruppen als Erstes die Bezeichnung „Superfood". Antioxidantien sind deshalb so wichtig für unsere Gesundheit, weil sie in der Lage sind, freie Radikale im Körper zu binden. Diese entstehen durch äußere Einflüsse wie das Rauchen, aber auch im Rahmen körpereigener Prozesse. Man geht davon aus, dass ein Überschuss an freien Radikalen die Bildung von Krebs begünstigt, und schätzt, dass ein Drittel aller Krebserkrankungen durch eine obst- und gemüsereiche Ernährung vermieden werden könnte. Viele Vitamine wirken antioxidativ, zum Beispiel Vitamin A (Retinol), Vitamin C (Ascorbinsäure) und Vitamin E (Tocopherol). Auch einige Mineralstoffe wie Selen helfen, potenziell schädlichen Stoffen entgegenzuwirken, sodass diese nicht zu Krankheiten wie Krebs führen.

Flavonoide

Diese Pflanzenstoffe, auch als Polyphenole bekannt, finden sich in

Getränken und Nahrungsmitteln wie Tee, Wein und Schokolade. Auch sie wirken antioxidativ, spielen aber darüber hinaus bei der zellulären Signalübertragung eine wichtige Rolle. Studien haben gezeigt, dass sie Zellsignale regulieren und das Zellwachstum beeinflussen – was sich möglicherweise auf das Auftreten von Krebs auswirken kann. Flavonoide senken zudem das Koronarinfarktrisiko und wirken einer Arteriosklerose entgegen, bei der Kalk- und Fettablagerungen die Blutgefäße verstopfen. Ein positiver Effekt auf Gehirnerkrankungen wie Alzheimer und Parkinson wird ebenfalls diskutiert.

Phytosterole

Diese chemischen Verbindungen, die man unter anderem in Weizenkeimen und braunem Reis findet, haben möglicherweise die Fähigkeit, den Cholesterinspiegel zu senken. Sie sind die pflanzliche Entsprechung des tierischen Cholesterins und kommen vor allem in Samen und Ölen vor, in geringeren Mengen in Obst und Gemüse.

Isoflavone (Phytoöstrogene)

Stark antioxidativ wirken auch diese Stoffe, die beispielsweise in Sojabohnen, Alfalfa und Kichererbsen enthalten sind. Sie haben zudem eine hormonelle Wirkung, die hilft, den Cholesterinspiegel zu regulieren und negative Auswirkungen der Menopause wie Osteoporose zu mildern. Isoflavone schützen darüber hinaus möglicherweise vor Brust- und Prostatakrebs.

Ballaststoffe

Meist nehmen wir nicht genügend Ballaststoffe zu uns, obwohl sie den Körper bei vielen wichtigen Funktionen unterstützen – zum Beispiel die Verdauung und den Zuckerstoffwechsel, was besonders für Typ-II-Diabetiker interessant ist. Ballaststoffe können auch schlechten Blutfetten und Bluthochdruck entgegenwirken und so das Risiko für

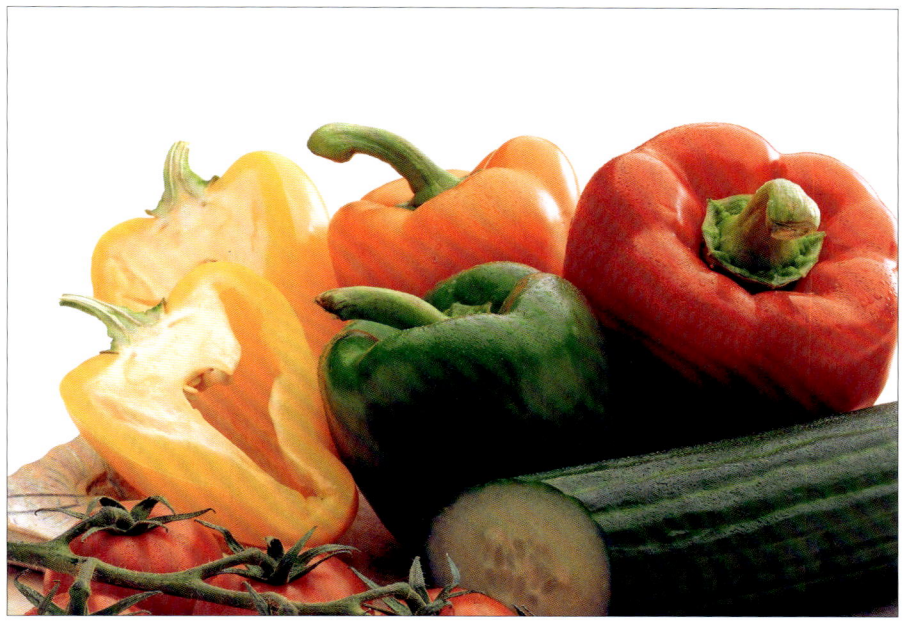

Herz-Kreislauf-Erkrankungen senken. Eine ballaststoffreiche Ernährung hilft auch bei der Gewichtskontrolle, da sich das Sättigungsgefühl schneller einstellt und länger anhält.

Gesunde Fette

Fett wurde in den letzten Jahren geradezu verteufelt. Und auch wenn es stimmt, dass vielen von uns eine fettärmere Ernährung guttäte, wissen wir heute, dass es genauso wichtig ist, welche Art Fette wir essen. Generell sollten wir weniger gesättigte und mehr einfach und mehrfach ungesättigte Fettsäuren zu uns nehmen. Denn diese gesunden Fette, die sich in Olivenöl, Fischöl, Leinsamen und Walnüssen finden, wirken sich positiv auf den Cholesterinspiegel sowie zahlreiche weitere Stoffwechselprozesse aus. Sie senken so das Risiko für Gefäßkrankheiten wie Herzinfarkt und Schlaganfall.

Die Omega-3-Fette (die zu den mehrfach ungesättigten Fetten gehören) sind dabei besonders hervorzuheben, da sie den Körper auf vielfältige Weise unterstützen, angefangen beim Gehirnstoffwechsel und der Gehirnfunktion bis hin zur Abschwächung von Entzündungskrankheiten wie rheumatoide Arthritis.

Eine gesunde Ernährung nutzt das vielfältige Angebot an Obst und Gemüse.

VIELFALT IST DER SCHLÜSSEL

Darüber hinaus enthält unsere Nahrung viele weitere Stoffe, die mitunter eine sehr spezifische Wirkung haben. Entsprechend erzielen Sie den größtmöglichen Effekt, wenn Sie Ihren Speiseplan möglichst vielfältig gestalten. Das in diesem Buch vermittelte Wissen um die verschiedenen Arten von Superfood hilft Ihnen, Ihre Ernährung Ihren individuellen Bedürfnissen anzupassen. Stimmen Sie sich dabei aber immer mit Ihrem Arzt ab, insbesondere wenn Sie an einer chronischen Krankheit leiden oder regelmäßig Medikamente einnehmen müssen – denn manchmal schadet eine Ernährungsumstellung mehr, als sie nützt.

Die Grundlagen einer gesunden Ernährung und eines gesunden Lebensstils finden Sie in diesem einleitenden Kapitel. Ihm folgt ein detailliertes Verzeichnis der wichtigsten und nährstoffreichsten heute bekannten Superfoods. Ein Kochbuch mit 150 leckeren Rezepten, unter deren Zutaten sich jeweils mindestens ein Superfood befindet, ist ebenfalls im Handel erhältlich.

Gesund leben

Für eine gesunde, ausgewogene Ernährung sollten Sie vor allem möglichst unbehandelte Lebensmittel mit einem hohen Anteil an komplexen Kohlenhydraten und Stärke zu sich nehmen. Proteinreiche Lebensmittel und Milchprodukte gehören ebenfalls dazu, wenn auch in geringerem Maße. Fett, Salz und Zucker sollten den geringsten Anteil ausmachen. So wird Ihr Körper mit der notwendigen Energie sowie allen wichtigen Nährstoffen versorgt und bleibt gesund.

KOHLENHYDRATE

Kohlenhydratreiche Nahrungsmittel wie Brot, Pasta, Kartoffeln und Zucker stellen die Hauptenergielieferanten für unseren Körper dar. Die zum Beispiel in Brot, Reis und Kartoffeln enthaltene Stärke wird dabei in Einfachzucker, unter anderem Glukose, aufgespalten und verwertet. Rund ein Drittel unserer Nahrung sollte daher aus stärkehaltigen Vollkornprodukten bestehen, was die Hälfte unseres täglichen Energiebedarfs deckt. Zudem enthalten stärkehaltige Lebensmittel oft auch andere nützliche Nährstoffe wie Eiweiß, Vitamine und Mineralstoffe.

Im Gegensatz dazu handelt es sich bei Zucker um einen reinen Energielieferanten, weshalb er auch gern als „leere Kalorien" bezeichnet wird. Entsprechend sollten Menschen mit Gewichtsproblemen ihn weitgehend meiden. Hilfreich dagegen kann er für Sportler sein, die einen schnellen Energieschub benötigen. Allerdings ist dieser nur von kurzer Dauer, da der Körper auf diesen sprunghaften Anstieg des Blutzuckerspiegels mit der Ausschüttung von Insulin reagiert. Deshalb ist es für die meisten von uns sinnvoller, kohlenhydratreiche Nahrungsmittel zu essen, die langsamer in Energie umgewandelt werden und keine Blutzuckerspitzen auslösen. Ein Maß dafür, wie stark ein Lebensmittel den Blutzuckerspiegel ansteigen lässt, ist der Glykämische Index (GI). Reiner Zucker hat einen GI von 100, während der GI von ballaststoffreichen Vollkornprodukten wie braunem Reis und Hülsenfrüchten die Hälfte davon beziehungsweise noch weniger beträgt. Auch einige kohlenhydratarme Lebensmittel wie Milch, Fleisch, Eier und grünes Gemüse weisen einen niedrigen GI auf und geben ihre Energie schrittweise ab.

BALLASTSTOFFE

Ebenfalls zu den Kohlenhydraten gehören die Ballaststoffe, weitgehend unverdauliche Nahrungsbestandteile, deren Bedeutung Sie aber nicht unterschätzen sollten. Man unterteilt sie in lösliche und unlösliche Kohlenhydrate. Letztere, die man beispielsweise in braunem Reis und Pasta findet, vergrößern das Stuhlvolumen und regen so die Darmbewegung an. Dadurch wird Verstopfungen und möglicherweise auch Darmkrebs vorgebeugt. Lösliche Ballaststoffe sind in Äpfeln, Hafer und Linsen enthalten. Sie können im Dickdarm teilweise abgebaut beziehungsweise verwertet werden und sorgen für einen gesunden Darm und eine ausgeglichene Darmflora. Besonders zu empfehlen sind Vollkornprodukte, da sie nicht nur ballaststoffreich sind, sondern auch noch den wertvollen Keimling enthalten, der beim Weißmehl fehlt.

DIE WICHTIGSTEN LEBENSMITTELGRUPPEN

Die folgende Grafik zeigt, welchen Anteil die 5 wichtigsten Lebensmittelgruppen an unserer täglichen Nahrung optimalerweise haben sollten.

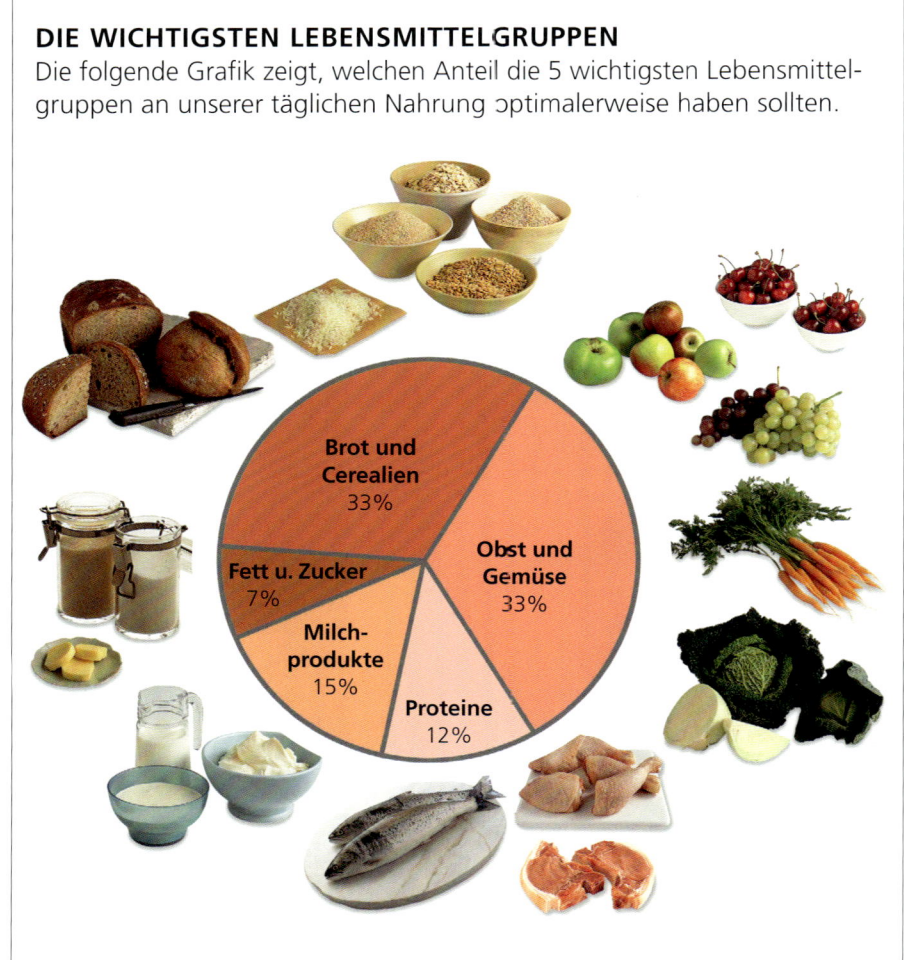

Brot und Cerealien 33%

Obst und Gemüse 33%

Fett u. Zucker 7%

Milchprodukte 15%

Proteine 12%

EIWEISSE

Eiweiße sind unentbehrlich für das Wachstum, die Reparatur und die Versorgung unserer Körperzellen. Zudem sind sie Bausteine für Muskeln, Hormone und Enzyme sowie an zahlreichen Stoffwechselprozessen beteiligt. Sie selbst bestehen aus Aminosäuren, von denen bisher 23 bekannt sind. Davon kann der Körper 15 selbst herstellen. Die restlichen acht sogenannten essenziellen Aminosäuren müssen über die Nahrung aufgenommen werden.

Tierisches Eiweiß, das zum Beispiel in Fleisch, Fisch und Eiern enthalten ist, deckt diesen Bedarf komplett ab, während das bei den meisten pflanzlichen Eiweißen nicht der Fall ist, mit Ausnahme von Soja, Quinoa und Buchweizen. Am besten ist jedoch, sich nicht auf die eine oder andere Art zu beschränken, sondern das gesamte Spektrum der eiweißhaltigen Lebensmittel zu nutzen, um dem Körper die benötigten Aminosäuren zuzuführen.

FETTE UND ÖLE

Bei der ganzen negativen Berichterstattung mag es Sie vielleicht überraschen, dass Fett einen wichtigen Bestandteil unserer Ernährung darstellt. Deshalb steht in der modernen Ernährungsberatung die Art der Fette im Mittelpunkt. Fett ist

Verwenden Sie zum Kochen gesundes Pflanzenöl statt Butter.

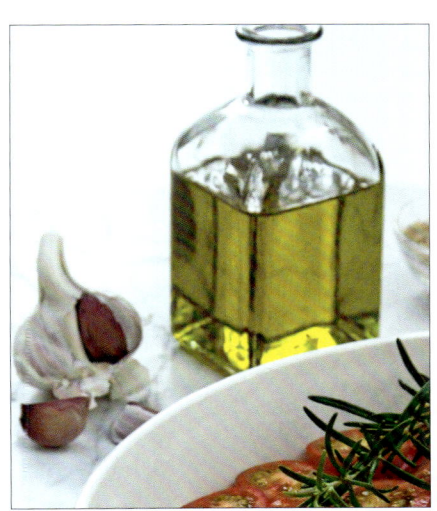

FETT-TYPEN
Gesättigt
Fleisch, Milchprodukte, Schmalz

Ungesättigt
Einfach ungesättigt: Olivenöl, Erdnussöl, Sesamöl
Mehrfach ungesättigt: Rapsöl, Sojaöl, Fischöl

Energie in ihrer konzentriertesten Form und hat doppelt so viele Kalorien wie die gleiche Menge Kohlenhydrate und Eiweiß. Deshalb führt der vermehrte Verzehr schnell zu Gewichtsproblemen. Doch Fett enthält auch für unsere Gesundheit unverzichtbare Fettsäuren und sorgt für die Aufnahme der Vitamine A, D und E.

Darüber hinaus wird eine fettreiche Ernährung mit einem hohen Cholesterinspiegel sowie einem erhöhten Risiko für Herz-Kreislauf-Erkrankungen in Verbindung gebracht, weshalb die Weltgesundheitsorganisation (WHO) empfiehlt, auf gesättigte Fette möglichst zu verzichten, um diesen Krankheiten vorzubeugen.

Dachten wir bisher immer, dass stark cholesterinhaltige Nahrungsmittel wie Eier und Garnelen für einen erhöhten Blutcholesterinspiegel

Mageres Fleisch und Fisch enthalten viel Eiweiß und wenig gesättigtes Fett.

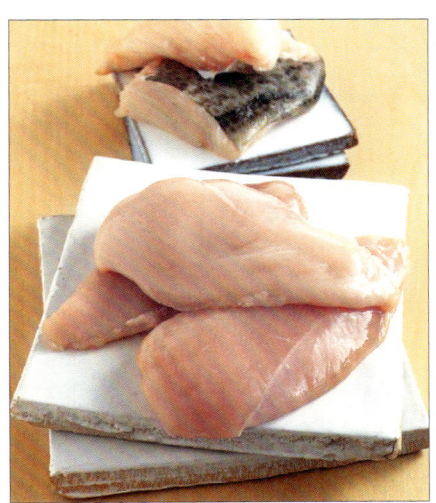

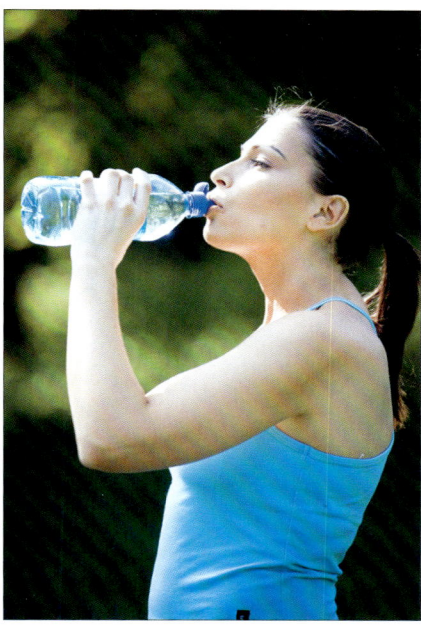

Trinken Sie nach dem Sport viel, um einem Flüssigkeitsmangel vorzubeugen.

verantwortlich sind, wissen wir heute, dass es vor allem auf die Menge an gesättigten Fetten ankommt, die wir zu uns nehmen. Ungesättigte Fettsäuren hingegen, wie sie in einigen Keimölen vorkommen, helfen, die beiden Cholesterinarten in unserem Körper – das „gute" HDL- und das „schlechte" LDL-Cholesterin – in einer gesunden Balance zu halten.

WASSER

Unser Körper besteht zu rund 50 Prozent aus Wasser. Deshalb ist es wichtig, ausreichend Flüssigkeit zu uns zu nehmen. Denn durch das Atmen, Schwitzen und Ausscheiden von Abfallprodukten verlieren wir

---

HUNGERATTACKEN VORBEUGEN
Starten Sie mit Lebensmitteln in den Tag, die einen hohen GI aufweisen und ihre Energie langsam abgeben, sodass Sie bis zum Mittagessen durchhalten. Probieren Sie es mit einem Haferbrei oder einem Vollkornmüsli zum Frühstück.

---

kontinuierlich Wasser, das wir zur Kühlung des Körpers benötigen, für den Nährstofftransport und die Funktion unserer Nieren. Flüssigkeit nehmen wir aber nicht nur durch Trinken, sondern auch über die Nahrung auf, wobei wir auf 1,5 bis 2 Liter täglich kommen sollten.

Bekommt unser Körper zu wenig Flüssigkeit, zeigt er uns dies sehr deutlich: Unser Urin wird dunkler (da unsere Nieren mehr Wasser absorbieren), wir sind durstig und bekommen Kopfschmerzen. Wirklich problematisch wird es aber erst, wenn wir diese Warnsignale ignorieren. Tee und Kaffee tragen – obwohl es sich um milde Diuretika handelt – positiv zum Flüssigkeitshaushalt bei, ebenso wie feste Nahrung. Eine ausreichende Flüssigkeitszufuhr ist vor allem im Sommer und beim Sport wichtig, da wir hier schneller und mehr Flüssigkeit verlieren.

VITAMINE UND MINERALSTOFFE

Vitamine und Mineralstoffe sind zwei wesentliche Nährstoffe, die unser Körper über die Nahrung aufnehmen muss. Dabei ist es wichtig, die Mahlzeiten möglichst abwechslungsreich zu gestalten, um den gesamten Bedarf zu decken. Zudem können sich Vitamine und Mineralien gegenseitig, positiv wie

Stillen Sie Hungerattacken mit antioxidativen Weintrauben.

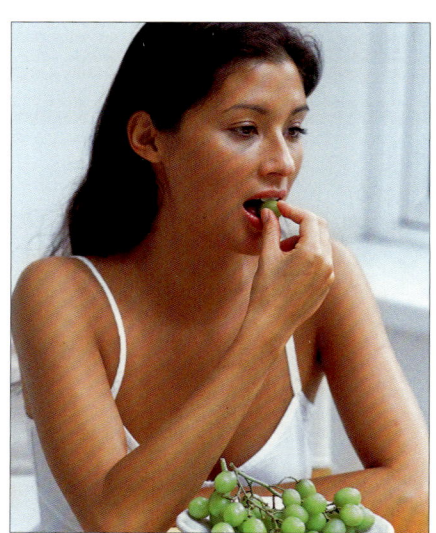

ESSEN SIE EINEN REGENBOGEN
Decken Sie bei der Wahl Ihrer Lebensmittel so viele Farben wie möglich ab. Die folgende Übersicht hilft Ihnen dabei:

Gelb/Orange	Orange/Rot	Rot/Violett/Blau	Grün	Weiß
Enthalten in:				
Karotten	Orangen	Blaubeeren	Spinat	Knoblauch
Süßkartoffeln	Tomaten	Cranberrys	Grünkohl	Lauch
Cantaloupe-Melone	Wassermelone	Blaue Weintrauben	Brokkoli	Zwiebeln
Kürbis	Grapefruit	Holunderbeeren	Blattgemüse	
Nährstoffe:				
Beta-Carotin	Lycopin	Anthocyane	Lutein	Allicin
Alpha-Carotine	Beta-Carotin	Beta-Cyane	Zeaxanthin	
	Zeta-Carotin	Proanthocyanidine	Beta-Carotin	
			Chlorophyll	

negativ, beeinflussen. So fördert Vitamin C die Aufnahme von Eisen, während ein Überschuss an Calcium diese (und die von Zink) verringert. Einige Vitamine, zum Beispiel die B- und C-Gruppen, sind wasserlöslich und können im Körper kaum gespeichert werden – ganz im Gegensatz zu den fettlöslichen Vitaminen A, D und E.

Obst und Gemüse sind hervorragende Vitamin- sowie Mineralstofflieferanten und enthalten darüber hinaus auch andere Nährstoffe. Der WHO zufolge sollten wir mindestens 400 Gramm davon essen, egal ob frisch, getrocknet, konserviert oder

Mit einer Portion Haferbrei starten Sie optimal in den Tag.

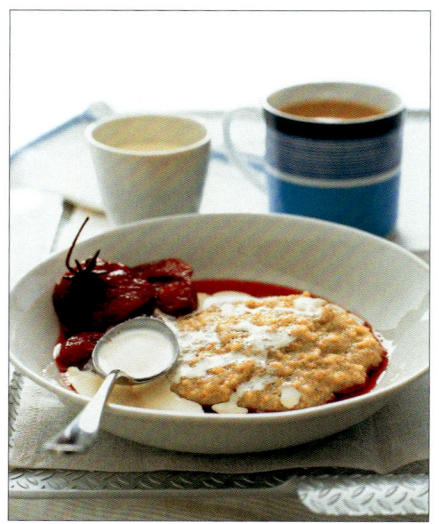

in Form von Saft und Smoothies. Dadurch könnten WHO-Schätzungen zufolge jedes Jahr 2,7 Millionen Leben gerettet werden. Und auch hier ist Vielfalt der Schlüssel zu mehr Gesundheit. Am einfachsten ist, sich an den Farben zu orientieren und jeden Tag einen Regenbogen auf den Tisch zu bringen – insbesondere da die wertvollen Phytonährstoffe maßgeblich für die Farbgebung verantwortlich sind und Sie so gleichzeitig auch davon eine ganze Bandbreite zu sich nehmen. Alle in diesem Buch vorgestellten Superfoods tragen auf die eine oder andere Weise zu Ihrer Gesundheit bei. Setzen Sie also möglichst viele davon auf Ihren Speiseplan!

ZUCKER

Zucker begegnet uns in vielerlei Gestalt – naturbelassen, weiß, braun, kristallisiert, flüssig … Und obwohl die meisten von uns weniger Zucker essen sollten, kann er ein wertvoller Energielieferant sein – insbesondere wenn wir durch ihn mehr gesunde Nahrungsmittel wie Obst zu uns nehmen. Ansonsten hat Naturzucker aus Ernährungssicht keinerlei Vorzüge gegenüber Tafelzucker, denn der chemische Aufbau ist sehr ähnlich. Beide sind aus ernährungswissenschaftlicher Sicht reine Energielieferanten (Kalorien) ohne andere Nährwerte. Einen weiterer Grund,

ZUCKER UND SALZ REDUZIEREN

- Geben Sie langsam, aber stetig weniger Zucker in Ihren Kaffee oder Tee, bis Sie sich an den ungesüßten Geschmack gewöhnt haben.
- Mischen Sie zuckerhaltige und ungesüßte Frühstückscerealien, wobei Sie die Menge der ungesüßten nach und nach erhöhen.
- Reduzieren Sie die Salzmenge, die Sie bei der Zubereitung von Gemüse verwenden.
- Wählen Sie beim Einkaufen Produkte ohne Salz- und Zuckerzusatz.
- Stellen Sie kein Salz auf den Tisch.

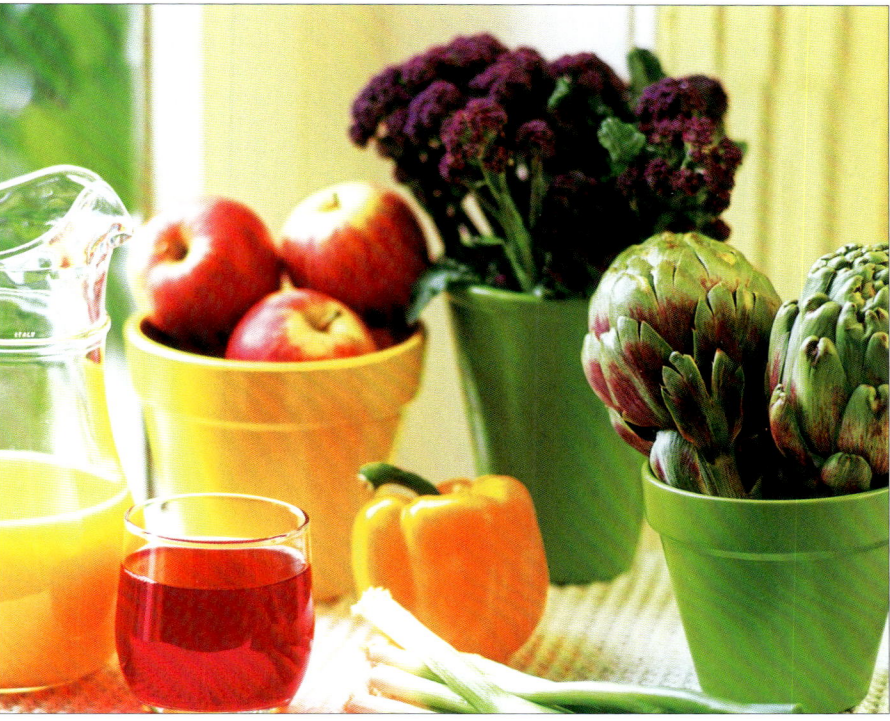

warum wir unseren Zuckerkonsum niedrig halten sollten, ist, dass die Bakterien im Mund Zucker in Säuren umwandeln, die Karies verursachen. Trinken Sie deshalb Fruchtsäfte nur in Maßen, sie enthalten eine Menge Naturzucker.

SALZ

Zu viel Salz erhöht Ihren Blutdruck und damit das Risiko einer Herzerkrankung oder eines Schlaganfalls.

Gestalten Sie Ihren Speiseplan so farbenfroh wie möglich.

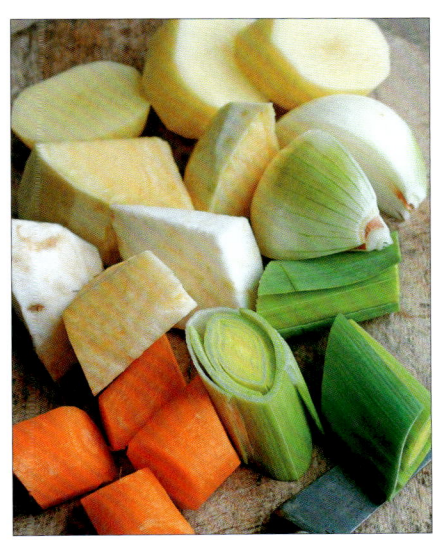

Allerdings ist es nicht so einfach, die Salzaufnahme zu steuern, da nur ein kleiner Teil über das direkte Würzen bei der Zubereitung erfolgt. Den weitaus größeren Teil, rund 75 Prozent, nehmen wir durch bereits verarbeitete Lebensmittel inklusive Fertiggerichten zu uns. Reduzieren Sie also auch den Verzehr von stark Salzhaltigem wie Speck, Käse, Knabberzeug, Suppen, Dosengemüse, Fertiggerichte und Fast Food.

EIN GESUNDER LEBENSSTIL

Die besten Tipps für ein gesundes Leben sind, sich regelmäßig zu bewegen, Übergewicht zu vermeiden, mehrere kleine Mahlzeiten über den Tag verteilt zu essen, Alkohol und Tabak zu meiden sowie für ausreichend Ruhe und Schlaf zu sorgen. In Bezug auf die Ernährung sollten vor allem kohlenhydratreiche Vollkornprodukte, Obst, Gemüse und Fisch auf Ihrem Speiseplan stehen – insbesondere natürlich ein möglichst breites Spektrum an Superfoods. Sorgen Sie zudem für ausreichend Flüssigkeit und frühstücken Sie. Versuchen Sie darüber hinaus, Ihren Zuckerkonsum zu reduzieren.

Obst, Gemüse und Säfte tragen alle zum Wasserhaushalt bei.

ANTIOXIDATIVE STÄRKE UND DER ORAC-WERT

Die antioxidative Fähigkeit eines Lebensmittels kann mithilfe der ORAC-Messmethode ermittelt werden. Der ORAC-Wert zeigt, wie gut ein bestimmtes Nahrungsmittel die Oxidation anderer Substanzen verhindert und vor freien Radikalen schützt. Den höchsten Wert erzielen dabei Acai-Beeren, Blaubeeren, Cranberrys, Artischockenherzen und Bohnen, zum Beispiel Kidney- und Pintobohnen. Auch Gewürze weisen einen außergewöhnlich hohen ORAC-Wert auf. Da sie aber nur in sehr kleinen Mengen verzehrt werden, sind sie in dieser Hinsicht vernachlässigbar. Die Neutralisierung freier Radikale trägt – obwohl bisher nicht wissenschaftlich bewiesen – zur Verlangsamung des Alterungsprozesses bei und schützt vor einer Reihe von Krankheiten.

Gesund kochen

Die Art und Weise, wie wir Lebensmittel aufbewahren, vor- und zubereiten, kann deren Nährwerte beeinflussen. Bei einigen Nährstoffen fördert das Kochen die Bioverfügbarkeit, während bei anderen genau das Gegenteil der Fall ist und manche dadurch sogar zerstört werden. Aber auch während ihres Lebenszyklusses verlieren Lebensmittel an Nährstoffen – von der Ernte bis zu den Supermarktregalen. Daher sollten Sie vor allem bei Verderblichem regionale (Saison-) Ware bevorzugen.

AUFBEWAHRUNG

Bei frischen Nahrungsmitteln ist es wichtig, die Kühlkette nicht zu unterbrechen, da das Erwärmen und Abkühlen der Qualität der Lebensmittel abträglich ist. Gekühlte Lebensmittel sollten daher nach dem Einkauf so schnell wie möglich wieder in den Kühlschrank. Das gilt besonders für Tiefgefrorenes, da beim Auftauen Vitamine und Mineralien verloren gehen. Weniger verderbliche Ware sollte an einem

Füllen Sie verderbliche Lebensmittel in verschließbare Behälter um.

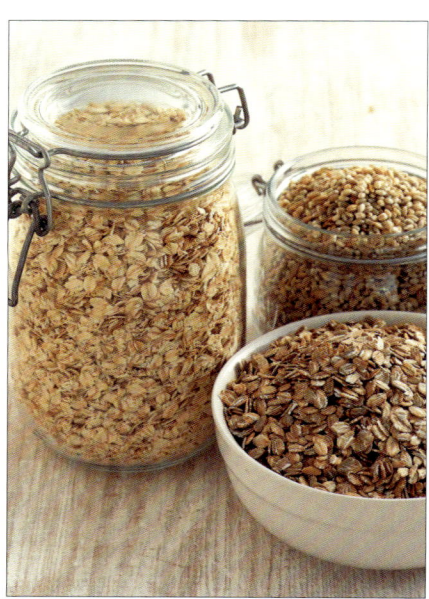

trocknen, kühlen Ort sowie getrennt von chemischen Produkten wie Reinigungsmitteln gelagert werden. Einige Lebensmittel wie Nüsse, Samen und Öle müssen dunkel aufbewahrt werden, da sie sonst schnell ranzig werden. Hoch ungesättigte Öle, zum Beispiel Leinsamen- und Walnussöl, gehören in den Kühlschrank. Obst und Gemüse sollte – von einer eventuellen Plastikverpackung befreit – ebenfalls kühl gelagert werden. Sortieren Sie beschädigte oder schimmlige Früchte beziehungsweise Gemüse sofort aus, damit diese keine anderen Lebensmittel kontaminieren.

KOCHEN ODER NICHT KOCHEN?

Es ist richtig, dass einige Nährstoffe während des Kochens verloren gehen. Allerdings führt es in anderen Fällen auch dazu, dass Nährstoffe besser absorbiert werden können, da die Zellwände durch das Kochen geschwächt oder zerstört werden. Manchmal begünstigt auch etwas Öl die Aufnahme von Nährstoffen wie bei dem in Karotten enthaltenen

Bereiten Sie Karotten mit etwas Öl zu, um deren Nährwert zu erhöhen.

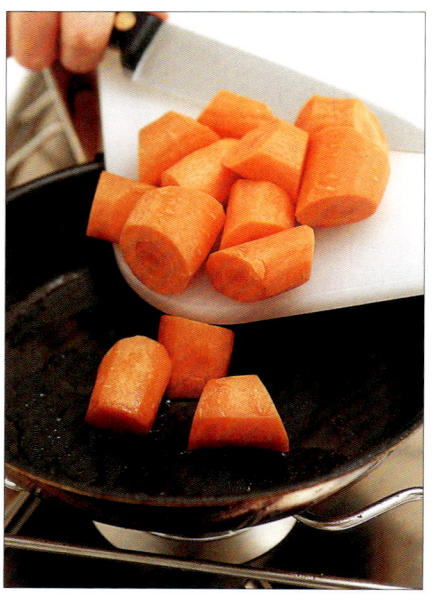

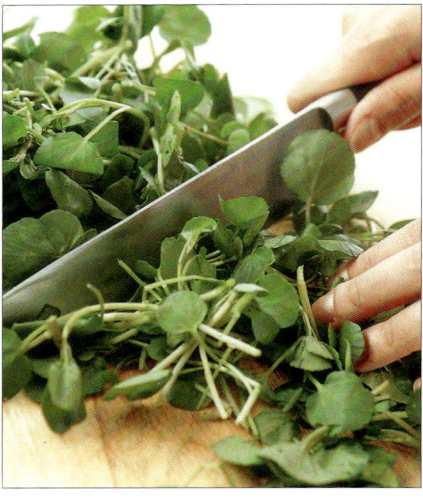

Das Zerkleinern von Grüngemüse macht es verdaulicher.

Beta-Carotin. Im Gegensatz dazu werden Vitamin C und einige B-Vitamine durch die Hitze beim Kochen zerstört, sodass sowohl gekochtes als auch rohes Gemüse auf dem Speiseplan stehen sollte.

GESUNDE GARMETHODEN

Verwenden Sie Öl generell sparsam beziehungsweise verzichten Sie ganz darauf. Rösten Sie beispielsweise zerstoßene Gewürze ohne Fett in der Pfanne – das intensiviert das Aroma und erhöht die Verdaulichkeit. Wenn Sie Gemüse kochen, verwenden Sie möglichst wenig Flüssigkeit und reduzieren Sie die Garzeit auf ein Minimum (das Kochwasser lässt sich prima als Basis für Soßen und Suppen weiterverwenden). Sehr viel schonender als Kochen ist das Dämpfen. Nutzen Sie diese Zubereitungsart daher möglichst häufig.

Auch antihaftbeschichtetes Kochgeschirr hilft, Öl und Fett zu sparen. Neben den weitverbreiteten Teflon-Töpfen, -(Grill-)Pfannen und -Backformen sind inzwischen auch zahlreiche Silikonformen auf dem Markt, die ebenfalls nicht eingefettet werden müssen.

GESUNDE KOCHGERÄTE

Das wohl bekannteste Kochgerät neben dem Küchenherd ist die Mikrowelle. Dieser vielseitige Helfer ist mittlerweile in fast jeder Küche zu finden und trägt durch die reduzierten Garzeiten, insbesondere bei Gemüse, zu einer gesünderen Ernährung bei. Zudem ermöglicht sie ein schnelles und schonendes Auftauen, sodass Sie Selbstzubereitetes bequem vorkochen und einfrieren können.

Darüber hinaus gibt es einige weitere interessante Geräte auf dem Markt wie Halogenöfen, Dampfgarer, Kontaktgrills und Heißluftfritteusen, von denen viele über hilfreiche Funktionen verfügen.

Halogenofen: Bei diesem kompakten und trotzdem vielseitigen Gerät wird die Hitze von einer Halogenlampe erzeugt, während ein Ventilator für die Luftzirkulation sorgt. Das Essen gart so in der Hälfte der Zeit, die Zugabe von Öl oder Fett ist nicht nötig. Halogenöfen eignen sich zum Braten, Grillen, Dämpfen und Backen.

Dampfgarer: Hier reicht die Palette von einfachen Geräten mit nur einem Dampfbehälter bis hin zu ausgeklügelten Systemen mit mehreren Ebenen und Temperaturzonen. Der Vorteil dieser Zubereitungsart ist, dass die Lebensmittel nicht auslaugen und mehr von ihrem Eigengeschmack sowie ihrer Farbe und Textur behalten.

Statt eines separaten Geräts können Sie auch einen ganz normalen Topf mit entsprechendem Gareinsatz verwenden.

Kontaktgrill: Diese Geräte, bei denen das Grillgut von zwei Seiten gleichzeitig gegart wird, ermöglichen eine fettarme Zubereitung, da das Fett über die Rillen in den Grillplatten abfließen kann. Achten Sie darauf, dass die Platten abnehmbar und spülmaschinengeeignet sind.

NÜTZLICHE KÜCHENHELFER FÜR EINE GESUNDE ERNÄHRUNG

- Dampfgarer – ideal, um Gemüse zuzubereiten, da mehr Vitalstoffe erhalten bleiben. Eignet sich auch für Fisch.
- Standmixer/Blender – perfekt für die Zubereitung von Smoothies, Säften, Suppen und Soßen. (So lassen sich Obst und Gemüse vor Kindern hervorragend verbergen.)
- Grillpfanne – reduziert die für die Zubereitung von Fleisch und Gemüse benötigte Menge an Fett.
- Küchenmaschine – nützlich, um Nüsse und Samen zu zerkleinern und Semmelbrösel herzustellen.

Mit einem Blender lässt sich schnell eine nahrhafte Suppe zubereiten.

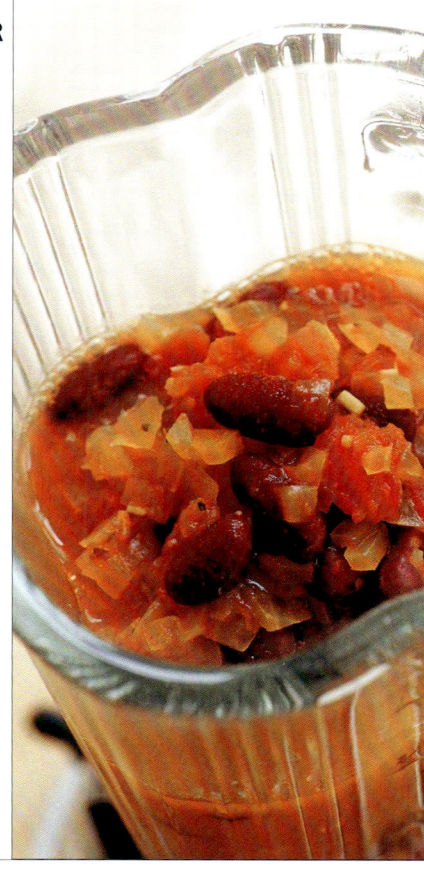

Heißluftfritteuse: Frittieren fast ohne Fett – das klingt unglaublich. Doch mithilfe dieser neuen Geräte lassen sich beispielsweise Pommes frites mit einem Fettgehalt von weniger als 3 Prozent zubereiten.

In einem Halogenofen gelingt auch ein knuspriges Grillhähnchen.

Dabei sorgt eine spezielle Umlufteinrichtung für einen gleichmäßigen „Frittier-Effekt" fast ohne Fett. Die Geräte sind relativ teuer, liefern aber gute Ergebnisse.

Das Dämpfen von nährstoffreichem Spargel dauert nur wenige Minuten.

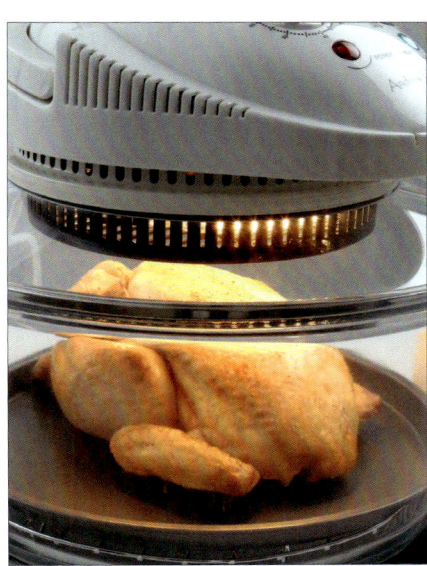

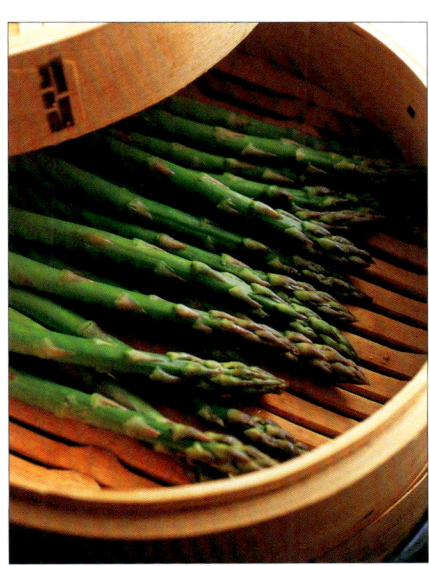

Ein Leben lang gesund bleiben

Ein gesunder Lebensstil und eine gesunde Ernährung helfen, bis ins hohe Alter vital und fit zu bleiben, und sollte daher nicht nur abschnittsweise praktiziert werden. Versuchen Sie vielmehr, die grundlegenden Prinzipien zu verinnerlichen und Teil Ihres Alltags werden zu lassen. Das wirkt sich auch positiv auf Ihr Umfeld, insbesondere Ihre Kinder aus, die diese Angewohnheiten dann hoffentlich übernehmen. Da sich die Bedürfnisse unseres Körpers im Laufe der Zeit verändern, erhalten Sie nachfolgend einen Überblick über die wichtigsten Stationen. Dieser kann den individuellen Rat Ihres Arzt oder eines Ernährungsberaters jedoch nicht ersetzen.

SCHWANGERSCHAFT
Eine Schwangerschaft ist eine enorme Belastung, sodass Frauen, die eine solche planen, in optimaler körperlicher Verfassung sein sollten.

Folsäure: Schützt den Fötus vor Missbildungen wie dem Neuralrohrdefekt. Sie findet sich vor allem in frischem grünem Gemüse.

Calcium und Vitamin D: Betrachten Sie diese beiden Nährstoffe als Einheit, da Vitamin D die Wirkung

Für Schwangere ist eine optimale Ernährung besonders wichtig.

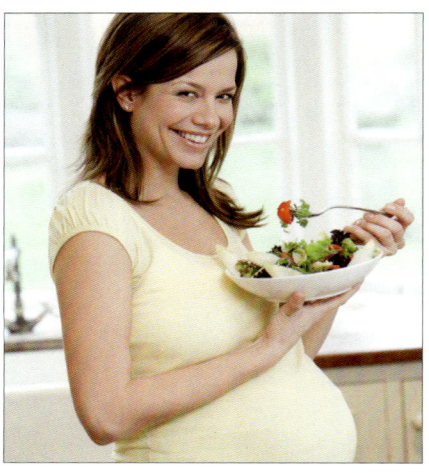

und Aufnahmerate von Calcium deutlich erhöht. Das ist vor allem für Frauen asiatischer, afrikanischer und nahöstlicher Herkunft wichtig, weil sie Vitamin D nicht im gleichen Maß durch Sonneneinstrahlung bilden können wie europäische. Gute Vitamin-D-Lieferanten sind Eier und Fettfisch, Calcium findet sich in Milchprodukten sowie Brokkoli und Kohl.

Omega-3-Fettsäuren: Diese Fettsäuren sind wichtige Bausteine für das Gehirn und das Augengewebe des Fötus. Da die in Fischen vorkommende Variante eine höhere Bioverfügbarkeit aufweist, sollten Sie diese bevorzugen – mit Ausnahme von Hai, Speer- und Schwertfisch, da diese eine hohe Konzentration an Giftstoffen aufweisen. Auch Thunfisch sollten Sie nur in Maßen verzehren. Für andere Fettfische wie Lachs, Hering und Forelle werden zwei Portionen pro Woche empfohlen. Nach der Entbindung helfen Omega-3-Fettsäuren, postnatalen Depressionen vorzubeugen.

Eisen: Vor allem während der ersten sechs Monate der Schwangerschaft besteht ein erhöhter Eisenbedarf, sodass das Risiko einer Blutarmut (Anämie) besteht. Normalerweise wirkt der Körper dem mit einer erhöhten Aufnahme von Eisen sowie der Mobilisierung von Reserven entgegen, sofern solche vorhanden sind. Vitamin C unterstützt die Eisenaufnahme zusätzlich.

Ballaststoffe: Einige Frauen leiden während der Schwangerschaft an Verstopfungen. Essen Sie deshalb viel Obst, Gemüse sowie Vollkornprodukte und trinken Sie ausreichend. Das sollte das Problem zumindest lindern.

Nahrungsmittel, die Sie besser meiden sollten: Auf Leber und

Leberprodukte sollten Sie wegen der möglichen toxischen Effekte von Vitamin A besser verzichten – ebenso wie auf nicht pasteurisierte Milchprodukte und frische Mayonnaise. Auch Alkohol sollten Sie meiden, insbesondere während der ersten 6 Monate. Leiden Sie unter Allergien, sollten Sie zudem Nüsse von Ihrem Speiseplan streichen.

NEUGEBORENE
Die meisten Gesundheitsorganisationen empfehlen während der ersten sechs Lebensmonate ausschließlich Muttermilch oder Muttermilchersatz zu verfüttern, da diese als beste Babynahrung betrachtet wird – vor allem in den ersten Wochen, da sie Antikörper und andere für die Abwehr von Krankheitserregern und das Immunsystem wichtige Enzyme enthält. Im Alter von 6 Monaten kann das Baby dann auch andere Nahrung verdauen und verstoffwechseln, was hilft, die Nährstoffvorräte aufzufüllen.

Calcium und Vitamin D: Das schnelle Knochenwachstum sorgt für einen nach wie vor hohen Calciumbedarf. Babys benötigen bis zu einem Alter von 1 Jahr täglich mindestens 600 ml Milch, danach rund 350 ml.

Eisen: Bei einem normalen Verlauf wird im letzten Drittel der Schwangerschaft Eisen im kindlichen Gewebe eingelagert. Diese Vorräte reichen für die ersten 6 bis 9 Lebensmonate. Verfüttern Sie sehr früh Kuhmilch an Ihr Baby, werden die Vorräte jedoch schneller aufgezehrt.

Vitamin C: Dieses Vitamin sorgt für eine optimale Aufnahme von Eisen.

Omega-3-Fettsäuren: Da das Gehirn des Babys schnell wächst, benötigt es ausreichend Nachschub an diesen Fettsäuren.

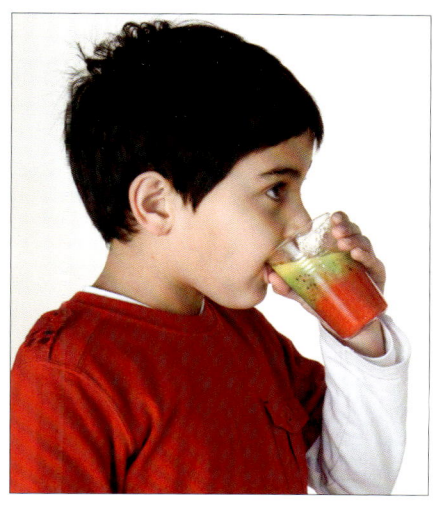

Frucht-Smoothies sind nicht nur vitaminreich, sondern auch lecker.

KLEIN- UND SCHULKINDER

Bei Klein- und Schulkindern liegt das Augenmerk in Bezug auf die Ernährung darauf, den hohen Energie- und Nährstoffbedarf trotz des kleinen Magens und der Appetitschwankungen zu decken. Das gilt vor allem für die in diesem Alter häufig auftretenden Wachstumsschübe, die mit Appetitspitzen einhergehen.

Achten Sie besonders auf eine ausreichende Versorgung mit Eiweiß, Eisen, Calcium sowie den Vitaminen A, C und D. Es ist völlig normal, dass Kinder diesen Alters zwischen den Hauptmahlzeiten Hunger bekommen. Damit dieser nicht nur mit Süßigkeiten gestillt wird, sollten Sie für gesunde, nährstoffreiche Snacks sorgen.

JUGENDLICHE

Auch im Teenager-Alter ist eine gesunde, ausgewogene Ernährung besonders wichtig, da hier der größte Wachstumsschub erfolgt. Entsprechend hoch ist der Bedarf an Energie und Eiweiß, sodass die Gefahr einer Unterversorgung besteht, die das Wachstum hemmt. Insbesondere Jungen scheinen während dieser Phase ständig Hunger zu haben. Begegnen Sie diesen Hungerattacken mit nährstoffreichen Zwischenmahlzeiten zusätzlich zu den Hauptmahlzeiten. Cerealien mit Milch sind ein guter Start in den Tag.

Calcium: Aufgrund des starken Wachstums ist der Bedarf an Calcium, das in die Knochensubstanz eingelagert wird, sehr hoch. Diesen zu decken ist für die Knochengesundheit unabdingbar. Andernfalls besteht das Risiko, später an Osteoporose zu erkranken.

Eisen: Dieses Spurenelement spielt eine wesentliche Rolle beim Wachstum der Muskeln sowie bei der Blutbildung und ist insbesondere für Mädchen nach Einsetzen der Menstruation wichtig. Vitamin C fördert die Aufnahme von Eisen. Vor allem Vegetarier sollten dies bei ihrer Ernährung berücksichtigen, da in Gemüse und Hülsenfrüchten enthaltenes Eisen für den Körper schwerer verwertbar ist als Eisen aus tierischen Produkten.

MENOPAUSE

Mit Einsetzen der Wechseljahre steigt das Risiko für Osteoporose, eine Krankheit, die rund 15 Prozent der Frauen über 50 betrifft. Deshalb ist es so wichtig, schon in frühen Jahren auf eine ausreichende Knochendichte zu achten und später den Abbau der Knochenmasse einzudämmen.

Östrogen hilft, die Knochendichte zu erhalten. Sinkt der Östrogenspiegel im Rahmen der Wechseljahre, verlieren die Knochen Calcium und werden abgebaut, was das Risiko für Osteoporose erhöht. Achten Sie deshalb auch in dieser Lebensphase auf eine ausreichende Aufnahme von Calcium sowie Vitamin D, da Letzteres die Verwertung von Calcium fördert.

Das in Pflanzen vorkommende Phytoöstrogen ist dem menschlichen Östrogen ähnlich und kann dessen Funktion in gewissem Maße nachahmen. Entsprechend kann eine phytoöstrogenreiche Kost die Symptome der Menopause mildern und die Knochendichte erhalten.

SENIOREN

Mit zunehmendem Alter lässt unsere Leistungsfähigkeit in nahezu allen Bereichen nach, inklusive der Verdauung und Verwertung von Nahrung. Und da auch unser Appetit abnimmt, sollte die aufgenommene Nahrung möglichst nährstoffreich sein, damit der Körper trotzdem mit allem Notwendigen versorgt wird.

Calcium und Vitamin D: Osteoporose ist unter den Über-50-Jährigen eine weitverbreitete Krankheit. Um ihr entgegenzuwirken, sollten Sie ausreichend Calcium zu sich nehmen und in die Sonne gehen, damit Ihr Körper Vitamin D bilden kann. Dabei ist zu beachten, dass Fenster die für die Vitamin-D-Bildung wesentliche UVB-Strahlung filtern, sodass Sie das Haus tatsächlich verlassen müssen. Das ist vermutlich einer der Gründe, warum Senioren mit Mobilitätseinschränkung häufig einen Vitamin-D-Mangel aufweisen.

Eisen: Zwar ist der Bedarf an Eisen im Alter nicht unbedingt höher, doch die Aufnahme wird häufiger gestört, zum Beispiel durch Medikamente. Auch Tee, der zu den Mahlzeiten getrunken wird, kann die Eisenabsorption hemmen, da Tannine Eisen binden. Verzichten Sie deshalb auf Tee zu den Mahlzeiten und trinken Sie stattdessen Wasser oder Saft.

Regelmäßige Bewegung hält Sie bis ins hohe Alter fit und gesund.

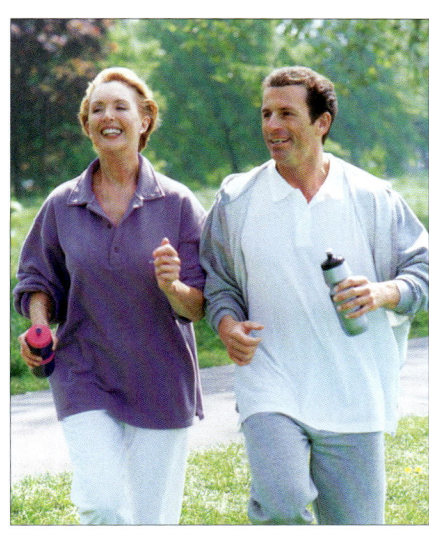

Wichtige Mineralstoffe und Vitamine

Um gesund zu bleiben, benötigt unser Körper eine Reihe von Mineralstoffen und Vitaminen, die wir ihm fast alle über das Essen zuführen können. Bei einer ausgewogenen Ernährung besteht also keinerlei Notwendigkeit für die Einnahme von Nahrungsergänzungsmitteln (eine Ausnahme stellt bei Vegetariern das Vitamin B12 dar, da es nur in tierischen Produkten und Hefeextrakten enthalten ist). Versuchen Sie also, täglich eine vielfältige Auswahl an Obst und Gemüse zu sich zu nehmen – insbesondere buntes und dunkelgrünes –, um eine ausreichende Versorgung sicherzustellen. Die folgende Übersicht zeigt die gesundheitliche Bedeutung des jeweiligen Mineralstoffs/Vitamins, welche Lebensmittel einen besonders hohen Gehalt haben und welche Symptome für einen Mangel sprechen.

MINERAL	QUELLEN	GESUNDHEITL. BEDEUTUNG	MANGELSYMPTOME
Calcium	Ölsardinen (mit Gräten), Milchprodukte, grünes Blattgemüse, Sesamkörner, Trockenfeigen und Mandeln	Wichtig für die Knochen- und Zahngesundheit, die Muskelfunktion und das Nervensystem	Weiche, spröde Knochen, Osteoporose, Knochenbrüche und Muskelschwäche
Chlorid	Nüsse, Vollkornprodukte, Bohnen, Erbsen, Linsen, Tofu und Schwarztee	Reguliert den Wasserhaushalt	Ein Mangel ist selten.
Jod	Meeresfrüchte, Seegras und Jodsalz	Beeinflusst die Produktion der Schilddrüsenhormone	Stoffwechselträgheit sowie trockene Haut und Haare
Eisen	Fleisch, Innereien, Sardinen, Eigelb, angereicherte Cerealien, Blattgemüse, getrocknete Aprikosen, Tofu und Kakao	Wichtig für den Sauerstofftransport und dessen Speicherung in den Muskeln	Anämie, Müdigkeit, schwaches Immunsystem
Magnesium	Nüsse, Samen, Vollkornprodukte, Bohnen, Erbsen, Linsen, Tofu, getrocknete Feigen und Aprikosen, grünes Gemüse	Wichtig für gesunde Muskeln, Knochen und Zähne, das Nervensystem sowie das Wachstum	Trägheit, schwache Muskeln und Knochen, Depressionen, Reizbarkeit
Mangan	Nüsse, Vollkornprodukte, Bohnen, Linsen, brauner Reis, Tofu, Schwarztee	Wesentlicher Bestandteil der für die Energiegewinnung zuständigen Enzyme	Keine spezifischen Symptome
Phosphor	In den meisten Nahrungsmitteln enthalten, insbesondere in magerem Fleisch, Geflügel, Fisch, Eiern, Milchprodukten und Nüssen	Wichtig für gesunde Knochen und Zähne, die Energiegewinnung und die Nährstoffaufnahme	Ein Mangel ist selten.
Kalium	Bananen, Milch, Bohnen, Erbsen, Linsen, Nüsse, Samen, Vollkornprodukte, Kartoffeln, Obst und Gemüse	Wichtig für den Wasserhaushalt, die Regulierung des Blutdrucks und die Nervenleitung	Schwäche, Durst, Müdigkeit, geistige Verwirrtheit, erhöhter Blutdruck
Selen	Fleisch, Fisch, Zitrusfrüchte, Avocados, Linsen, Milch, Käse, Paranüsse, Seegras	Schützt vor freien Radikalen und möglicherweise vor Krebs (Antioxidans)	Geringer antioxidativer Schutz
Natrium	In den meisten Nahrungsmitteln vorhanden, vor allem in industriell verarbeiteten	Wichtig für die Nerven- und Muskelfunktion sowie den Wasserhaushalt	Ein Mangel ist unwahrscheinlich, kann aber zu Dehydration und Krämpfen führen.
Zink	Mageres Fleisch, Austern, Erdnüsse, Käse, Vollkornprodukte, Samen, Bohnen, Erbsen und Linsen	Wichtig für das Immunsystem, das Wachstum, die Wundheilung und die Fortpflanzung	Wachstumsstörungen, langsame Wundheilung, eingeschränkter Geruchs- und Geschmackssinn

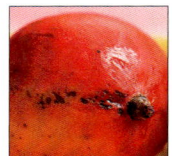 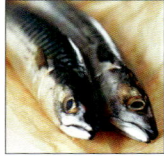 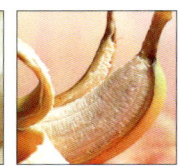 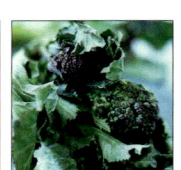 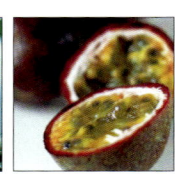 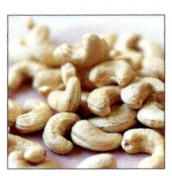 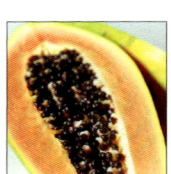 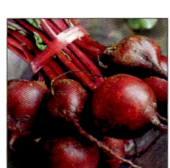

VITAMIN	QUELLEN	GESUNDHEITL. BEDEUTUNG	MANGELSYMPTOME
A (Retinol bzw. Beta-Carotin)	Tierische Quellen: Leber, Fettfisch, Milch, Butter, Käse, Eigelb, Margarine Pflanzliche Quellen: grünes und orangefleischiges Obst und Gemüse	Wichtig für die Sehkraft, Knochenwachstum, Haut- und Gewebeheilung; Beta-Carotin wirkt antioxidativ und schützt das Immunsystem.	Schlechte Nachtsicht, trockene Haut und häufige Infekte – vor allem der Atemwege
B1 (Thiamin)	Mageres Fleisch (besonders Schwein), Vollkornprodukte, angereichertes Brot und Cerealien, Bierhefe, Kartoffeln, Nüsse, Bohnen, Erbsen, Linsen, Milch	Wichtig für die Energiegewinnung, das Nervensystem, Muskeln und das Herz; fördert das Wachstum und die geistigen Fähigkeiten	Depressionen, Reizbarkeit, Nervenstörungen, Gedächtnisverlust; häufig bei Alkoholikern
B2 (Riboflavin)	Fleisch (besonders Leber), Milchprodukte, Eier, angereichertes Brot und Cerealien, Hefeextrakt und Mandeln	Wichtig für die Umwandlung von Fetten, Eiweißen und Kohlenhydrate sowie für die Hautheilung	Antriebslosigkeit, trockene, spröde Lippen, Taubheit und juckende Augen
Niacin (Nikotinsäure, auch B3 genannt)	Mageres Fleisch, Fisch, Bohnen, Erbsen, Linsen, Kartoffeln, angereicherte Frühstückscerealien, Weizenkeime, Nüsse, Milch, Eier, Erbsen, Pilze, grünes Blattgemüse, Feigen und Pflaumen	Wichtig für die Verdauung, die Energiegewinnung und die Haut; sorgt für eine gute Durchblutung	Ein Mangel ist ungewöhnlich, geht aber mit Antriebslosigkeit, Depressionen und schuppiger Haut einher.
B6 (Pyridoxin, Pyridoxal, Pyridoxamin)	Mageres Fleisch, Fisch, Eier, Vollkorncerealien, brauner Reis, Nüsse, Kreuzblütengewächse wie Brokkoli und Blumenkohl	Wichtig für Protein- und Fettstoffwechsel, die Bildung des roten Blutfarbstoffs und das Immunsystem	Anämie, Dermatitis und Depressionen
B12 (Cyanocobalamin)	Fleisch (besonders Leber), Fisch, Milch, Eier, angereicherte Frühstückscerealien, Käse und Hefeextrakt	Wichtig für das Wachstum, die Blutbildung und das Nervensystem	Müdigkeit, erhöhtes Infektionsrisiko und Anämie
Folsäure (Folat)	Innereien, dunkelgrünes Blattgemüse, Vollkorn- und angereicherte Frühstückscerealien, Brot, Nüsse, Bohnen, Erbsen, Linsen, Bananen und Hefeextrakt	Wichtig für die Zellteilung, insbesondere vor der Empfängnis und während der Schwangerschaft	Anämie, Appetitlosigkeit; wird mit neuronalen Defekten bei Babys in Verbindung gebracht.
C (Ascorbinsäure)	Zitrusfrüchte, Melonen, Erdbeeren, Tomaten, Brokkoli, Kartoffeln, Paprika und grünes Gemüse	Wichtig für die Aufnahme von Eisen, die Haut, Zähne und Knochen; stärkt das Immunsystem und unterstützt die Infektabwehr	Erhöhte Anfälligkeit für Infekte, Müdigkeit, Schlafstörungen und Depressionen
D (Calciferol)	Sonnenlicht sowie Leber, Fettfisch, Eier, angereicherte Cerealien und Vollkornprodukte	Wichtig für die Knochen- und Zahnbildung; unterstützt die Aufnahme von Calcium und Phosphor	Knochenerweichung, Muskelschwäche, Anämie und Rachitis (bei Kindern)
E (Tocopherol)	Fettfisch, Samen, Nüsse, Pflanzenöle, Eier, Vollkornbrot, Avocados, Spinat	Wichtig für die Haut, die Durchblutung und die Regulierungsvorgänge in den Zellen (Antioxidans)	Erhöhtes Risiko für Herzinfarkt, Schlaganfall und bestimmte Krebserkrankungen

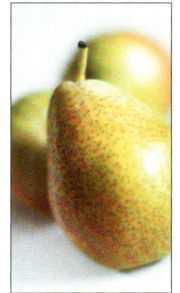 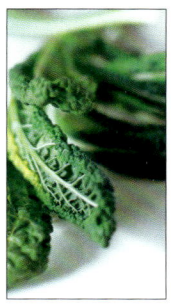 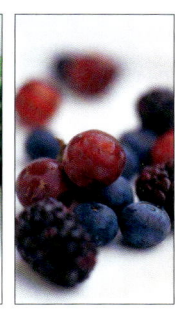 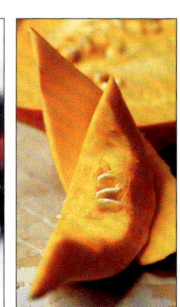 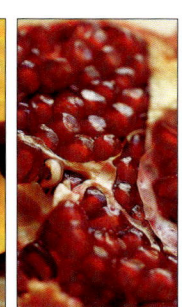 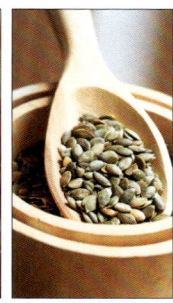 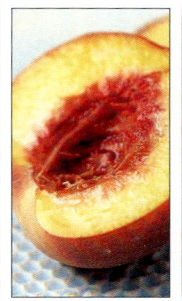 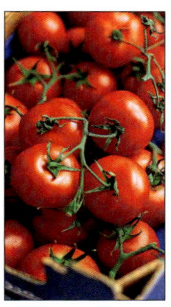

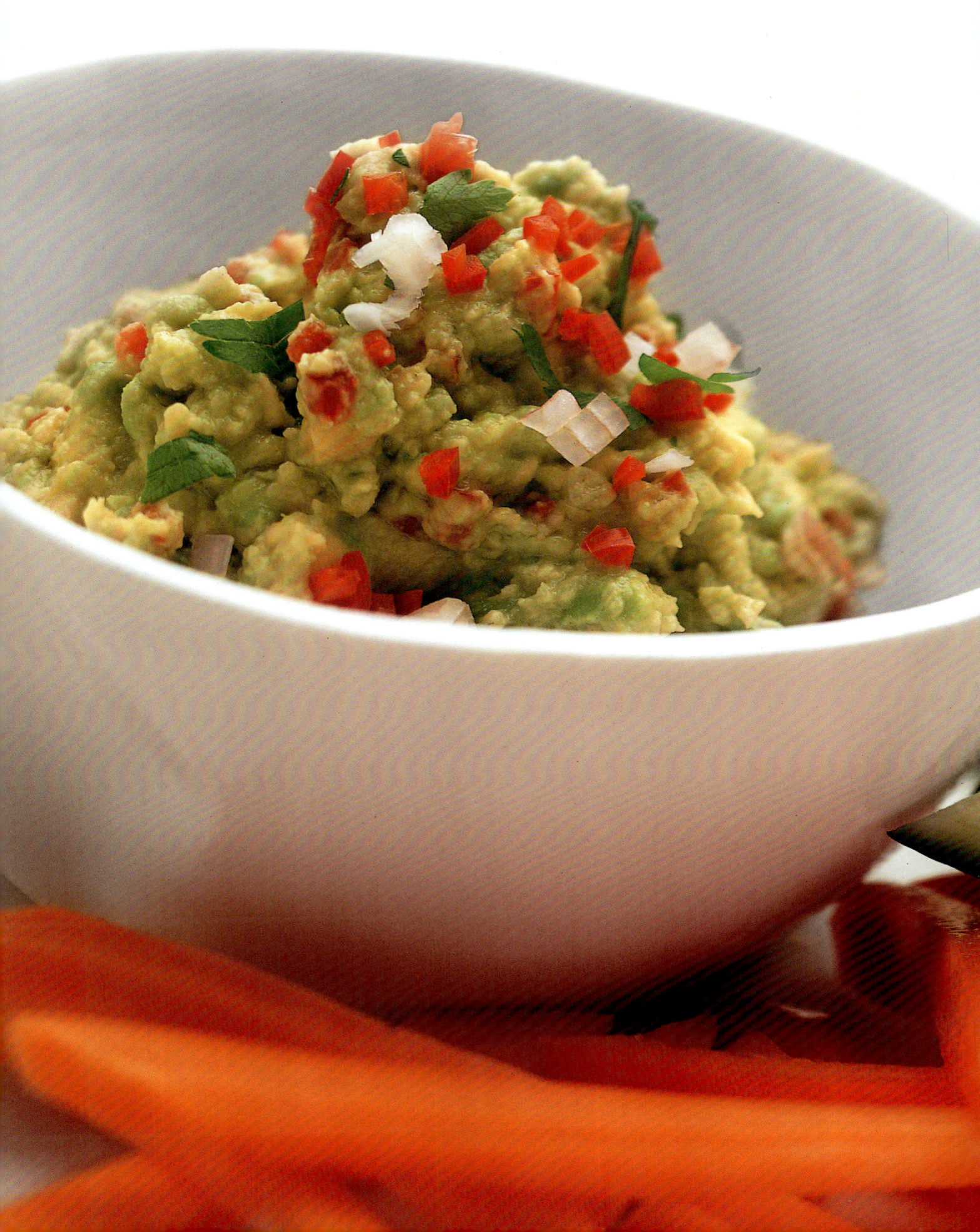

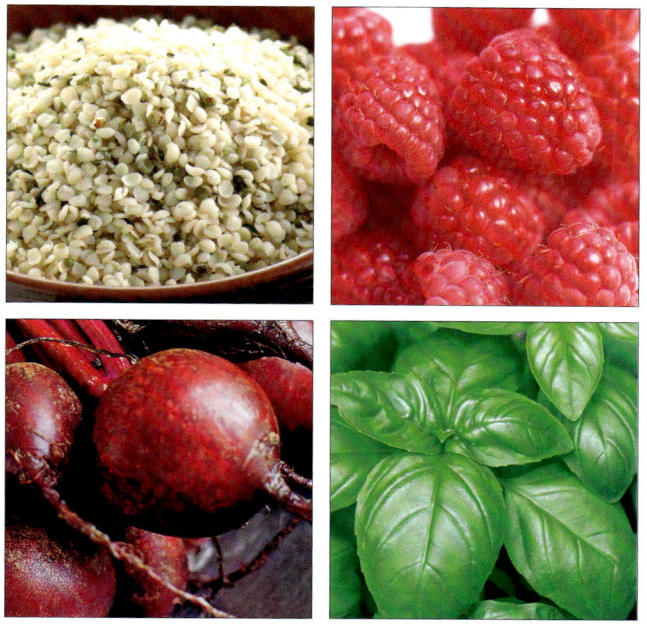

SUPERFOODS –
EIN ÜBERBLICK

Auf den folgenden Seiten erhalten Sie einen umfassenden
Überblick über die wichtigsten Superfoods – von den
nährstoffreichsten Früchten und Gemüsesorten über die
bekömmlichsten Getreidearten, Hülsenfrüchte, Nüsse
und Samen bis hin zu den gesündesten Milchprodukten,
Fleischsorten und Fischen. Zusätzlich finden Sie die neuesten
Erkenntnisse bezüglich deren gesundheitlicher Vorzüge sowie
Tipps zu Einkauf, Verarbeitung und Lagerung.

Obst

Obst ist das ultimative Fertiggericht – einfach waschen und genießen. Da sich die Nährstoffe häufig direkt unter der Schale befinden, sollten Sie auf das Schälen möglichst verzichten – ebenso wie auf das Kochen, das den Gehalt an bestimmten Vitaminen und Mineralstoffen reduziert. Obst ist ein hervorragender Energielieferant und versorgt uns zudem mit wertvollen Ballaststoffen und Antioxidantien. Letztere stehen in dem Ruf, das Risiko für Herzkrankheiten sowie bestimmte Krebserkrankungen zu verringern. Dank der modernen Technik sind die meisten Früchte heute das ganze Jahr über verfügbar, trotzdem empfiehlt es sich, auf regionales Bio-Obst der Saison zurückzugreifen.

GARTENOBST
Diese erfrischenden Früchte haben eine jahrtausendealte Geschichte und bieten eine unglaubliche Bandbreite an Farben und Aromen. Darunter befinden sich zahlreiche Klassiker wie knackige Äpfel, die ganzjährig Saison haben, und duftende Aprikosen, eine typische Sommerfrucht.

Äpfel
Die Liste der Varietäten umfasst über 7500 bekannte Sorten, von denen jedoch nur ein Bruchteil im Handel erhältlich ist. Zu den beliebtesten Äpfeln gehören die Sorten Cox Orange, Granny Smith, Gala, Braeburn sowie Golden und Red Delicious. Einer der populärsten Koch-, Brat- und Backäpfel ist der Boskoop. Weniger bekannte Varietäten, die mitunter nur eine kurze Saison haben, sind häufig auf Bauernmärkten und in Hofläden zu finden. Das bekannte englische Sprichwort „An apple a day keeps the doctor away" (Ein Apfel täglich hält den Doktor fern) ist mittlerweile auch wissenschaftlich untermauert. Zwar weisen Äpfel einen vergleichsweise geringen

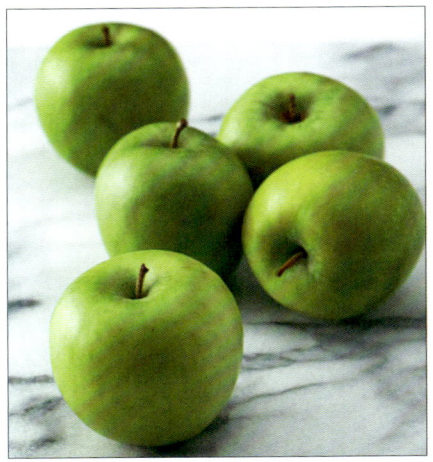

Essen Sie Äpfel am besten ungeschält, da die meisten Nährstoffe direkt unter der Schale sitzen.

Vitamin- und Mineralstoffgehalt auf, sind aber dafür reich an stark antioxidativen Phytonährstoffen wie Quercetin, dem vielfältige Wirkungen zugeschrieben werden. So wirkt es unter anderem kardioprotektiv und antikarzinogen. Andere Inhaltsstoffe wie Catechine und Epicatechine helfen beim Abbau

EINEN APFEL TÄGLICH
Zahlreiche Studien belegen, dass der tägliche Verzehr von Äpfeln den LDL-Cholesterinspiegel senken kann. Im Rahmen einer französischen Studie haben 30 Männer und Frauen mittleren Alters einen Monat lang täglich 2 bis 3 Äpfel gegessen. Bei Studienende war bei 80 Prozent von ihnen ein gesunkener LDL-Cholesterinspiegel festzustellen, bei der Hälfte davon betrug der Rückgang mehr als 10 Prozent. Gleichzeitig war ein Anstieg des HDL-Cholesterinspiegels zu beobachten. Dieses Ergebnis wird dem vor allem in Äpfeln vorkommendem Ballaststoff Pektin zugeschrieben.

BRATÄPFEL
Bratäpfel sind eine einfach zuzubereitende und nährstoffreiche Alternative zu rohen Äpfeln. Verwenden Sie dazu Kochäpfel wie Boskoop oder Tafeläpfel wie Golden Delicious und Gala.

1 Den Backofen auf 180 °C vorheizen. Äpfel waschen, das Kernhaus herausstechen und die Schale rundherum längs einschneiden. Dann die Äpfel in eine mit etwas Wasser gefüllte Auflaufform setzen.

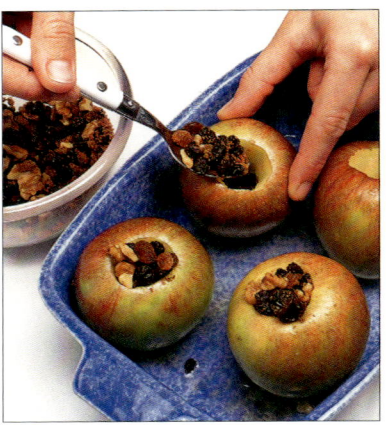

2 Die Äpfel mit einer Mischung aus braunem Zucker, Trockenfrüchten sowie Nüssen füllen und eine Butterflocke daraufsetzen. Ungefähr 40 Minuten backen, bis die Äpfel weich sind.

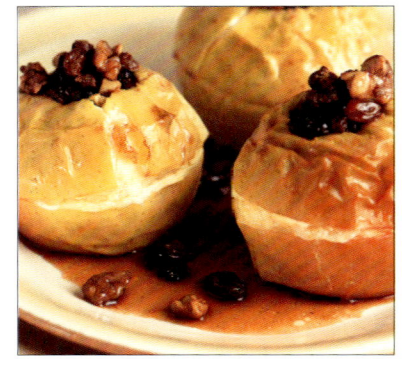

von Körperfett und zeigen in Kombination mit den Ballaststoffen einen positiven Effekt auf den LDL-Cholesterinspiegel. Die meisten Äpfe werden nach der Ernte in Räumen mit kontrollierter Atmosphäre gelagert, um die Reifung zu verzögern – was jedoch weder den Gehalt noch die Wirksamkeit der Phytonährstoffe nachteilig beeinflusst. Die Schale roter Äpfel enthält zudem oligomere Proanthocyandinin, das unter anderem die Nerven und das Herz-Kreislauf-System schützt.

Am stärksten profitieren Sie von diesen Vorzügen, wenn Sie Äpfel roh und mitsamt Schale essen. Wollen Sie Äpfel kochen, tun Sie dies auf kleiner Flamme und unter Zugabe von möglichst wenig Wasser. Halten Sie den Topf dabei geschlossen.

Birnen

Birnen sind bereits seit Tausenden von Jahren bekannt und wurden sowohl von den Griechen als auch den Römern im großen Stil angebaut. Ihre volle Reife erlangen sie im Spätsommer beziehungsweise Herbst. Beliebte Sorten sind die grünbraune Conference, die gelbgrüne Williams Christ mit ihrem aromatischen, zarten Fruchtfleisch sowie die gelbgrüne Comice.

Es gibt auch ungewöhnliche Sorten wie die nahezu kugelförmige Nashi-Birne, die einen besonders hohen Gehalt an Ballaststoffen aufweist. Wie bei den Äpfeln eignen sich einige Varietäten gut zum Kochen, während andere roh genossen werden sollten. Nur wenige fallen in beide Kategorien.

Birnen eignen sich sowohl für süße als auch herzhafte Gerichte. Sie passen hervorragend zu Salaten und lassen sich in Kuchen und Torten verarbeiten sowie pochieren und überbacken. Auch lösen Birnen nur selten allergische Reaktionen aus, was sie – gekocht und püriert – zu einer idealen Beikost für Babys macht und häufig im Rahmen einer Eliminationsdiät (Diät zur Ermittlung von

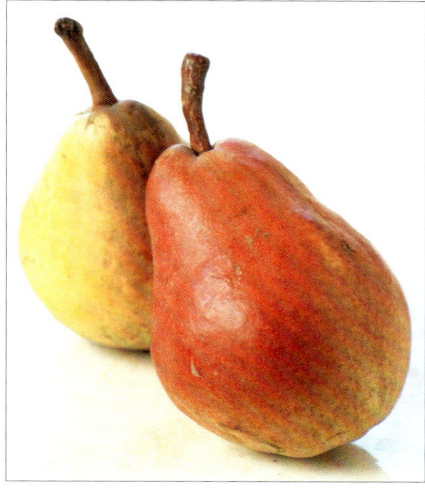

Birnen enthalten Vitamin C, viele Ballaststoffe und Kalium.

Nahrungsmittelunverträglichkeiten und -allergien) als erlaubtes Nahrungsmittel zum Einsatz kommen lässt. Trotz ihres hohen Wassergehalts enthalten Birnen eine brauchbare Menge Vitamin C und sind reich an Ballaststoffen sowie Kalium.

Achten Sie beim Kauf darauf, dass die Früchte prall, fest und noch nicht ganz reif sind, denn sie reifen sehr schnell nach. Den Reifegrad können Sie durch leichtes Drücken am unteren Ende des Stiels prüfen.

Aprikosen

Die besten Aprikosen sind goldgelb, fein duftend und saftig. Sie schmecken hervorragend roh, zum Beispiel im Salat, oder gebacken. Achten Sie darauf, nur reife Aprikosen zu kaufen, die Sie mithilfe einer sanften Druckprobe erkennen (die Haut sollte etwas nachgeben). Denn unreife Früchte sind hart und ohne Geschmack und reifen auch nicht nach. Aprikosen sind reich an Vitamin C und A. Letzteres ist wichtig für die Augen – ähnlich wie Beta-Carotin, das eine Vorstufe von Vitamin A darstellt und eine stark antioxidative Wirkung hat.

Aprikosen sind auch als Trockenobst erhältlich. Allerdings werden die Früchte bei dieser Konservierungsmethode häufig geschwefelt, um die Farbe zu erhalten, weshalb Allergiker lieber zu der ungeschwefelten, eher bräunlichen Variante greifen sollten. In getrockneten Aprikosen liegen die Nährstoffe in konzentrierter Form vor. Sie sind damit viel gehaltvoller als die gleiche Menge frischer Früchte und ein guter

Frische, reife Aprikosen verströmen einen köstlichen Duft.

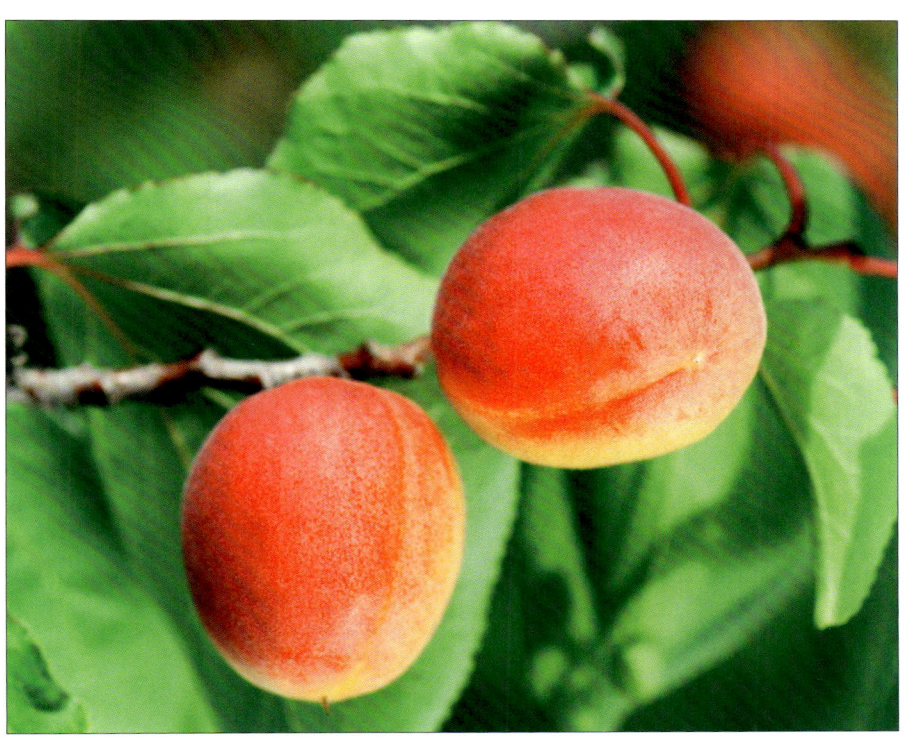

Eisen- sowie Calciumlieferant. Das macht sie zu einem gesunden Snack, der auch Kindern gut schmeckt.

Pflaumen
Dieser Sammelbegriff bezeichnet verschiedene Fruchtarten, die sich in Größe, Farbe, Saftgehalt und Aroma zum Teil deutlich voneinander unterscheiden. So zeichnet sich die Kultur-Pflaume beispielsweise durch eine satte blau-violette Färbung aus, die sie den Anthocyanen verdankt. Diese Farbstoffe enthalten unter anderem oligomere Proanthocyanidine, die eine stark antioxidative Wirkung haben. Die geschmackliche Bandbreite reicht von saftig-süß bis leicht säuerlich. Die eher herben Varitäten eignen sich sehr gut für Kuchen und Torten sowie Marmelade, während süße Pflaumen am besten roh verzehrt werden. In dieser Form bereichern sie auch Obstsalate und ergeben zusammen mit Joghurt eine leckere Fruchtcreme.

Pflaumen sollten nicht zu weich sein und eine glatte, schimmernde Oberfläche haben. Reife Früchte lagern Sie im Kühlschrank. Unreife Früchte reifen bei Zimmertemperatur innerhalb weniger Tage nach.

Pflaumen haben einen hohen Gehalt an Phytonährstoffen, die das Herz schützen.

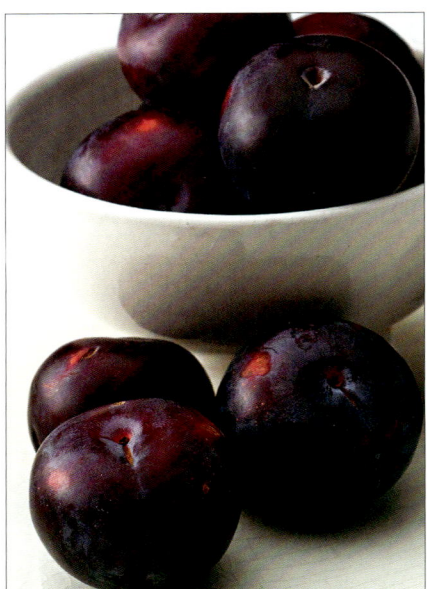

Trockenpflaumen
Dieses beliebte Trockenobst wurde viele Jahrhunderte lang gegen Verstopfung eingesetzt. Diese abführende Wirkung beruht auf dem hohen Ballaststoffgehalt in Kombination mit einem natürlichen Laxativum. Die ebenfalls enthaltenen Polyphenole und Flavonoide sorgen zudem für eine stark antioxidative Wirkung. Ebenfalls beliebt ist Trockenpflaumensaft. Da bei seiner Herstellung sowohl das Laxativum als auch die wasserlöslichen Ballaststoffe erhalten bleiben, ist er genauso wirksam wie die Trockenfrucht. Da Trockenpflaumen einen niedrigen glykämischen Index haben, sind sie eine gesunde Zwischenmahlzeit, die lange vorhält. Klein geschnitten im Frühstücksmüsli oder als schneller Snack helfen sie im Kampf gegen vormittägliche Hungerattacken.

Kirschen
Frische Kirschen sind ein wahrer Genuss – und gesund noch dazu. Man unterscheidet dabei zwischen Süß- und Sauerkirschen. Erstere genießt man am besten roh, während Letztere meist weiterverarbeitet werden. Wählen Sie feste, glänzende Früchte mit grünen Stielen aus. Früchte, die

Trockenpflaumen eignen sich gut für ein energiegeladenes Frühstück.

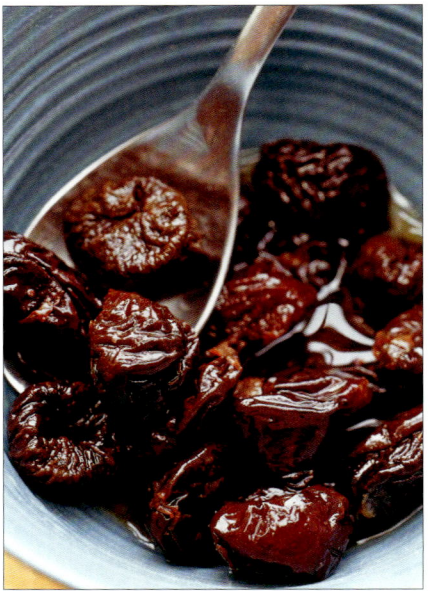

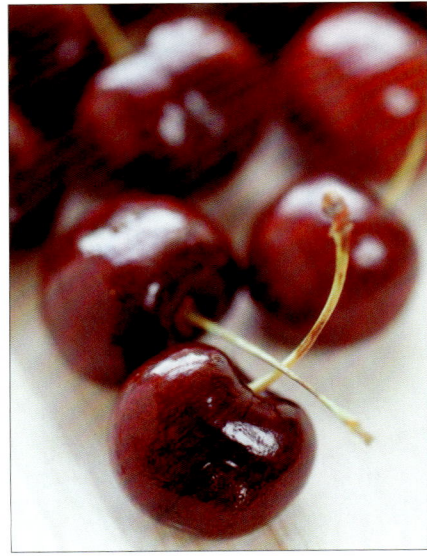

Süßkirschen sind ein leckerer, antioxidativ wirksamer Snack.

weich sind oder deren Haut aufgeplatzt ist, sortieren Sie besser aus. Kirschen enthalten Vitamin C und Ballaststoffe. Außerdem, was noch wichtiger ist, ist ihre rote Haut reich an Anthozyanen, denen eine karzinogene und kardioprotektive Wirkung zugeschrieben wird. Vor allem die Krebs vorbeugenden Eigenschaften der Anthozyane werden derzeit intensiv untersucht, da es sich dabei um einen der Phytonährstoffe handelt, die am häufigsten in unserer Nahrung vorkommen. Aber auch deren Rolle bei der Signalübermittlung sowie die entzündungshemmende Wirkung sind Gegenstand diverser Studien.

Quitten
Diese gelben duftenden, entweder apfel- oder birnenförmigen Früchte sind in der Regel nicht für den Rohverzehr geeignet. Quitten enthalten viel wasserlösliche Ballaststoffe und Pektin, weshalb sie nicht nur gesund sind, sondern sich auch hervorragend zu Marmelade und Gelee verarbeiten lassen. In Frankreich und Spanien werden sie darüber hinaus zu einer köstlichen Paste verarbeitet, die zu Käse serviert wird. Auch sind sie eine wunderbare Ergänzung zu Apfelsoßen. Verwenden Sie nur glatte,

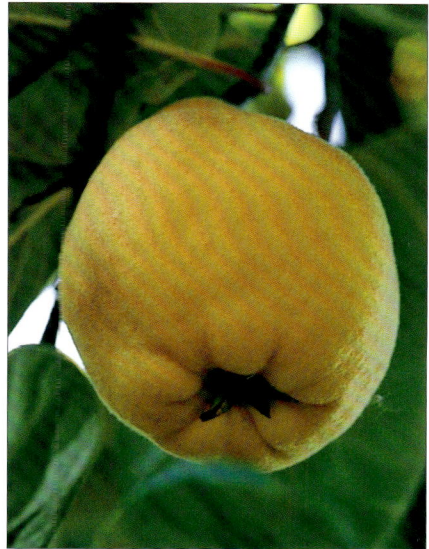

Die ballaststoffreiche Quitte passt perfekt zu herzhaften Gerichten.

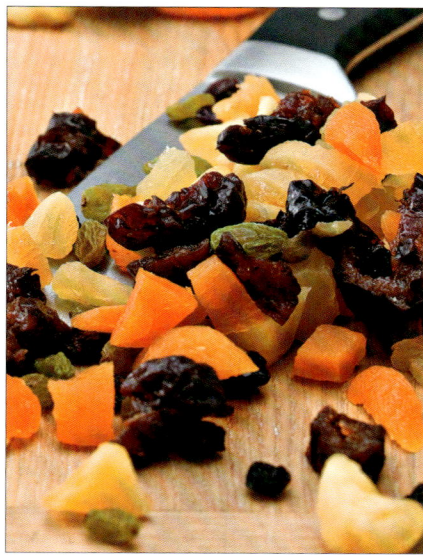

Bereits eine kleine Menge Trockenobst zählt als vollwertige Obstportion.

TROCKENOBST – TIPPS
- Mischen Sie eine Handvoll Ihrer Lieblingstrockenfrüchte unter Ihr Frühstücksmüsli. Das verleiht Extra-Energie für den perfekten Start in den Tag.
- Tragen Sie immer eine kleine Tüte mit Trockenfrüchten bei sich, denn damit lassen sich Hungerattacken wunderbar abwehren.
- Auch während einer längeren Autofahrt sollten Sie Trockenfrüchte als Ersatz für ungesunde Knabbereien in Griffweite haben.
- Beim Backen können Sie Ihren Lieblingsfrucht-Mix auch Kuchen- und Brotteigen beifügen.
- Trockenobst ist eine prima Ergänzung für die Brotzeitdose – als Snack nach der Schule oder dem Sport.

reife Früchte, die nicht zu weich sind.

Quitten lassen sich gut lagern, zum Beispiel in einer Schale in der Küche oder dem Wohnzimmer, wo sie dann ihr Aroma verströmen. Sie wirken auch beruhigend auf den Magen und helfen bei Übelkeit.

Rhabarber

Beim Rhabarber, der ein kühleres Klima bevorzugt, handelt es sich eigentlich um ein Gemüse, das aber wegen seiner Zubereitung gemeinhin als Obst gilt. Seine fleischigen Stiele schmecken extrem sauer und müssen gesüßt werden, insbesondere wenn er als Dessert zubereitet wird. Während die Blätter des Rhabarbers giftig sind, lassen sich aus den Blattstielen schmackhafte Kuchen und Kompotte herstellen. Er ist zudem ein guter Calciumlieferant, auch wenn das enthaltene Oxalat die Bioverfügbarkeit etwas beeinträchtigt. Aufgrund seines Anthrachinon- und Ballaststoffgehalts kann er auch bei Verstopfungen eingesetzt werden, wobei eine regelmäßige Anwendung den Darm schädigen kann. In der chinesischen Kräuterheilkunde wird Rhabarber bei zahlreichen Magen-Darm-Beschwerden eingesetzt. Auch wird von einer vor Krebs

schützenden, entzündungshemmenden und blutdrucksenkenden Wirkung berichtet, die jedoch noch nicht wissenschaftlich belegt ist.

Trockenobst

Trockenobst liefert Energie und Nährstoffe in konzentrierter Form, ist aber deutlich kalorienreicher als frisches Obst und sollte daher nur in kleinen Mengen gegessen werden. Bereits drei getrocknete Aprikosen zählen als vollwertige Portion im Rahmen der angestrebten fünf Portionen Obst und Gemüse täglich. Der

Trocknungsprozess erhöht den Gehalt an Vitamin C, Betakarotin, Kalium und Eisen.

Neben den beliebten getrockneten Aprikosen sind auch Äpfel, Birnen, Bananen und Ananas als Trockenobst erhältlich.

Lange, schlanke Rhabarberstiele versprechen den besten Geschmack.

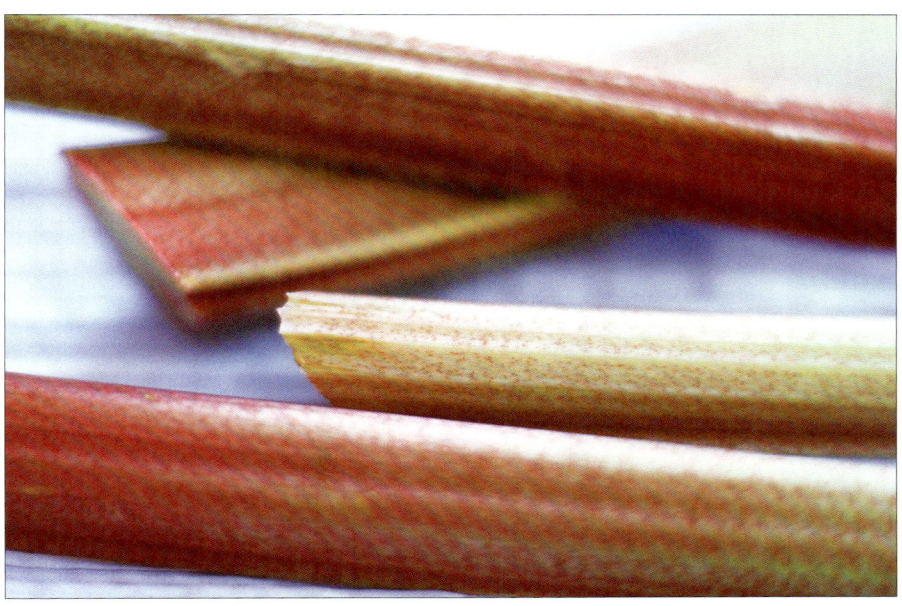

Zitrusfrüchte

Zitrusfrüchte wie Orangen, Grapefruits, Zitronen und Limetten sind bekannt für ihren süßlich-säuerlichen Saft, der reich an Vitamin C ist. In der Küche sind sie geradezu unverzichtbar, da sie vielen Gerichten und Soßen eine besondere Geschmacksnote verleihen.

In diesem Fall konzentrieren wir uns aber auf die Zitrusfrüchte, die mehr als „nur" Vitamin C zu bieten haben. Die hier vorgestellten Früchte enthalten darüber hinaus Phosphor, Kalium, Calcium, Beta-Carotin und Ballaststoffe. Dem wasserlöslichen Ballaststoff Pektin, der sich im Fruchtfleisch und vor allem in den Trennhäuten von Zitrusfrüchten befindet, wird eine cholesterinsenke Wirkung nachgesagt. Weitere Inhaltsstoffe sind Flavone, die nicht nur stark antioxidative Eigenschaften aufweisen, sondern möglicherweise auch Herzkrankheiten, neurodegenerativen Erkrankungen und Krebs vorbeugen.

Auswahl und Lagerung
Achten Sie beim Einkauf auf pralle, feste Früchte mit glatter Schale. Das lässt auf ein saftiges Fruchtfleisch schließen. Früchte mit einer beschädigten oder weichen Schale sowie braunen beziehungsweise grünen Flecken (bei Limetten gelbe Flecken) sollten Sie meiden – ebenso wie trockene, verschrumpelte Exemplare. Zitrusfrüchte halten bei Zimmertemperatur einige Tage lang, im Kühlschrank etwa 2 Wochen. Alternativ können Sie die Früchte auch der Länge nach in Segmente teilen und einfrieren.

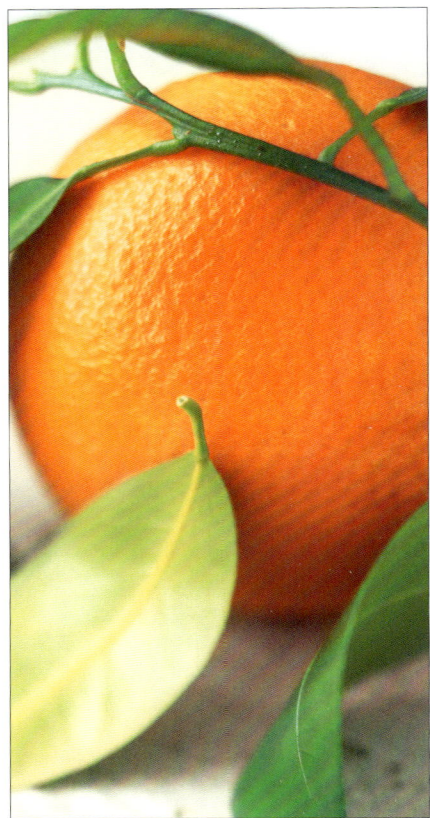

Orangen sind reich an Vitamin C, Pektin und Folsäure.

Orangen
Orangen mit dünner Schale sind meist saftiger. Süße Varietäten wie Jaffa und Valencia genießen Sie am besten frisch, während die bittere Sevilla-Orange meist zu Marmelade verarbeitet wird. Berühmt für ihren Vitamin-C-Gehalt, sind Orangen aber auch gute Pektin-Lieferanten – ein Ballaststoff, der vor allem in den Trennhäuten zwischen den Fruchtspalten zu finden ist Außerdem enthalten sie Folsäure, die für Schwangere sowie Frauen, die versuchen, schwanger zu werden, besonders wichtig ist. Ein Glas frisch gepresster Orangensaft enthält zwar kein Pektin, aber Folsäure, Thiamin und Kalium. Er zählt damit als vollwertige Obstportion. Darüber hinaus versorgen Orangen uns mit Flavonoiden wie Hesperidin, das die Blutgefäße stärkt und eine wesentliche Rolle bei der Vermeidung von Herzleiden sowie neurodegenerativen Erkrankungen spielen könnte. Im Darm wird

---

ZITRONENSCHALE ABREIBEN

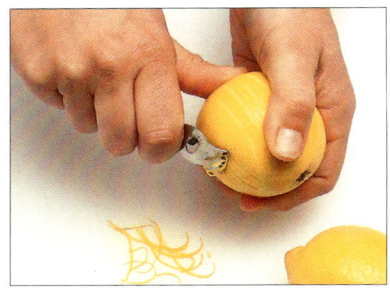

1 Mit einem Zestenreißer ziehen Sie lange, dünne Streifen von der Schale ab. Bewegen Sie ihn mit leichtem Druck.

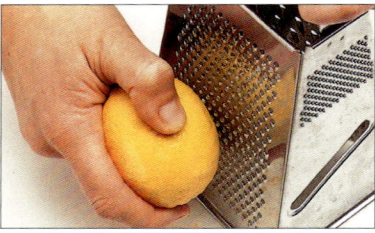

2 Ein feineres Ergebnis erhalten Sie mit einer Reibe oder Raspel. Achten Sie darauf, dass die weiße Haut dabei unberührt bleibt, da diese bitter schmeckt.

FEINE STREIFEN SCHNEIDEN

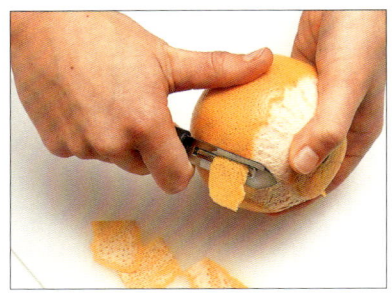

1 Lösen Sie mit einem Sparschäler gröbere Streifen von der Schale ab, jedoch ohne die weiße Haut mit abzuschälen.

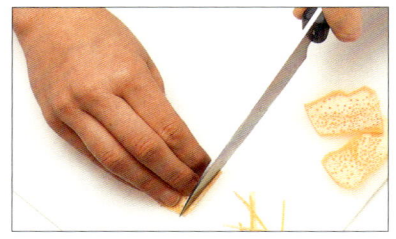

2 Danach schneiden Sie die Streifen mit einem scharfen Messer in streichholzlange, feine Stifte, sogenannte Julienne.

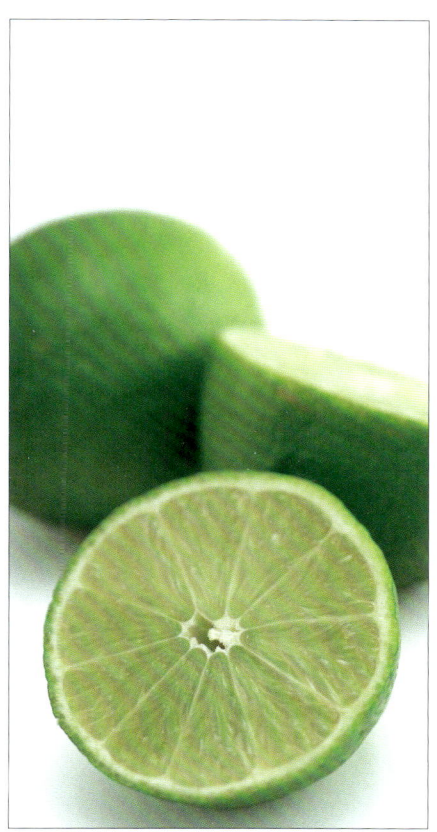

Limetten verleihen Süßem und Pikanten eine feine bittere Note.

Hesperidin zu Hesperitin umgewandelt, das die Nervenzellen vor schädigenden Einflüssen schützt.

Zitronen

Sowohl der Saft als auch das Fruchtfleisch der Zitrone verleihen Gemüse, Dressings, Marinaden, Saucen und Gebäck ein frisches Aroma. Zudem verhindert der Saft, dass Obst und rohes Gemüse sich beim Schneiden verfärben.

Auch Zitronen enthalten Flavonoide, insbesondere Hesperidin, weshalb die Forschung sich intensiv mit ihnen beschäftigt. Achten Sie darauf, dass die Früchte fest und durchgängig

ZITRUSFRÜCHTE – TIPP

Rollen Sie Zitrusfrüchte kräftig auf der Arbeitsfläche oder zwischen Ihren Händen hin und her. So erhalten Sie das Maximum an Saft.

GRAPEFRUITS – WARNUNG

Einige Inhaltsstoffe der Grapefruit können die Wirksamkeit von Medikamenten verringern oder zu gefährlichen Wechselwirkungen führen. Verzichten Sie deshalb während der Einnahme komplett auf den Verzehr dieser Früchte.

tiefgelb sind (ohne grüne Stellen). Eine dünne, glatte Schale weist auch in diesem Fall auf ein saftiges Fruchtfleisch hin.

Limetten

Galten sie einst als Exoten, sind sie heute in jeder gut sortierten Obstabteilung erhältlich. Ihr Geschmack ist säuerlicher als der von Zitronen, sodass Sie beim Kochen und Würzen weniger davon benötigen. Wie Zitronen und Orangen enthalten auch Limetten Flavonoide und Vitamin C, jedoch in etwas geringerer Konzentration. Sie finden hauptsächlich in den asiatischen Küchen – in Currys, Marinaden und Dips – Verwendung, gern in Kombination mit Chili, Knoblauch und Ingwer. Früchte mit einer gelblichen Schale sollten Sie meiden, da dies ein Zeichen beginnender Fäule ist.

Grapefruits

Die Farbe ihres Fruchtfleisches reicht von rot über rosafarben bis weißlichgelb, wobei die roten und rosafarbenen Varietäten süßer sind. Hinzu kommt, dass das in ihnen enthaltene Carotinoid Lycopin, ein Pflanzenfarbstoff, den man auch in Tomaten findet, das Risiko, an Prostatakrebs zu erkranken, deutlich senkt. Üblicherweise als Saft, halbierte Frucht oder Filets serviert, garantiert die Grapefruit einen erfrischenden Start in den Tag. Salaten verleiht sie eine feine bitter-säuerliche Note und ist eine beliebte Beilage zu pikanten Gerichten. Kochen und Grillen mindert die Säure etwas, die Garzeit sollte jedoch nicht zu lang sein.

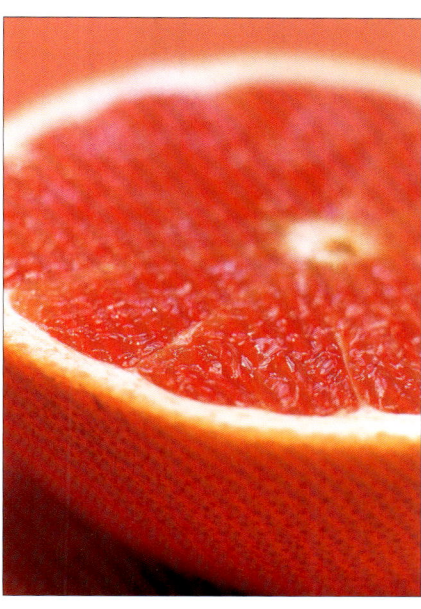

Rötliche Grapefruits sind nicht so bitter wie die weißen Varietäten.

VITAMIN C

Über kaum einen anderen Nährstoff wissen wir so gut Bescheid wie über das Vitamin C. So wissen wir beispielsweise, dass unser Körper es nicht speichern kann und wir es ihm regelmäßig über die Nahrung zuführen müssen. Zitrusfrüchte sind eine sehr gute Quelle, aber auch in anderem Obst und Gemüse ist es zu finden – in besonders hoher Konzentration in Kiwis und Guaven.

Vitamin C ist ein starkes Antioxidans und verringert das Risiko bestimmter Krebserkrankungen. Auch weisen Menschen, die sich Vitamin-C-reich ernähren, eine geringere Anfälligkeit für koronare Herzerkrankungen und Schlaganfälle auf. Darüber hinaus spielt Vitamin C eine wichtige Rolle bei der Synthese von Kollagen, schwächt den Knochenverlust ab und wirkt regulierend auf den Cholesterinstoffwechsel. Die ihm nachgesagte positive Wirkung bei Erkältungskrankheiten ist hingegen nicht wissenschaftlich belegt.

Beerenobst

Diese leuchtend schwarzen, roten und violetten Fruchtkugeln sind der Inbegriff des Sommers, auch wenn das meiste Beerenobst heute das ganze Jahr über im Handel erhältlich ist. Dabei genießen wir es nicht nur in seiner natürlichen Form, sondern vielfach auch als Gelee, Marmelade, Kuchen und Torten.

Egal, ob „sortenrein" oder gemischt – die hier vorgestellten Beeren schmecken allesamt fantastisch und haben einen hohen Nährstoffgehalt, weshalb sie ruhig öfter auf Ihrem Speiseplan stehen und keinesfalls ignoriert werden sollten.

Erdbeeren

Sie gehören zu den beliebtesten Sommerfrüchten und bedürfen eigentlich keiner weiteren Vorstellung. Am besten schmecken sie reif und

Erdbeeren sind reich an Vitamin C und Mangan.

saftig, pur oder mit etwas Sahne beziehungsweise Joghurt. Waschen Sie die Früchte vorsichtig und erst unmittelbar vor dem Verzehr, da sie sonst schnell matschig werden.

Erdbeeren enthalten das hitzestabile Flavonoid Fisetin, das die Gehirnfunktion steigert. Bei Ratten führte es zu einer Verbesserung des Gedächtnisses, jedoch müsste ein Mensch rund 10 Schalen täglich essen, um eine vergleichbare Menge aufzunehmen – was selbst hartgesottenen Erdbeer-Liebhabern schwerfallen dürfte. Auch ist Fisetin ein Antioxidans, das vor Krebs schützende Eigenschaften sowie eine antiallergische Wirkung aufweist. Letztere wird derzeit näher untersucht.

Darüber hinaus sind Erdbeeren – was häufig vergessen wird – ein sehr guter Vitamin-C-Lieferant und zudem reich an Mangan, das wichtig für die Knochengesundheit sowie den Stoffwechsel ist.

FRUCHTPÜREE

Beeren eignen sich hervorragend für ein natürliches Obstpüree (*Coulis*). Bei sauren Früchten geben Sie etwas Zucker dazu, ein Spritzer Zitronensaft betont das Eigenaroma.

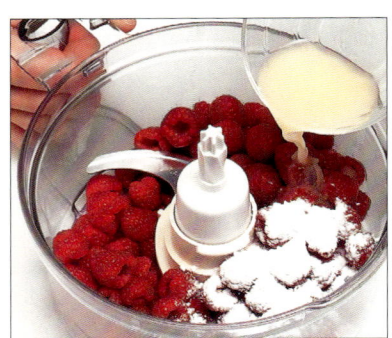

1 Einige Himbeeren mit etwas Zitronensaft und Puderzucker nach Geschmack in einen Standmixer/die Küchenmaschine füllen und pürieren, bis eine glatte Masse entsteht.

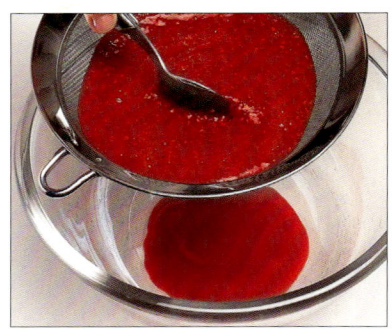

2 Dann die Masse durch ein Nylonsieb abseihen. Das Püree hält im Kühlschrank etwa 2 Tage.

Himbeeren

Am besten genießt man diese zarten und köstlich duftenden Beeren pur, allenfalls mit einem Löffel Naturjoghurt. Die aus Schottland stammenden Früchte gelten als die besten der Welt. Himbeeren sind sehr empfindlich und sollten nur dann gewaschen werden, wenn es wirklich nötig ist. Da sowohl der Geschmack als auch der Vitamin-C-Gehalt beim

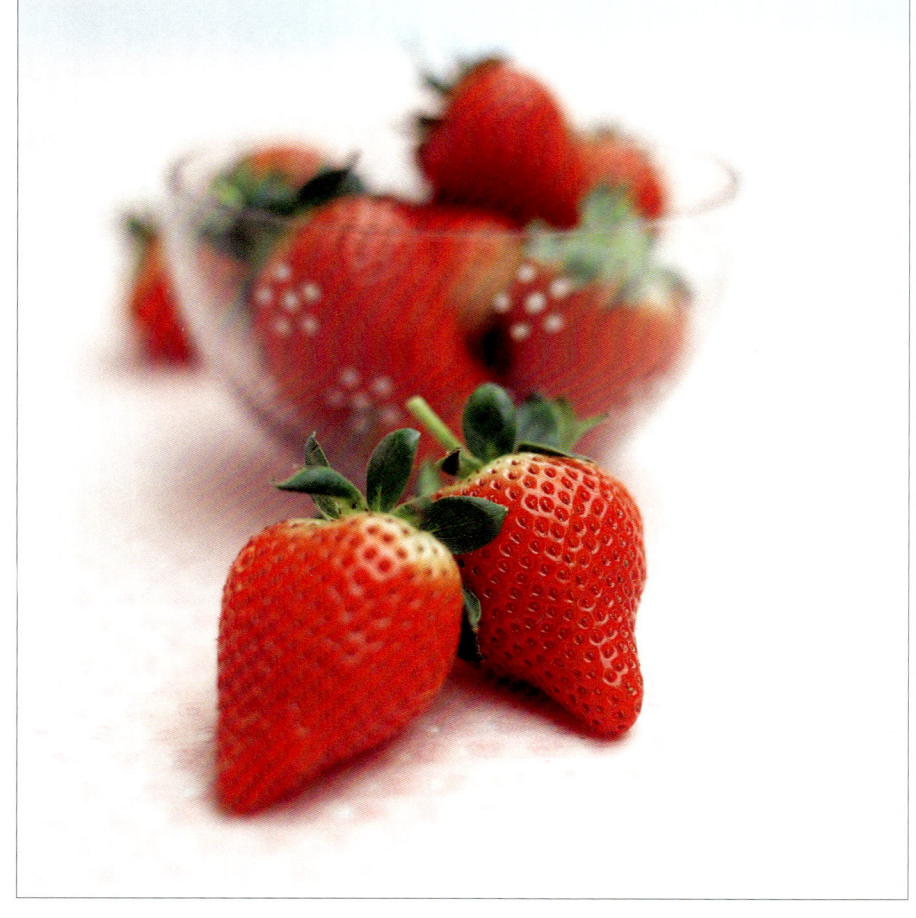

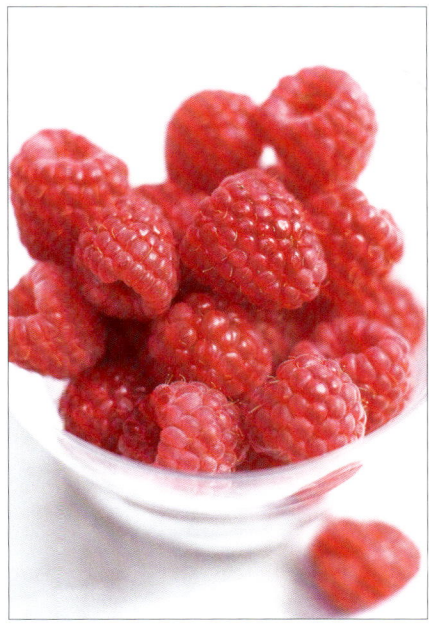

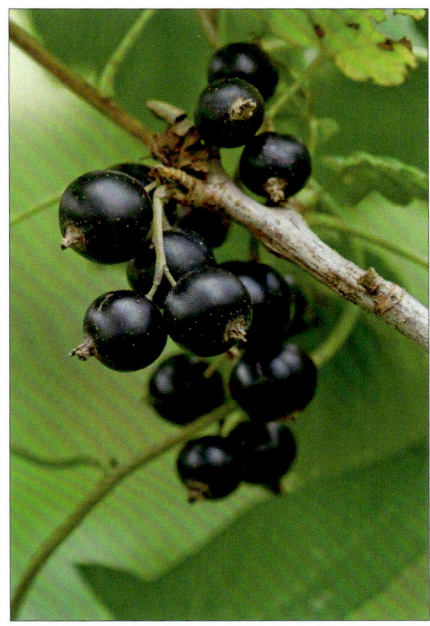

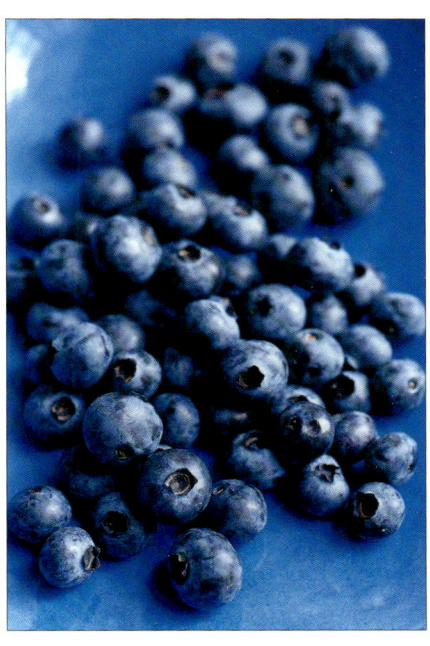

Frische Himbeeren sind ein nährstoff-reiches Dessert.

Schwarze Johannisbeeren sind klein, aber voller Vitamin C.

Heidelbeeren sind bis zum Bersten mit Phytonährstoffen gefüllt.

Kochen verloren gehen, empfiehlt sich der rohe Verzehr.

Himbeeren sind eine reiche Quelle für Vitamin C, dem für die Blutgerinnung wichtigen Vitamin K, Mangan, Proanthocyanidine sowie andere Flavonoide. Diese Kombination macht Himbeeren zu einem extrem starken Antioxidans, das unsere Zellen schützt und möglicherweise Gehirnkrankheiten wie Alzheimer sowie Krebserkrankungen vorbeugt. Auch zeigen Studien, die sich mit den entzündungshemmenden Eigenschaften von Himbeeren beschäftigen, erste ermutigende Ergebnisse. All das zusammen mit einem hohen Ballaststoffgehalt machen die Himbeere zu einer wahren „Nährstoffbombe".

Schwarze Johannisbeeren

Wie es die intensive Färbung bereits vermuten lässt, stecken diese kleinen Beeren voller Anthocyane, ebenfalls ein kraftvolles Antioxidans. Ähnlich wie Zitrusfrüchte sind schwarze Johannisbeeren bekannt für ihren hohen Vitamin-C-Gehalt – bereits 30 Gramm decken den täglichen Bedarf. Zudem sind sie reich an wasserlöslichen und -unlöslichen Ballaststoffen,

die für einen gesunden Darm sorgen und das Risiko für einige Krebserkrankungen senken. Schwarze Johannisbeeren, die frisch, tiefgefroren und als Saft erhältlich sind, sind sehr geschmacksintensiv, mitunter etwas sauer. Sie eignen sich hervorragend für Sorbets, Smoothies oder Soßen und gehören in jede sommerliche Obstmischung.

Amerikanische Heidelbeeren

Diese samtig-blauen Beeren erfreuen sich großer Beliebtheit. Auch gehören sie zu den ersten Nahrungsmitteln, denen man die Bezeichnung „Superfood" verliehen hat. Laborstudien zeigten seinerzeit, dass Heidelbeeren die Bildung von Krebszellen hemmen. Als möglichen Grund dafür führten sie den hohen Gehalt an Phytonährstoffen an. Ihre antioxidative Stärke gehört zu den höchsten, die man jemals bei Nahrungsmitteln gemessen hat. Darüber hinaus enthalten Heidelbeeren Flavonoide und Tannine sowie das hochwirksame Resveratrol, das auch in der Schale von Weintrauben und im Wein vorkommt. Es handelt sich dabei um ein pflanzeneigenes Fungizid, das den Pilzbefall der Früchte

verhindern soll. Andere Studien wiesen auf den positiven Einfluss von Heidelbeeren im Kampf gegen den kognitiven Verfall und Alzheimer hin. Auch wird ihnen eine regulierende Wirkung in Bezug auf den Fettstoffwechsel sowie eine entzündungshemmende Wirkung nachgesagt. Allerdings konnte keine der genannten Auswirkungen bisher im Rahmen wissenschaftlicher Studien am Menschen wirklich belegt werden.

Wählen Sie Früchte, die prall und fest sind sowie einen natürlich Glanz haben. Seien Sie beim Waschen vorsichtig, damit Sie die Beeren nicht zerquetschen. Kulturheidelbeeren sind größere als die wild wachsende Varietät, beide weisen einen süßlichen Geschmack auf. Sie eignen sich neben dem rohen Verzehr für Kuchen und Torten, Marmeladen und Gelees sowie als Soße zu gerösteten Nüssen und Gemüse.

Ungewaschen halten sich Heidelbeeren im Kühlschrank bis zu einer Woche.

Europäische Heidelbeeren

Die bei uns heimische Heidelbeere ist eine nahe Verwandte der amerikanischen Art.

Heidelbeeren

Sie sind reich an Anthocyanen, von denen man glaubt, dass sie zahlreichen Erkrankungen vorbeugen, zum Beispiel Herzkrankheiten, Krebs und degenerativen Augenleiden. Zwar muss dies erst noch durch klinische Studien belegt werden, doch gibt es Erzählungen aus dem Zweiten Weltkrieg, die besagen, dass Kampfpiloten Heidelbeermarmelade gegessen haben, um ihre Nachtsicht zu verbessern.

Schwarze Holunderbeeren

Holunder wird nur selten kommerziell angebaut, die meisten dieser Sträucher wachsen wild beziehungsweise finden sich in Privatgärten. Sowohl die Blüten als auch die Beeren des schwarzen Holunders haben kulinarischen Wert. Achten Sie beim Pflücken auf den Reifegrad, da unreife Beeren ein giftiges Alkaloid enthalten. Auch sollten Sie die Beeren vor Verwendung gründlich waschen. Da Holunderlikör und -wein aus den Blüten hergestellt wird, ist ihre gesundheitliche Wirkung geringer. Die im Holunder in hoher Konzentration enthaltenen Anthocyane finden sich nämlich vor allem in den Beeren. Sie unterstützen das Immunsystem im Kampf gegen Viren und Bakterien, weshalb Holunderbeeren in der Volksmedizin seit Langem bei Erkältungserkrankungen angewendet

Die blauschwarzen Holunderbeeren können ab Ende September geerntet werden.

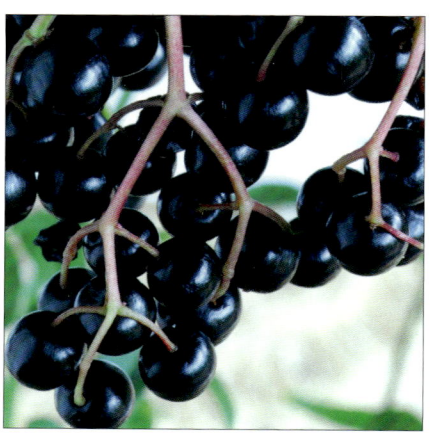

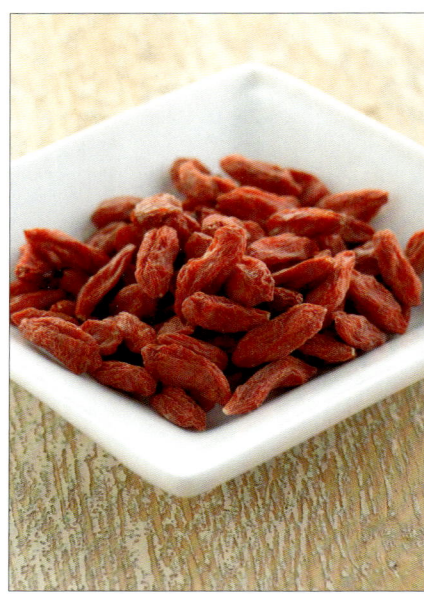

Goji-Beeren sind in getrockneter und Pulverform sowie als Saft erhältlich.

werden. Da einige Teile des Strauches sowie unreife Beeren und die Samen der reifen Früchte giftig sind, sollten die Beeren vor dem Verzehr gekocht werden.

Goji-Beeren

Auch Wolfsbeeren genannt, wachsen diese Früchte in Ostasien und werden in der chinesischen Medizin seit Jahrhunderten zur Stärkung des Immunsystems sowie des Flusses der Lebensenergie Qi eingesetzt. Die meist in getrockneter Form angebotenen Früchte können wie Trockenobst gegessen werden oder Backwaren zugesetzt werden. Ebenfalls erhältlich sind Goji-Saft und -Pulver, die Getränken hinzugefügt beziehungsweise zur Teezubereitung verwendet werden. Goji-Beeren sind reich an Vitaminen und Mineralstoffen (unter anderem Vitamin C, Calcium und Eisen) sowie Phytosterolen, Carotinoiden (insbesondere Zeaxanthin) und Antioxidantien, sodass ihnen umfangreiche gesundheitliche Vorteile zugeschrieben werden. So halten sie Augen, Gefäße und Nerven gesund, wirken entzündungshemmend und stärken die körpereigene Abwehr gegen Krebs. Zwar fehlt dafür noch der wissenschaftli-

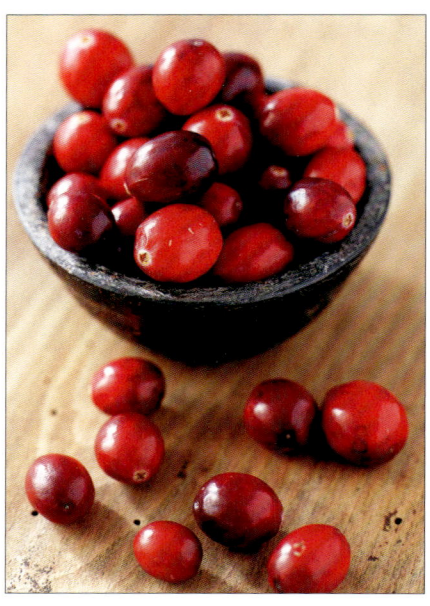

Cranberrysaft ist reich an Vitamin C und ein toller Durstlöscher.

che Beweis, trotzdem trägt die Goji-Beere auf jeden Fall zu einer gesunden Ernährung bei.

Cranberrys

Diese ursprünglich aus Nordamerika stammenden Beeren werden meist gefroren, getrocknet oder als Saft angeboten. Unter ihren vielfältigen gesundheitlichen Vorteilen ist besonders ihre vorbeugende Wirkung gegen Harnwegsinfektionen hervorzuheben. Denn die in ihnen enthaltenen Substanzen verhindern, dass sich Bakterien an den Zellen des Harntraktes anhaften und dort Infektionen auslösen. Dieser „Antihaft-Effekt" scheint auch im Mund zu wirken, wo Karies verursachende Bakterien daran gehindert werden, sich auf Zahnfleisch und Zähnen anzusiedeln.

Cranberrys sind darüber hinaus reich an Polyphenolen und Flavonoiden, die eine stark antioxidative und möglicherweise auch antikarzinogene Wirkung haben. Die getrockneten Beeren können etwas säuerlich schmecken. Mischen Sie sie deshalb mit anderen Trockenfrüchten oder verwenden Sie sie anstelle von Rosinen beim Backen. Achten Sie beim Kauf von Saft auf dessen Zuckergehalt.

WEINTRAUBEN, MELONEN, DATTELN UND FEIGEN

Diese geschichtsträchtigen Früchte gehören zu den ersten, die von den Menschen kultiviert wurden. Sie sind in vielen verschiedenen Formen, Farben und Größen erhältlich, sowohl frisch als auch als Trockenobst. Neben ihrem hohen Nährstoffgehalt weisen sie auch ein hohes Maß an löslichen Ballaststoffen auf.

Weintrauben

Es gibt eine Vielzahl von Varietäten, von der jede einen eigenen Geschmack und Charakter aufweist. Die meisten von ihnen werden im Rahmen der Weinherstellung angebaut. Im Unterschied zu ihnen haben Tafeltrauben einen geringeren Säuregehalt, eine dünnere Schale und sind häufig kernlos. Die Farbe von Weintrauben reicht von tiefviolett bis blassrot und von hellgrün bis zu fast weiß. Da blaue Trauben mehr Anthocyane enthalten, wird ihnen oftmals mehr Aufmerksamkeit gewidmet, doch auch grüne enthalten zahlreiche Flavonoide und haben einen hohen gesundheitlichen Wert.

Die sekundären Pflanzenstoffe befinden sich hauptsächlich in der

Rote Trauben enthalten mehr Anthocyane als weiße.

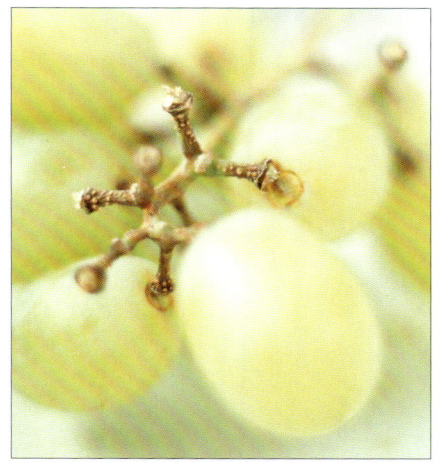

Auch weiße Weintrauben schützen das Herz.

Schale, aber auch in den Kernen. Diese enthalten Tannine und ergeben bei der Pressung ein Öl, das reich an Vitamin E und Phytosterolen ist. Es ist hoch erhitzbar und nahezu geschmacksneutral, weshalb es häufig als Geschmacksträger für andere Aromen eingesetzt wird. Der hohe Gehalt an Phytonährstoffen hat auch das Interesse der Medizin geweckt. So enthalten Weintrauben unter anderem Resveratrol, ein natürliches Fungizid, welches das Wachstum von Krebszellen beeinflusst und entzündungshemmend wirkt.

Auch wird es derzeit auf mögliche positive Eigenschaften bei der

Behandlung von Alzheimer und Krebs untersucht. Zudem wirken die im roten Traubensaft enthaltenen Anthocyane und Polyphenole regulierend auf den Fettstoffwechsel sowie entzündungshemmend, was das Risiko einer Herzerkrankung senkt. Eine spezielle Sorte, die Concord-Traube, verfügt darüber hinaus über eine der höchsten bei Lebensmitteln festgestellten antioxidativen Kapazitäten und wirkt cholesterinsenkend.

GETROCKNETE WEINBEEREN

Korinthen, Sultaninen und Rosinen gehören zu den beliebtesten Trockenobstsorten. Sie finden traditionell vor allem beim Backen, in Kuchen und Brot, Verwendung, eignen sich aber auch gut für würzige Gerichte. Vor allem in der indischen und nordafrikanischen Küche findet man sie wegen ihrer Süße häufig. Um 1 Kilo Rosinen, Sultaninen oder Rosinen herzustellen, benötigt man 4 bis 5 Kilo Weintrauben.

Die getrockneten Beeren enthalten zahlreiche Nährstoffe in konzentrierter Form, darunter Eisen, Calcium, Kalium, Phosphor, Vitamin C, Beta-Carotin sowie einige B-Vitamine. Aufgrund ihres hohen Fruchtzuckergehalts sollten sie jedoch nur in Maßen verzehrt werden.

Rosinen, Sultaninen und Korinthen zählen als vollwertige Obstportion.

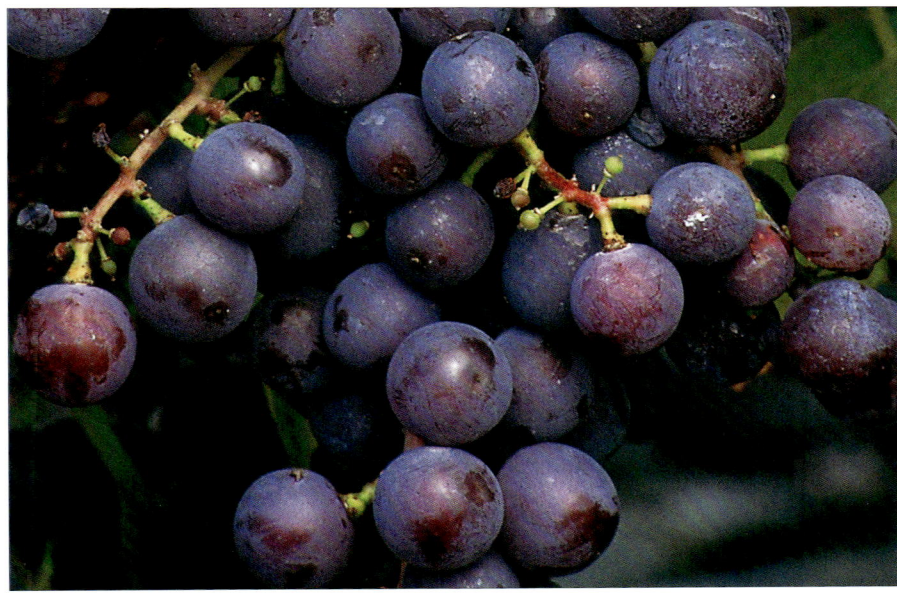

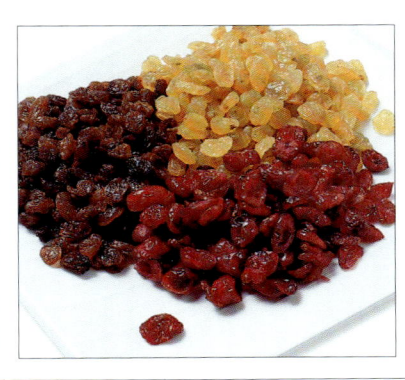

Weintrauben sind in jedem Supermarkt erhältlich und lassen sich leicht in die Ernährung Ihrer Familie integrieren: Packen Sie Ihren Kindern einfach einige Früchte mit in die Pausenbrot-Box oder garnieren Sie den Salat mit einigen halbierten Beeren. Sie sind auch eine schmackhafte Ergänzung zu sowohl süßen als auch pikanten Gerichten.

Achten Sie beim Kauf von Trauben darauf, dass die Früchte fest, prall und von einheitlicher Färbung sind sowie fest am Stiel sitzen. Im Kühlschrank halten sich die ungewaschenen Früchte bis zu 5 Tage.

Rotwein
Viele der in Trauben enthaltenen Phytonährstoffe sind stabil genug, um den Prozess der Weinherstellung zu überstehen. In besonders hoher Konzentration finden sie sich in Rotwein, was den Begriff des „französischen Paradoxons" geprägt hat. Er bezieht sich auf die Tatsache, dass die Franzosen trotz ihrer fettreichen Ernährung seltener an Herzkrankheiten leiden. Den Grund dafür vermutet man im hohen Rotweinkonsum. Das sollte Sie jedoch keinesfalls zu

Rotwein ist – in Maßen – der Gesundheit des Herzens förderlich.

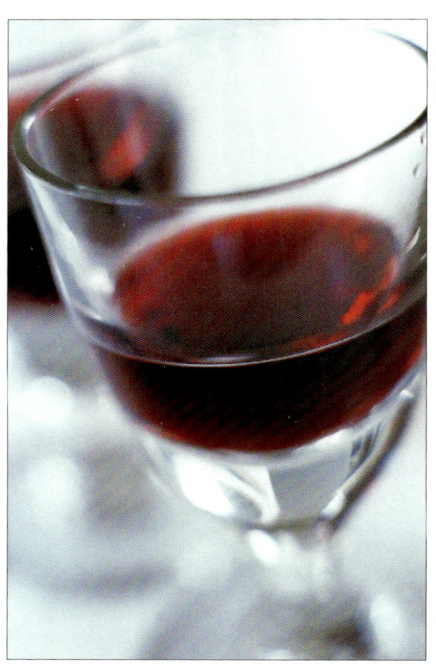

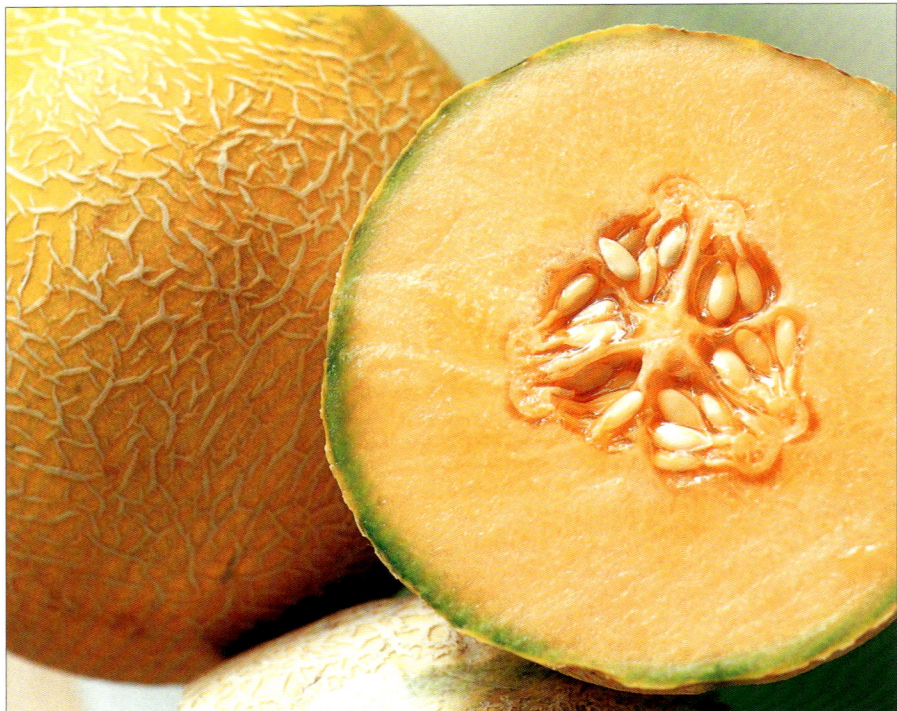

Die orange-fleischige Cantaloupe-Melone ist reich an Beta-Carotin.

vermehrtem Weintrinken veranlassen, denn zu viel Alkohol ist – wie allgemein bekannt – schädlich. Auch hier liegt der Schlüssel in der richtigen Dosierung, weshalb Fachleute ein Glas pro Tag empfehlen. Einige Stimmen führen das französische Paradoxon allerdings auf den gesünderen Lebenswandel der Franzosen zurück – ihre Ernährung beinhaltet viel Fisch, Olivenöl und unverarbeitete Lebensmittel und sie zeichnen sich generell durch eine größere Gelassenheit aus.

Melonen
Bei diesen Früchten unterscheidet man hauptsächlich zwischen Zuckermelonen und Wassermelonen. Zu ersterer Art gehören vor allem die Cantaloupe-, Charentais- und Honigmelonen. Sie sind deutlich geschmacksintensiver als die Wassermelonen, die – wie der Name sagt – zu rund 90 Prozent aus Wasser bestehen (und daher kaum Kalorien enthalten). Auch in Bezug auf den Nährstoffgehalt sind die duftenden Varietäten mit dem orangefarbenen Fruchtfleisch

ihren wässrigen Verwandten überlegen. Und trotzdem sollten Sie diese nicht links liegen lassen, denn Wassermelonen enthalten Lycopin, das für die Rosafärbung des Fruchtfleisches verantwortlich ist. Es reduziert das Risiko, an Prostatakrebs zu erkranken, wobei ein Melonenstück

Wassermelonen enthalten den antikarzinogenen Nährstoff Lycopin.

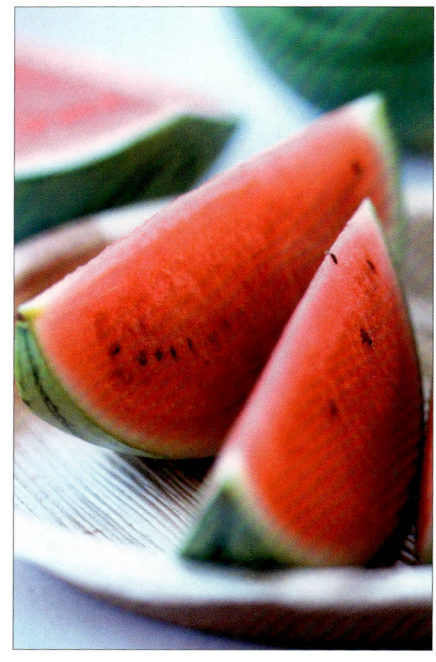

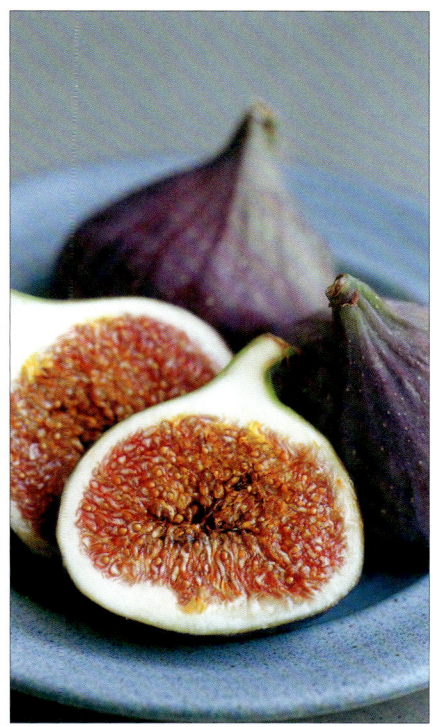

Feigen sind eine der besten veganen Calciumquellen.

Am besten essen Sie Melonen allein, da sie sehr schnell verdaut werden. Nehmen Sie sie mit anderen, schwerer verdaulichen Nahrungsmitteln zu sich, können sie die Nährstoffaufnahme hemmen und zu Verdauungsbeschwerden führen.

Reife Zuckermelonen erkennen Sie am angenehm süßen Geruch beziehungsweise am leichten Nachgeben der Schale bei Druck, während reife Wassermelonen beim Dagegenklopfen einen dumpfen, vollen Ton abgeben.

Feigen

Feigen genießen die Menschen bereits seit Tausenden von Jahren. Sie sind für ihren hohen Ballaststoffgehalt sowie ihre abführende Wirkung bekannt. Darüber hinaus sind sie ein hervorragender Nährstofflieferant, zum Beispiel von Calcium, Magnesium, Kalium und Mangan. Die empfindlichen dünnhäutigen Früchte sind violett, braun oder grüngolden gefärbt und sehr vielseitig: Sie schmecken köstlich allein oder zerkleinert mit Naturjoghurt und etwas Honig sowie als Beilage zu Käse und geräuchertem Schinken. Sie lassen sich gut pochieren oder verbacken und ergeben so ein leckeres Dessert. Kaufen Sie reife Früchte mit unversehrter Haut und essen Sie sie noch am gleichen Tag. Noch nicht ganz reife Feigen halten sich im Kühlschrank ein bis zwei Tage, beim Verzehr sollten sie jedoch Zimmertemperatur haben. Getrocknete Feigen sind genauso nährstoffreich wie frische. Bereits 2 Stück zählen als vollwertige Obstportion. Zerkleinert oder als Paste sind sie zudem eine großartige Bereicherung für Kuchen, Kekse und Brot.

Datteln

Wie Feigen zählen Datteln zu den ältesten Früchten, die vom Menschen kultiviert wurden, eventuell sogar schon im Jahr 50 000 v. Chr. Sie sollten prall und glänzend sein. Die aus Ägypten und Kalifornien stammenden Medjool-Datteln

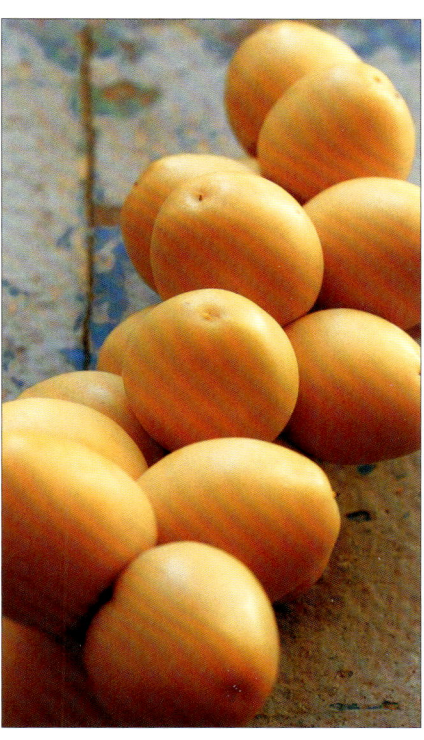

Die Farbe von Datteln variiert von Gelb bis Dunkelbraun.

haben eine faltige Schale, bei den meisten anderen Varietäten ist diese glatt. Datteln haben einen hohen Anteil an wasserlöslichen Ballaststoffen und sind sehr süß – ihr glykämischer Index ist mit 103 sogar höher als der von Zucker. Benötigen Sie also einen schnellen Energieschub, essen Sie einfach eine Handvoll Datteln. Menschen, die Schwierigkeiten mit ihrem Zuckerstoffwechsel haben, sollten die Früchte hingegen meiden.

Frische Datteln eignen sich hervorragend als natürliches Süßungsmittel zum Backen von Muffins, Kuchen und Brot. Pürieren Sie die gekochten Früchte und geben Sie das Mus zum Teig. Unter Naturjoghurt gemischt, erhalten Sie so auch ein schnelles Frühstück oder Dessert. Frische Datteln halten sich im Kühlschrank bis zu einer Woche, die getrockneten Früchte können Sie im Vorratsschrank aufbewahren. Im Handel sind auch bereits gehackte Datteln und Dattelpaste erhältlich, mit der Sie einen Teil der Butter/Margarine in Fruchtkuchen ersetzen können.

mehr Lycopin enthält als eine ganze Schüssel roher geschnittener Tomaten. Zudem beinhalten Wassermelonen Beta-Cryptoxanthin, ein Provitamin A, aus dem der Körper Vitamin A bildet. Ein weiteres Provitamin A, Beta-Carotin, das für ein gesundes Immunsystem und das Wachstum wichtig ist, findet sich in Melonen mit orangefarbenem Fruchtfleisch.

WASSERMELONEN – TIPP

Aufgrund ihres hohen Wassergehalts lässt sich aus Wassermelonen ganz einfach ein gesundes, erfrischendes Wassereis herstellen.

1 Die Wassermelone in Scheiben schneiden und die Kerne entfernen.

2 Dann jede Melonenscheibe in lange, nicht zu dünne Streifen schneiden.

3 Die Melonenstreifen in einen Plastik-Gefrierbehälter geben und verschlossen über Nacht gefrieren lassen.

Tropenfrüchte

Zu diesen „Exoten" gehören die beliebte Banane und Ananas genauso wie die eher unbekannte Papaya und Guave. Die Farb-, Form- und Geschmacksvielfalt dieser Früchte erfreuen die Geschmacksnerven ebenso wie das Auge.

Papayas

Diese aus Südamerika stammenden, länglich-ovalen Früchte besitzen – wenn vollständig ausgereift – eine gelblich-grüne Schale und ein leuchtend orangefarbiges Fruchtfleisch, das reich an Vitamin C, Folsäure und Beta-Cryptoxanthin (einem Provitamin A und Antioxidans) ist. Grüne Papayas sind zudem eine gute Quelle für Papain, einem Enzym, das als Zartmacher für Fleisch verwendet wird und eine verdauungsfördernde Wirkung haben soll. Auch wurden in der Heimat der Papayas Zubereitungen aus Papain als Therapeutikum bei Schnitten und Verbrennungen verwendet.

Schälen Sie die Frucht mit einem scharfen Messer oder Obstschäler, bevor Sie das weiche, süße Fruchtfleisch genießen. Reife Papayas werden am besten roh verzehrt, während grüne eher zum Kochen

Eine reife Papaya erinnert geschmacklich an einen Pfirsich.

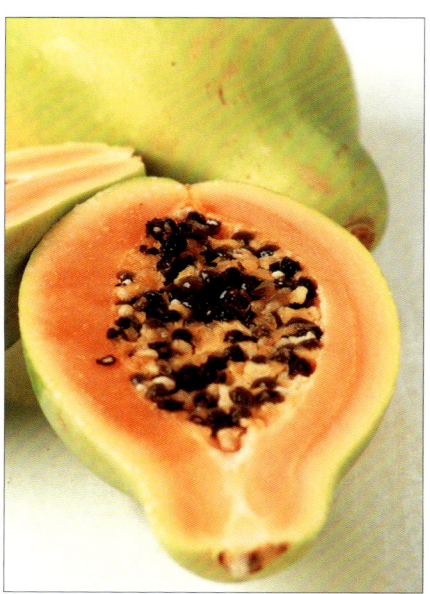

verwendet werden. Die Kerne sind ebenfalls essbar. Getrocknet und gemahlen schmecken sie wie schwarzer Pfeffer.

Mangos

Von allen Tropenfrüchten wird die Mango am häufigsten angebaut, wobei Indien als Hauptproduzent gilt. Die Färbung dieser köstlich duftenden Frucht reicht von grün über gelb bis rot und auch die Form variiert stark. Eine komplett grüne Schale ist ein Zeichen von Unreife. Trotzdem werden diese Früchte in Asien häufig in Salaten verwendet. Reife Mangos geben bei einer Druckprobe leicht nach und besitzen ein saftiges orangefarbenes Fruchtfleisch.

Dieses enthält eine beeindruckende Bandbreite an Nährstoffen und sekundären Pflanzenstoffen, darunter Vitamin C, Vitamin A und Vitamin E, Alpha- und Beta-Carotin, Lutein sowie diverse Polyphenole. Zudem finden sich in Mangos neben Kalium und Kupfer auch zahlreiche Aminosäuren. Die Schale ist essbar und reich an Antioxidantien, Polyphenolen und Ballaststoffen. In Scheiben geschnitten oder püriert, offenbaren diese Früchte ein

Die süßen Mangos sind reich an Vitamin C, A und E.

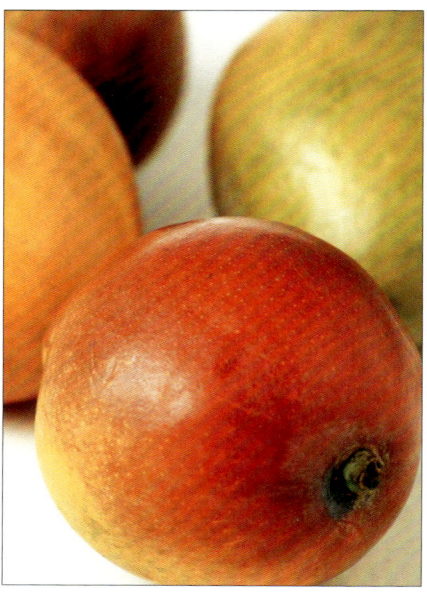

cremig-saftiges Aroma, das sie zu einer exzellenten Basis für Smoothies, Eis und Sorbet macht.

MANGOS ZUBEREITEN

Mangos zuzubereiten kann ein wenig kniffelig sein, da die Früchte einen großen, flachen, nicht mittigen Kern besitzen. Mit der gezeigten Methode erhalten Sie Fruchtwürfel. Alternativ können Sie die Mango schälen und um den Kern herum in Scheiben schneiden.

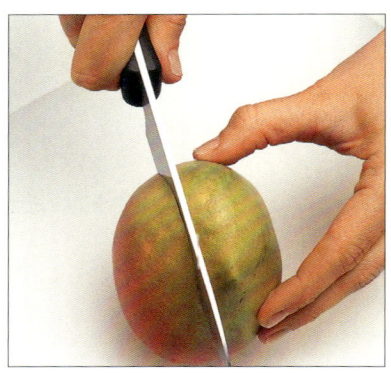

1 Die Frucht mit einer Hand festhalten und entlang dem Kern eine Wange abschneiden. Dann die Frucht drehen und die zweite Wange abtrennen. Das am Kern verbliebene Fruchtfleisch abschneiden.

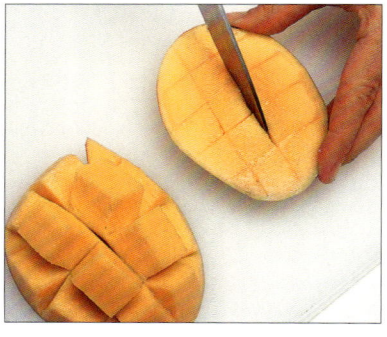

2 Das Fruchtfleisch der beiden Wangen bis knapp zur Schale längs und quer einschneiden. Dann das Fruchtfleisch nach außen stülpen und die Mangowürfel entlang der Schale abschneiden.

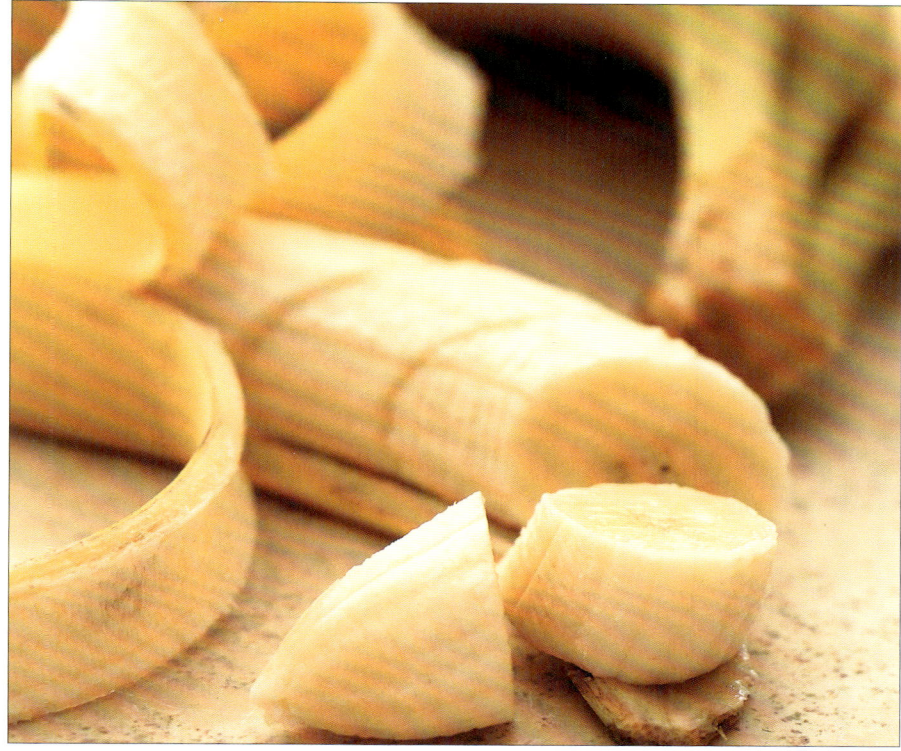

Bananen sind eine gute Quelle für die Vitamine B6 und C und lassen sich zu wunderbaren Frucht-smoothies verarbeiten.

Bananen

Bananen sind nicht nur ein prima Energielieferant, sondern auch reich an wertvollen Nährstoffen. Das cremig-weiche Fruchtfleisch kann püriert zu leckeren Getränken verarbeitet oder unter Joghurt gemischt werden. Als Ganzes lassen sich Bananen zudem backen und grillen. Auch als Entwöhnungsnahrung eignen sie sich hervorragend, da sie nur sehr selten allergische Reaktionen auslösen. Bananen enthalten ein hohes Maß an Ballaststoffen sowie Vitamine und Mineralstoffe. Dazu gehört insbesondere Kalium, das für die Funktionsfähigkeit von Zellen, Nerven und Muskeln wichtig ist und den Blutdruck senken kann. Aber auch Vitamin B6, Vitamin C und Mangan finden sich in hoher Konzentration. Seien Sie vorsichtig in Bezug auf Bananenchips, da diese frittiert und mit Zucker oder Honig überzogen sind, womit sie einen entsprechenden Fett- und Kaloriengehalt aufweisen. Getrocknete Bananen sind dunkelbraun und haben eine lederartige Textur.

Kaufen Sie nur Bananen mit intakter Schale, die nicht zu grün sind, und lassen Sie sie bei Zimmertemperatur nachreifen. Lagern Sie Bananen niemals im Kühlschrank und servieren Sie sie unmittelbar nach Zubereitung, da sie angeschnitten schnell braun werden.

Kiwis

Die aus China stammende Frucht wurde im frühen 20. Jahrhundert nach Neuseeland importiert, wo man fand, dass sie wie eine Stachelbeere schmecke. Das erklärt, warum man sie zunächst als chinesische Stachelbeere bezeichnete, ehe man ihr aus vermarktungstechnischen Gründen den Namen Kiwi verlieh. Kiwis sind extrem reich an Vitamin C, zudem enthalten die Kerne Alpha-Linolensäure. Der hohe Anteil an Ballaststoffen ist vermutlich der Grund, warum Kiwis leicht abführend wirken. Eine norwegische Studie verweist darüber hinaus auf einen blutverdünnenden Effekt, was jedoch den Verzehr von 2 bis 3 Früchten pro Tag voraussetzt. Da deren Fruchtfleisch das eiweißspaltende Enzym Actinidain enthält, vertragen sich rohe Kiwis nicht mit Milchprodukten. Auch ruft dieses Enzym bei einigen Menschen allergische Reaktionen hervor.

Ihre wunderbare grüne Farbe macht Kiwis zu einer Bereicherung für jeden Obstsalat und jedes Fruchttopping. Aber auch für sich allein sind sie ein Genuss. Versuchen Sie doch einmal Folgendes: Setzen Sie eine Kiwi in einen Eierbecher, köpfen Sie sie und löffeln das Fruchtfleisch aus der Schale – genauso, als würden Sie ein Frühstücksei essen.

Selbst die Kerne der Kiwi enthalten wertvolle Nährstoffe.

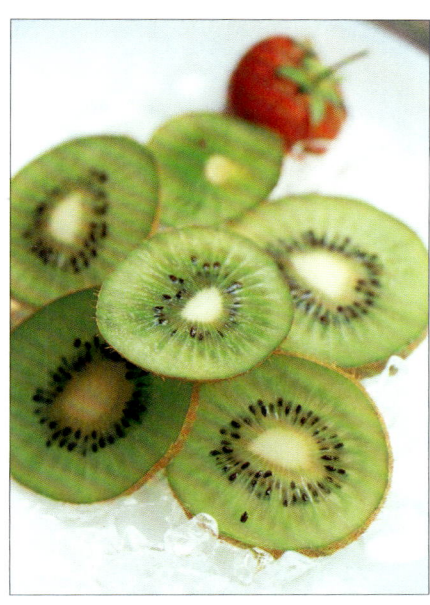

BANANEN – TIPP

Überreife Bananen, die nicht mehr für den Verzehr geeignet sind, können Sie verwenden, um das Reifen anderer Früchte wie Birnen, Pfirsiche und Avocados zu beschleunigen. Geben Sie die Banane dazu zusammen mit den unreifen Früchten in einen Beutel oder ein anderes Gefäß und lassen Sie das Ganze bei Raumtemperatur über Nacht stehen.

Acai-Beeren

Die aus Südamerika stammende Acai-Beere (Aussprache: A-sai-ee) wird bei uns in der Regel als Saft oder eine Zubereitung aus der Schale und dem Fruchtfleisch angeboten. Acai-Beeren enthalten eine Reihe von Phytonährstoffen, was auch ihren jahrhundertelangen vielfältigen Einsatz in der Volksmedizin Südamerikas erklärt. So werden ihnen unter anderem herzschützende, immunstärkende und antikarzinogene Eigenschaften nachgesagt. Die Früchte enthalten ein hohes Maß an Anthocyanen sowie einfach und mehrfach ungesättigte Fette. Zusammen mit einem moderaten Phytosterin-Gehalt sorgen sie für einen guten Blutfluss sowie einen ausgeglichenen Fettstoffwechsel und beugen so Arteriosklerose vor.

Und als wäre das noch nicht genug, finden sich in Acai-Beeren auch diverse Antioxidantien, die das Wachstum von Krebszellen hemmen, was jedoch für den menschlichen Körper noch nicht belegt ist. Zudem

Ein Acai-Beeren-Smoothie ist reich an Antioxidantien und Omega-Fettsäuren.

werden die Beeren als Schlankheitsmittel vermarket, allerdings fehlt für diese Wirkung bisher der wissenschaftliche Beweis. Doch der hohe Nähr- und Ballaststoffgehalt in Verbindung mit den Omega-3- und Omega-6-Fettsäuren trägt durchaus zu einem Völlegefühl bei.

Der Saft wird häufig zur Aromatisierung von Getränken und Smoothies verwendet, das Fruchtfleisch für Sorbets und Joghurts.

Granatäpfel

Diese bereits in der Antike bekannte Frucht stammt ursprünglich aus Persien und wird heute im gesamten Mittelmeerraum angebaut. Unter der lederartigen Haut befinden sich die im Fruchtfleisch eingebetteten Samen, welche die Frucht zu einer interessanten Ergänzung für jedes Gericht machen. Die Kerne, die am besten roh verzehrt werden, lassen sich am besten in einer Schüssel mit kalten Wasser auslösen.

Granatapfelsaft ist sehr erfrischend – nicht zu süß und reich an

Die im Granatapfelsaft enthaltenen Polyphenole schützen das Herz.

TROPISCHES TROCKEN-OBST – TIPP
Die meisten der hier vorgestellten leckeren Tropenfrüchte sind auch als Trockenobst erhältlich. Allerdings wird ihnen oftmals sehr viel Zucker zugesetzt, um sie haltbar zu machen. Achten Sie daher genau auf die angegebenen Inhaltsstoffe: Zucker, Glukose, Saccharose, Glukosesirup und Invertzuckersirup sind deutliche Hinweise auf Zuckerzusätze. Greifen Sie stattdessen zu ungesüßten Trockenfrüchten – schon allein Ihre Zähne werden es Ihnen danken!

Vitamin C. Für die ihm zugeschriebenen gesundheitlichen Vorteile sind aber eher die darin enthaltenen Polyphenole verantwortlich. Sie schützen die Körperzellen vor oxidativem Stress und senken so das Risiko, an Arteriosklerose und Bluthochdruck zu erkranken. Zudem wirkt der Saft

Schale und Fruchtfleisch der Guave haben einen hohen Vitamin-C-Gehalt.

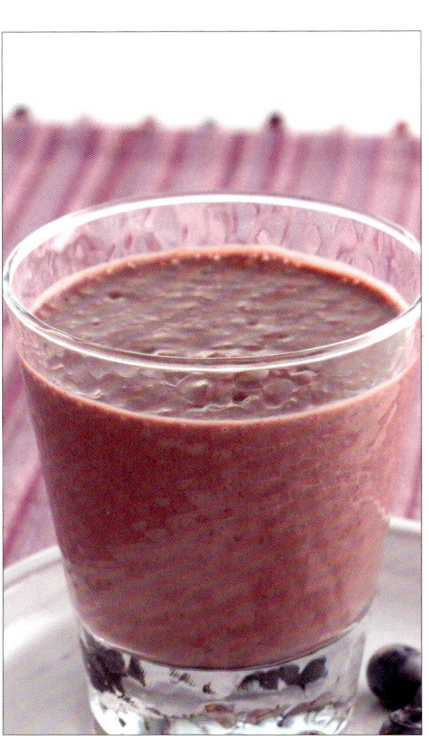

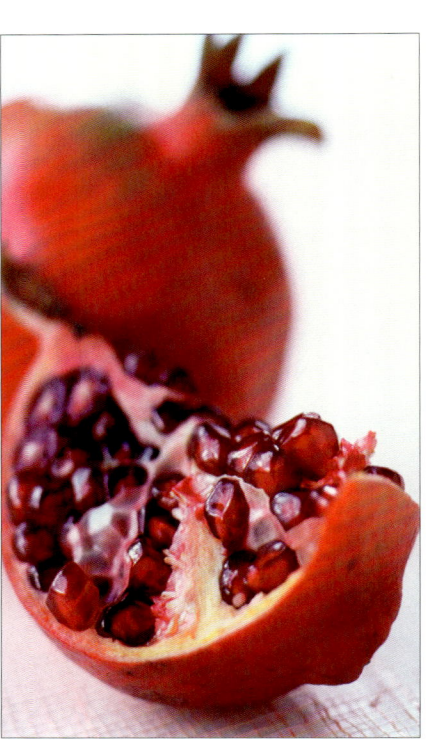

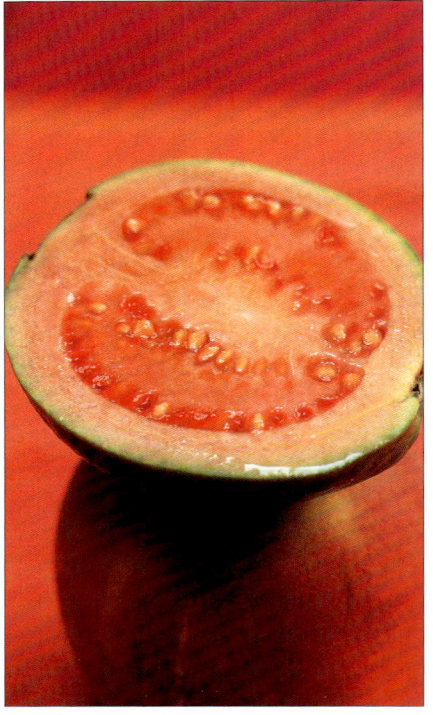

antiviral sowie antibakteriell, vor allem im Mundbereich.

Guaven

Diese Tropenfrucht findet sich häufig in Säften und Smoothies, ist ansonsten aber eher unbekannt. Das saftig-süße Fruchtfleisch ist sehr ballaststoffreich und enthält zahlreiche Vitamine sowie Mineralstoffe, insbesondere Vitamin C, Vitam A, Folsäure, Kalium und Kupfer. Der hohe Vitamin-C- und Vitamin-A-Gehalt in Kombination mit Polyphenolen macht es zudem zu einem wirksamen Antioxidans, wobei gilt: Je dunkler das Fruchtfleisch, desto stärker die antioxidative Eigenschaft.

Die Frucht ist reif, wenn sie bei leichtem Druck nachgibt. Auch die Schale und selbst die Kerne sind genießbar, allerdings sind diese ziemlich hart.

Ananas

Sie gehört wohl zu den beliebtesten Tropenfrüchten, da ihr saftig-süßes Fruchtfleisch eine hervorragende Ergänzung zu sowohl süßen als auch

Die süß-saftige Ananas ist sowohl heiß als auch kalt ein Genuss.

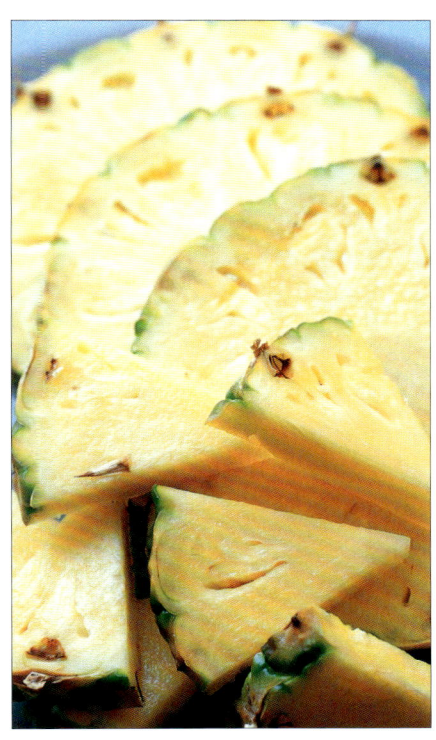

herzhaften Gerichten darstellt, aber auch für sich allein ein Genuss ist. Sie ist zudem reich an Vitamin C sowie Mangan und enthält das Enzym Bromelain, das interessante Eigenschaften aufweist. Dabei handelt es sich um eine sogenannte Peptidase, ein eiweißspaltendes Enzym, weshalb Bromelain häufig als Fleischweichmacher Verwendung findet. Darüber hinaus wirkt es entzündungshemmend und hat sich besonders bei der Behandlung von Arthritis und Sportverletzungen, aber auch bei Sinusitis bewährt. Allerdings ist zweifelhaft, ob die dafür nötige Menge allein über den Verzehr von Ananas aufgenommen werden kann, weshalb in der Medizin entsprechende Bromelain-Präparate zum Einsatz kommen. Hinzu kommt, dass Bromelain nicht hitzebeständig und somit in der weitverbreiteten Dosenware nicht enthalten ist.

Doch gerade warm ist die Ananas ein besonderer Genuss, da sich das Aroma richtig entfalten kann und der Fruchtzucker karamellisiert. Am besten grillen oder braten Sie die Früchte nur kurz, um das enthaltende Bromelain nicht zu zerstören.

Die Farbe der Schale ist nicht zwingend ein Zeichen für die Reife. Es stimmt zwar, dass diese sich im Laufe des Reifungsprozess ändert, aber auch eine grüne Ananas kann reif sein. Besser ist, Sie riechen am unteren Ende der Frucht. Ist diese reif, verströmt sie einen zarten fruchtig-süßen Duft, während überreife Früchte leicht vergoren riechen. Sie können den Reifungsprozess beschleunigen, indem Sie die Ananas an einem sonnigen Ort aufbewahren.

ANANAS – TIPP

Achten Sie beim Kauf von Ananas darauf, dass das Blattwerk voll und grün ist und die Frucht bei Druck leicht nachgibt. Reife Ananas sollten Sie immer im Kühlschrank aufbewahren.

ANANAS ZUBEREITEN

1 Das Blattwerk sowie die untere Kappe der Ananas mit einem scharfen Messer entfernen und entsorgen.

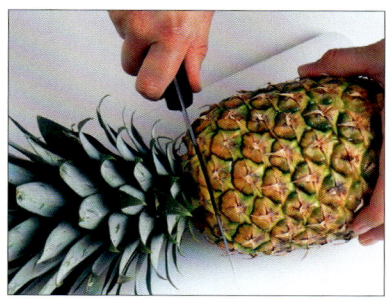

2 Die Frucht aufrecht stellen, mit einem scharfen Messer mit senkrechten Schnitten die Schale und möglichst viele „Augen" entfernen.

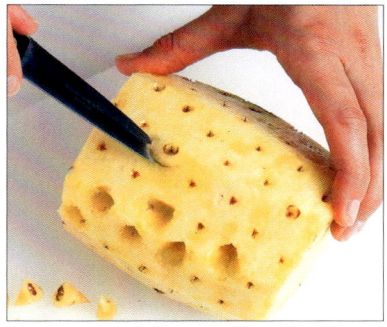

3 Mit einem kleinen Messer die im Fruchtfleisch verbliebenen „Augen" vorsichtig ausschneiden.

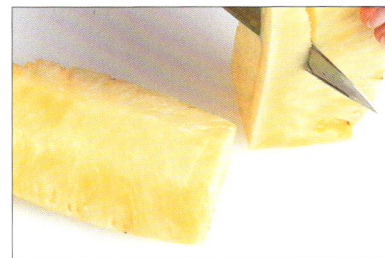

4 Die Ananas längs vierteln und den inneren Strunk aus der Mitte entfernen. Das Fruchtfleisch nach Bedarf würfeln oder in Scheiben schneiden.

Gemüse

Gemüse bietet eine schier unendliche Zahl an kulinarischen Möglichkeiten. Die Auswahl ist riesig, darunter – dank der steigenden Nachfrage – auch mehr und mehr Bio-Produkte. Gemüse ist ein wichtiger Bestandteil gesunder Ernährung und bietet ein breites Spektrum an nährstofflichen Vorzügen. Geschmacklich am besten und nährstoffreichsten ist es direkt nach der Ernte.

WURZELN UND KNOLLEN

Wurzel- und Knollengemüse wie Süßkartoffeln, Pastinaken und Karotten sind nahrhaft und wirken besänftigend. Kein Wunder also, dass sie sich vor allem im Winter großer Beliebtheit erfreuen. Ihr süßes, festes Fleisch versorgt uns nachhaltig mit Energie sowie Ballaststoffen, Vitaminen und Mineralstoffen.

Pastinaken

Pastinaken sind eine geschmacksintensivere Version der Karotte, mit der sie eine enge Verwandtschaft verbindet. Ihnen fehlen jedoch die leuchtende Farbe und damit auch die in Karotten enthaltenen Carotine. Trotzdem sind sie reich an Vitamin C, Vitamin K, Folsäure, Mangan und Kalium. Die Früchte haben ein cremiges, süßes Aroma und schmecken hervorragend gebraten, püriert oder

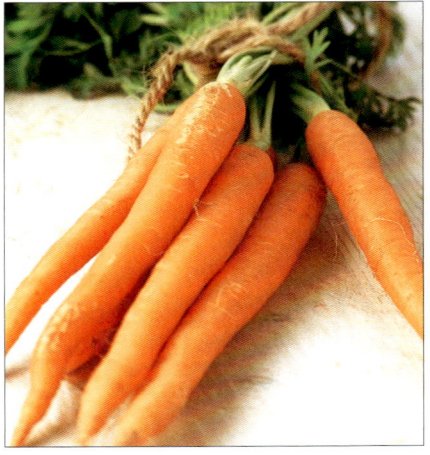

Karotten sind hervorragende Lieferanten für Vitamin C.

gedünstet. Am besten kaufen Sie Pastinaken nach den ersten Frösten des Jahres, da die Kälte die Stärke in Zucker umwandelt. Waschen Sie die Früchte vor der Zubereitung, geschält werden müssen sie nur, wenn die Schale sehr hart ist. Größere Exemplare sind oft holzig.

Karotten

Karotten sind nicht nur ein wunderbares Wintergemüse, bereits ab Juli kann die neue Ernte eingeholt werden. Häufig werden die Früchte mitsamt dem Grün angeboten, das Sie jedoch besser entfernen, damit es den Karotten nicht Flüssigkeit und Nährstoffe entzieht. Kaufen Sie möglichst Bio-Ware, da Karotten aus konventionellem Anbau mit Pestiziden belastet sein können. Eine einzige Karotte enthält genug Vitamin A, um den gesamten Tagesbedarf zu decken. Einiges davon geht auf dessen Vorstufe zurück, die Alpha- und Beta-Carotine, die auch für die orangen Färbung verantwortlich sind. Diese lassen sich am besten herauslösen und für den

Die cremig-süßen Pastinaken sind reich an Folsäure, Mangan und Kalium.

Körper verfügbar machen, indem Sie die Karotten zerkleinern und mit etwas Öl zubereiten. Der hohe Carotingehalt ist auch der Grund, weshalb Karotten ein positiver Effekt auf die Augengesundheit zugeschrieben wird. Denn Vitamin A spielt eine wesentliche Rolle bei der Synthese der Netzhautpigmente. Ein Mangel führt zu einer eingeschränkten Sehfähigkeit und Nachtblindheit. Die nährstofflichen Vorteile von Beta-Carotin werden derzeit ausführlich untersucht, zum Beispiel bei der Prävention von Lungenkrebs. Dabei

LEUCHTENDES GEMÜSE

Versuchen Sie, möglichst viel verschiedenfarbiges Gemüse in Ihre Ernährung zu integrieren, da Sie so am besten von den enthaltenen Phytonährstoffen profitieren. Betakarotin ist nur eines der Carotinoide, die in grünem, gelbem, orangefarbenem und rotem Gemüse (und Obst) zu finden sind. Lycopin, ein weiteres Carotinoid, besitzt eine wunderbare rot-violette Farbe und findet sich in hoher Konzentration in Tomaten, Wassermelonen und Guaven. Die meisten Carotinoide sind Antioxidantien und reduzieren die schädliche Wirkung freier Radikale. Auch die Vitamine C und E zählen, wie diverse Bioflavonoide, zu den Antioxidantien. Sie stärken das Immunsystem und schützen so vor viralen beziehungsweise bakteriellen Infektionen. Zudem unterstützen sie den Körper im Kampf gegen Krebs und Herzkrankheiten. Chlorophyll, ebenfalls ein Antioxidans, hat eine leuchtend grüne Farbe und findet sich vor allem in grünem Gemüse, das rot-violette Anthocyan in Roter Beete und Auberginen.

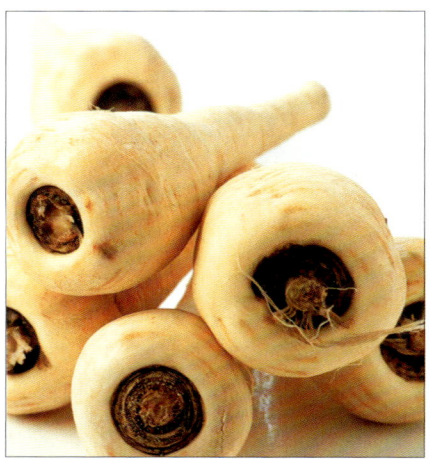

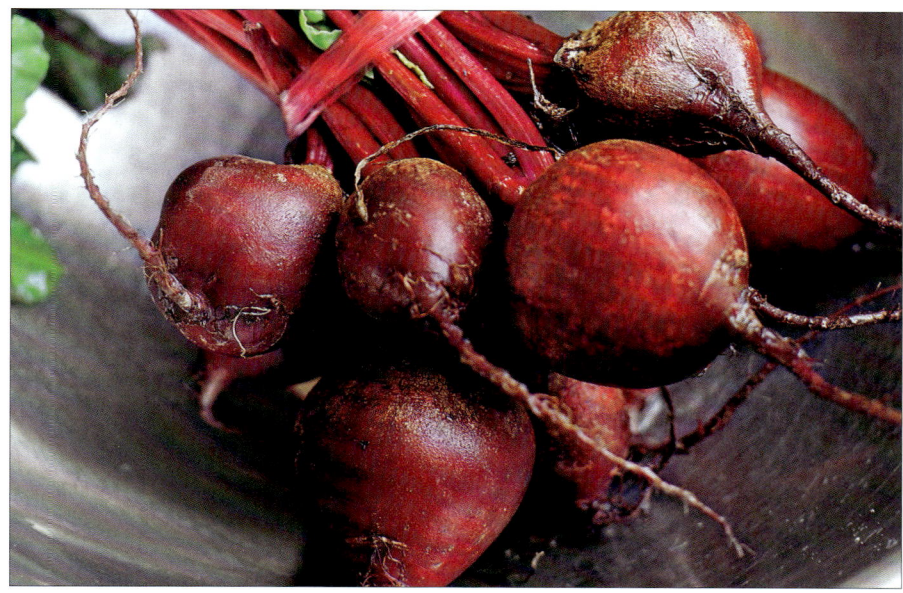

Rote Beete ist nährstoffreich und wirkt antioxidativ sowie entgiftend.

haben die jüngsten Studien gezeigt, dass die besten Ergebnisse mit einer Kombination von Carotinoiden erzielt werden. Verzehren Sie Karottengerichte unmittelbar nach der Zubereitung. Sie schmecken sowohl roh als auch gebraten, gedünstet und püriert.

Rote Beete
Die tiefroten Früchte sind sowohl optisch als auch geschmacklich eine Bereicherung jedes Gerichts. Oftmals werden sie in Essig eingelegt, aber das Braten bringt ihren erdigen Geschmack besser zur Geltung. Roh werden die Knollen häufig geraspelt und Salat beigegeben oder zu Relish verarbeitet. Wollen Sie die Rote Beete kochen, seien Sie beim Waschen besonders behutsam, um die Schale nicht zu verletzen, da ansonsten die Nährstoffe ausgeschwemmt werden. Kürzen Sie die Stiele 2,5 cm über der Knolle. Kleinere Exemplare schmecken süßer als die größeren.

Rote Beete gilt schon seit Langem als gesund, alten Aufzeichnungen zufolge haben bereits die Römer sie gegen Fieber sowie als Abführmittel eingesetzt. Die in den Knollen enthaltenen Antioxidantien stimulieren die Leberfunktion und schützen vor freien Radikalen. Rote Beete ist zudem eine gute Quelle für Vitamin C, Mangan, Kalium und Magnesium. Ihre Färbung verdankt sie dem Farbstoff Betalain – nicht zu verwechseln mit dem ebenfalls enthaltenen Betain, das die Blutgefäße und das Knochengewebe vor zu viel Homocystein im Blut schützt.

Knollensellerie
Dieses Wurzelgemüse ist eng mit dem Stangensellerie verwandt, was den Geschmack erklärt: eine Mischung aus Anis, Stangensellerie und Petersilie. Er enthält deutlich weniger Kohlenhydrate als die meisten anderen Rüben und Knollen und hat so nur

Knollensellerie ist ein Diuretikum und enthält Calcium sowie Eisen.

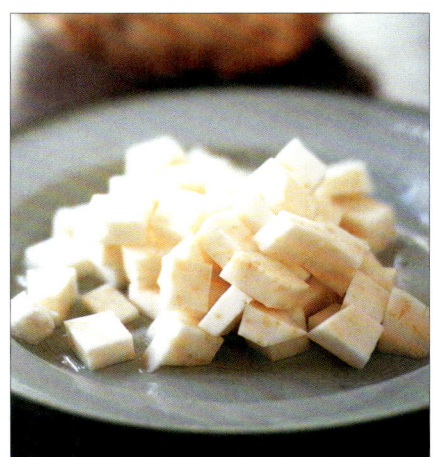

halb so viel Kalorien wie eine vergleichbare Menge Kartoffeln. Knollensellerie muss vor der Zubereitung geschält werden. Wird er roh verzehrt, zum Beispiel als Salat, hat er eine knusprige Textur. Darüber hinaus lässt sich Knollensellerie dämpfen, überbacken oder zusammen mit Kartoffeln pürieren. In Suppen und Brühen findet er ebenfalls Verwendung. Wie Stangensellerie wirkt auch Knollensellerie harntreibend. Zudem ist er reich an Vitamin C, Vitamin K, Calcium, Eisen, Kalium und Ballaststoffen.

Steckrüben
Die annähernd runden Steckrüben sind eine Unterart des Rapses. Sie enthalten zahlreiche Phytonährstoffe, darunter schwefelhaltige Verbindungen, denen eine antioxidative sowie antikarzinogene Wirkung zugeschrieben wird. Wie Knollensellerie sind Steckrüben ein guter Lieferant für die Vitamine A und C sowie Kalium. Auch sind sie kalorienärmer als Kartoffeln. Ihr blass orangefarbenes Fruchtfleisch hat einen wunderbar süßlichen Geschmack. Zur Zubereitung sollte die dicke Schale entfernt werden, dann lassen sie sich wie jedes andere Wurzelgemüse verwenden: roh geraspelt für Salate, gewürfelt und gekocht für Aufläufe und Suppen oder gedämpft und püriert als Beilage.

Die Antioxidantien in Steckrüben wirken möglicherweise antikarzinogen.

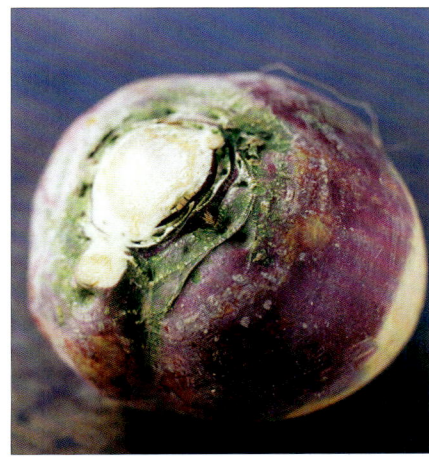

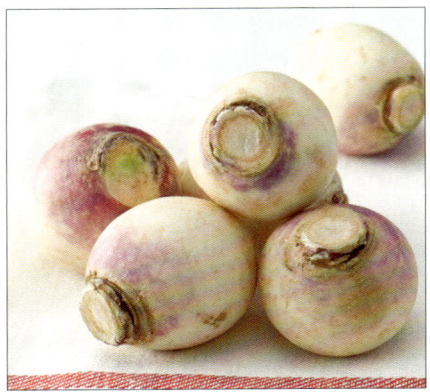

Junge Speiserüben sind nährstoff-reich und schmecken leicht pfeffrig.

Speiserüben

Dieses gesundheitsfördernde Wurzelgemüse gehört ebenfalls zur Familie der Kreuzblütengewächse. Besonders nährstoffreich sind dabei kleine Rüben mit intaktem Laub. Ihr knackiges, elfenbeinfarbenes, in eine weiß, grün und pink gefärbte Schale eingeschlossenes Fruchtfleisch hat ein angenehmes, leicht pfeffriges Aroma, das je nach Größe und Erntezeitpunkt variiert. Kleine Speiserüben können auch roh gegessen werden, ansonsten werden sie meist gedünstet oder gebacken serviert. Die jungen Stängel und Blätter sind reich an Vitamin C und Beta-Carotin.

Kartoffeln

Die Kartoffel wird häufig für eine Gewichtszunahme verantwortlich gemacht. Doch die Kartoffel an sich ist nicht das Problem, sondern vielmehr die Zubereitungsart und weitere Zutaten wie Butter oder Käse. Da Kartoffeln sehr kohlenhydratreich sind, zählen sie nicht im Rahmen der empfohlenen 5 Obst- und Gemüseportionen. Trotzdem sind sie ein enorm wichtiges Lebensmittel, denn sie liefern den größten Teil des Vitamin C, das wir aufnehmen. Und da die Vitamine und Mineralstoffe in oder direkt unter der Schale sitzen, sollten Kartoffeln am besten ungeschält verzehrt werden. Bei Früh- und vor allem Salatkartoffeln reicht es völlig, sie gründlich zu waschen. Auch sollten Kartoffeln eher gedünstet als gekocht und eher gebacken als frittiert werden. Das schont die Nährstoffe und hält den Fettanteil niedrig. Kartoffeln versorgen uns mit reichlich Energie sowie Vitamin B6, Folsäure und Kalium.

Mittlerweile gibt es Tausende von Kartoffelsorten, von denen sich viele für eine bestimmte Zubereitungsart besser eignen als andere. Kleine Sorten wie Pink Fir Apple (Rosa Tannenzapfen) oder Charlotte und Frühkartoffeln wie Jersey Royals eignen sich hervorragend zum Dünsten. Sie haben eine wachsartige Textur und zerfallen nach dem Kochen nicht, sind also perfekte Salatkartoffeln. Sorten wie Estima und Maris Piper eignen sich dagegen besser zum Braten, Backen und Pürieren. Kartoffeln, die grüne Stellen aufweisen, sollten Sie komplett wegwerfen.

Süßkartoffeln

Dieses Wurzelgemüse mit seinem hellen gelblich-orangefarbenen Fruchtfleisch ist wirklich nur sehr entfernt mit der Kartoffel verwandt. Und auch wenn sie vor allem in Nordamerika mitunter Yam genannt wird, hat die Süßkartoffel ebenfalls nichts mit der Yamswurzel zu tun. Größe und Farbe können variieren. Die Bandbreite reicht dabei von klein und rundlich (ähnlich der „normalen" Kartoffel) bis lang und kegelförmig beziehungsweise von Gelb bis Dunkelviolett. Dabei gilt: Je dunkler die

Die Vitamine und Mineralstoffe befinden sich bei der Kartoffel in der Schale und direkt darunter.

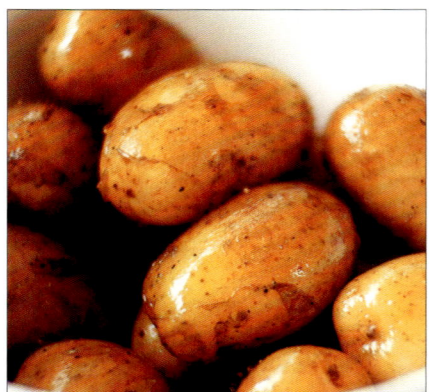

GEMÜSEBRÜHE

Gemüsebrühe lässt sich leicht selbst herstellen. Auch ist die selbst gemachte Brühe gesünder als Fertigprodukte, da diese in der Regel sehr viel Salz enthalten. Im Kühlschrank hält sich frische Gemüsebrühe etwa 4 Tage. Sie kann aber auch eingefroren werden, wozu sich besonders Eiswürfelschalen eignen, da später die gewünschte Menge so leicht wieder aufgetaut werden kann. Gemüsebrühe ist die Grundlage vieler Suppen, Eintöpfe, Risottos und Soßen.

1 EL Olivenöl
1 Süßkartoffel, zerkleinert
1 Karotte, zerkleinert
1 Zwiebel, gehackt
1 Stangensellerie, zerkleinert
2 Knoblauchzehen, geschält
1 kleiner Zweig Thymian
1 Lorbeerblatt
Einige Stängel Petersilie
600 ml Wasser
Salz und frisch gemahlener
   schwarzer Pfeffer

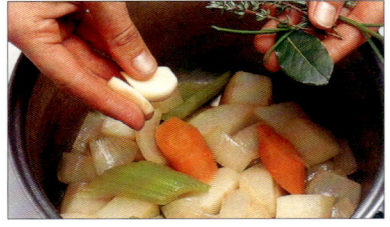

1 Das Öl in einem großen Topf erhitzen. Das Gemüse zugeben und bei geschlossenem Deckel dünsten, bis es weich ist (ca. 10 Minuten). Gelegentlich umrühren, dabei Knoblauch und Kräuter einrühren.

2 Mit dem Wasser aufgießen und das Ganze zum Kochen bringen. Bei halb aufgelegtem Deckel rund 40 Minuten simmern lassen. Nach Geschmack abseihen, würzen und weiterverwenden.

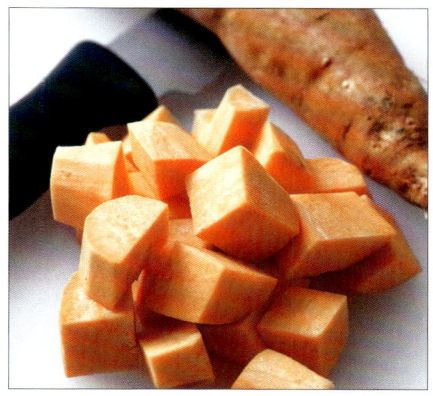

Süßkartoffeln sind eine gute Quelle für Ballaststoffe und Beta-Carotin.

Farbe, desto nährstoffreicher die Knolle. Süßkartoffeln sind reich an Beta-Carotin, Ballaststoffen und Vitamin B6 und enthalten zudem Eisen, Calcium und Vitamin C. Aufgrund ihres Nährstoffgehalts zählen sie – anders als die Kartoffel – im Rahmen der 5-Portionen-Empfehlung. Süßkartoffeln lassen sich ähnlich wie Kartoffeln zubereiten, finden wegen ihrer Süße aber auch Verwendung in Desserts, zum Beispiel als Kuchenfüllung. Keinesfalls sollten sie im Kühlschrank gelagert werden, da das Fruchtfleisch hart wird und an Geschmack verliert.

Topinambur
Diese kleinen, knubbeligen Knollen haben ein süßes, nussiges Aroma und stammen aus der Familie der Korbblütler, zu der auch die Sonnenblume gehört. Für ein Wurzelgemüse weisen sie eine erstaunlich hohe

Topinambur ist reich an Vitamin C und Ballaststoffen.

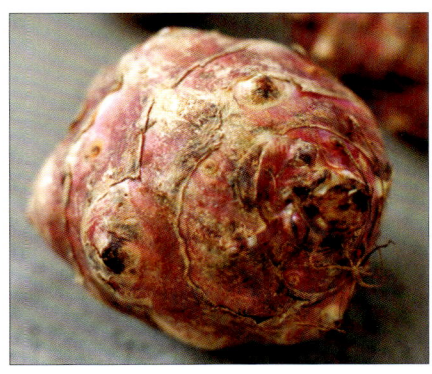

Rettich enthält viel Vitamin C und wirkt zudem harntreibend.

Konzentration an Eisen auf und sind zudem reich an Kalium.

Die Knollen lassen sich nur mühsam schälen, wobei gründliches Waschen meist ausreicht. Im Kühlschrank gelagert halten sie rund eine Woche. Topinambur lässt sich ähnlich wie Kartoffeln zubereiten, insbesondere als Suppe.

Rettich
Von diesem zur Familie der Kreuzblütler zählenden, pfeffrig schmeckenden Gemüse werden diverse Sorten angebaut. In Deutschland ist der etwas mildere weiße Rettich weit verbreitet, es gibt aber auch rote und schwarze Varietäten. Der aus Ostasien stammende *Daikon* ist ebenfalls weiß und kann bis zu 50 cm lang und 4 Kilo schwer werden. Rettiche werden vor allem verwendet, um Salaten und Gemüsepfannen Biss zu verleihen. Sie enthalten Vitamin C und wirken harntreibend.

Meerrettich
Diese Wurzel wird nur selten als Gemüse verzehrt. Gewöhnlich wird sie geraspelt und mit Sahne oder Essig und Öl vermischt als Würzmittel serviert. Ihr stechender Geruch ist sehr gut geeignet, um die Nasennebenhöhlen freizubekommen. Dafür verantwortlich ist der zu den Glucosinolaten gehörende sekundäre Pflanzenstoff Sinigrin, der wegen seiner möglichen antikarzinogenen Wirkung derzeit verstärkt untersucht

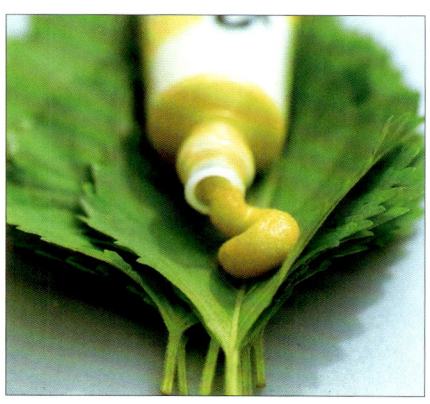

Wasabi (Japanischer Meerrettich) ist vor allem als Paste erhältlich.

wird. Wählen Sie feste, glatte Wurzeln ohne weiche Stellen, am besten frische Bio-Ware. Wie alles Wurzelgemüse sollte auch Meerrettich dunkel und kühl gelagert werden.

Wasabi
Wasabi, auch japanischer Meerrettich genannt, gehört zu den Kreuzblütengewächsen und enthält die gleichen Glucosinolate wie Meerrettich, nur in höherer Konzentration. Er ist als Wurzel und Paste erhältlich und wird traditionell zu Sushi und Sashimi serviert. Allerdings enthalten viele der kommerziellen Pasten- und Puderzubereitungen Meerrettich statt japanischem Meerrettich und sind entsprechend weniger scharf. Lesen Sie daher aufmerksam die Liste der Inhaltsstoffe, wenn Sie auf der Suche nach echtem Wasabi sind.

Meerrettich enthält das potenziell antikarzinogene Sinigrin.

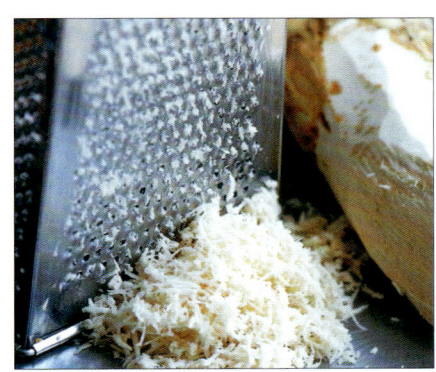

KOHLGEMÜSE

Diese Gemüseart besitzt eine Vielzahl von positiven gesundheitlichen Eigenschaften. Sie umfasst den Wirsing mit seinen welligen Blättern genauso wie die walnussgroßen Blattröschen des Rosenkohls. Sie alle gehören zur Familie der Kreuzblütengewächse.

Brokkoli

Dieses extrem nährstoffreiche Gemüse sollte auf keinem Esstisch fehlen. Im Handel sind vor allem zwei Sorten erhältlich: *Purple Sprouting*, der nur eine kleine, violett gefärbte Brokkoli-Rose entwickelt, dafür aber viele Seitentriebe, und der bekanntere Calabrese mit der geschlossenen Mittelblume und dem kräftigen Stiel. Roher Brokkoli ist eine hervorragende Vitamin-C-Quelle, jedoch sinkt der Vitamin-Gehalt mit dem Kochen. Halten Sie die Garzeit also so kurz wie möglich.

Zudem ist Brokkoli reich an Vitamin A und einer Reihe von B-Vitaminen, insbesondere Folsäure, die vor allem für werdende Mütter wichtig ist. Auch Mineralstoffe – darunter Mangan, Phosphor, Kalium, Eisen und Calcium – sind in diesem Gemüse in hohem Maß vorhanden, genau wie einige Phytonährstoffe. So enthält Brokkoli Sulforaphan, das antikarzinogen wirkt und auch

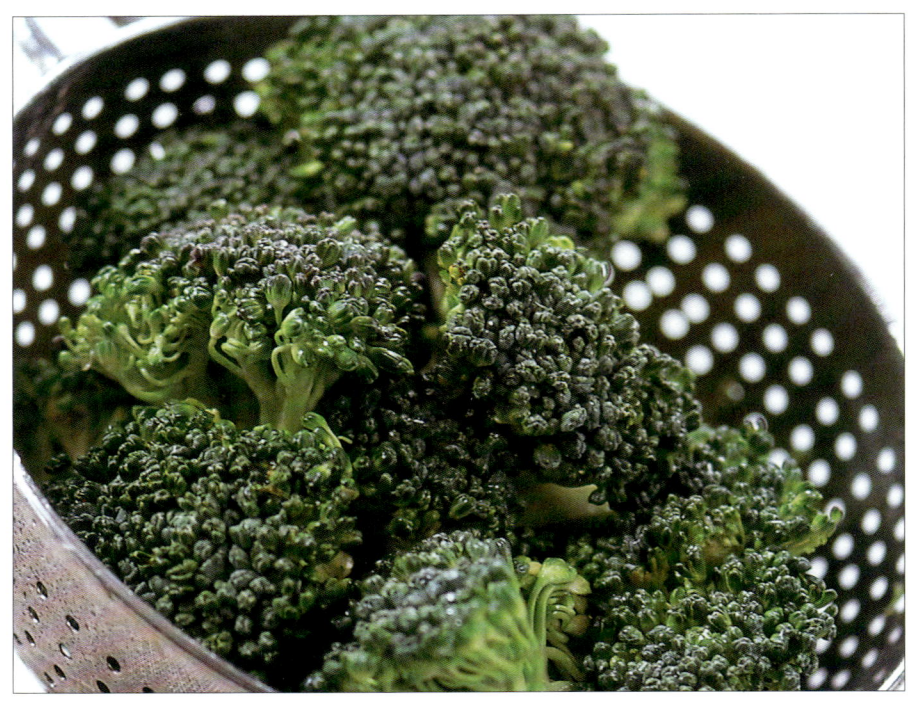

Unter den Gemüsen ist Brokkoli einer der besten Folsäure-Lieferanten.

präventiv vor Krebs schützt, während andere, ebenfalls enthaltene Schwefelverbindungen eine antibakterielle beziehungsweise antivirale Wirkung entfalten. Allerdings werden diese wertvollen Inhaltsstoffe beim Kochen nach rund 10 Minuten ausgeschwemmt. Halten Sie die Garzeit also möglichst kurz oder greifen Sie auf eine schonendere Zubereitungsmethode wie das Dämpfen zurück.

Achten Sie beim Brokkoli-Kauf auf glänzende, kompakte Röschen. Gelbliche Verfärbungen, ein weicher, holziger Strunk sowie ein stechender Geruch sind Hinweise auf Überreife. Meist wird der Strunk vor dem Kochen entfernt, obwohl er komplett essbar ist. Sie können ihn auch roh verzehren – mit einem Dip oder als Salat.

Blumenkohl

Die cremefarbenen, kompakten Röschen sollten von großen, hellgrünen Blättern umschlossen sein. Es gibt auch grüne und violette Zuchtformen, aber der cremefarbene Blumenkohl ist am beliebtesten. Dabei

schmälert seine „Farblosigkeit" den Nährstoffgehalt in keinster Weise: Er ist reich an Vitamin C, Vitamin K, Folsäure, Vitamin B6, Kalium, Mangan und Ballaststoffen. Sein Gehalt an Phytonährstoffen ist vergleichbar mit dem von Brokkoli – was auch für diverse Schwefelverbindungen gilt, denen eine antikarzinogene Wirkung zugeschrieben wird. Diese beruht auf der Stimulation von Enzymen, die an der Bekämpfung von Krebserregern beteiligt sind.

Die meisten Nährstoffe nehmen Sie auf, wenn Sie Blumenkohl roh,

Blumenkohl ist reich an antikarzinogenen Phytonährstoffen.

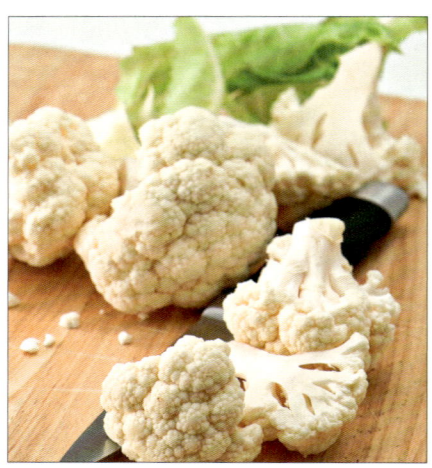

BROKKOLI PUTZEN

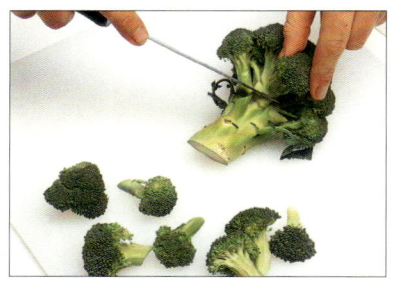

Das harte Strunkende entfernen, die Röschen von den Stängeln schneiden. Bei jungem Brokkoli die Stängel klein schneiden und mitgaren.

leicht gedämpft oder geröstet mit einer Käsesoße essen. Er hat ein mildes Aroma und schmeckt hervorragend mit einer Vinaigrette oder zusammen mit Tomaten und Kräutern in einem Curry. Verkochter Blumenkohl ist matschig und hat einen unangenehmen, strengen Geschmack. Weist der Kohl schwarze Flecken oder gelbe Blätter auf, sollten Sie ihn nicht mehr verwenden.

Gemüsekohl

Der Gemüsekohl ist ein weiteres Mitglied der Kreuzblütengewächse, mit dem viele schon schlechte Erfahrungen gemacht haben – was aber meist daran lag, dass sie ihn zu einem übel riechenden Matsch verkocht haben. Am besten isst man ihn nämlich roh oder gart ihn, bis er gerade bissfest ist. Gemüsekohl ist in zahlreichen Varietäten erhältlich: Wirsing zeichnet sich durch kraus gewellte Blätter und einen intensiveren Geschmack aus. Er eignet sich perfekt für Füllungen und zum Dampfgaren. Weiß- und Rotkohl lässt sich roh als Salat zubereiten oder marinieren, während Pak Choi am besten als Pfannengemüse oder mit Nudeln verzehrt wird.

Alle Varietäten sind ausgezeichnete Quellen für Ballaststoffe, die Vitamine A, C, B6 und K sowie Folsäure, Mangan, Kalium und Magnesium. Auch Schwefelverbindungen,

Den vitaminreichen Kohl essen Sie am besten roh oder gedünstet.

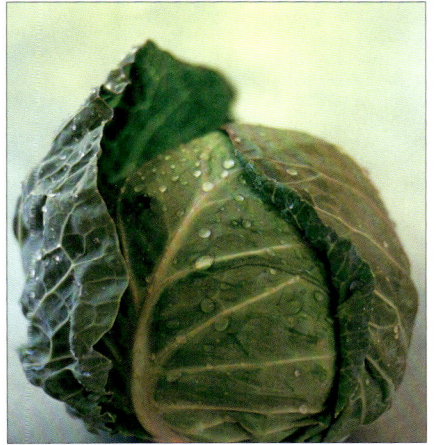

GEMISCHTE KOHLPFANNE

Gemüse in einer beschichteten Pfanne mit nur wenig oder ganz ohne Fett zu garen ist eine schnelle und nährstoffschonende Zubereitungsmethode. Darüber hinaus bleibt das Gemüse knackig und behält seine Farbe.

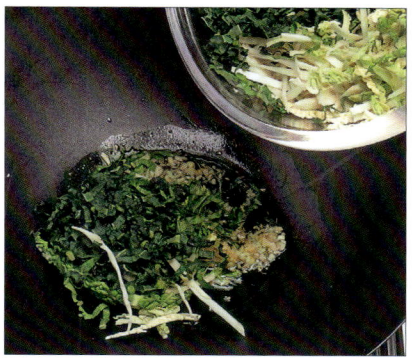

- 1 EL Erdnuss- oder Sonnenblumenöl
- 1 große Knoblauchzehe, gehackt
- 1 Stück (2,5 cm) frische Ingwerwurzel, gehackt
- 450 g gemischter Kohl, zum Beispiel Wirsing, Grünkohl oder Pak Choi, in feine Streifen geschnitten
- 2 EL Sojasoße
- 1 EL flüssiger Honig
- 1 EL geröstetes Sesamöl (optional)
- 1 EL Sesamkerne, geröstet

1 Das Öl im Wok oder in einer tiefen beschichteten Pfanne erhitzen, Knoblauch und Ingwer darin ca. 30 Sekunden anbraten. Den Kohl zugeben und unter häufigem Umrühren 3 bis 5 Minuten bissfest garen.

2 Sojasoße und Honig untermischen und auf kleiner Flamme 1 Minuten weiterkochen. Mit Sesamkernen bestreut servieren.

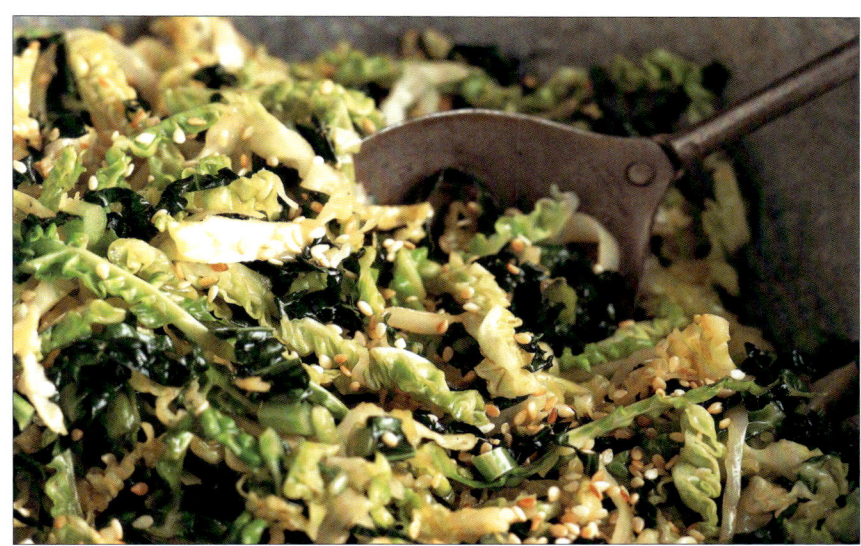

die eine antikarzinogene ebenso wie eine entzündungshemmende Wirkung zeigen, sind in hohem Maße vorhanden. Das erklärt, warum Kohlblätter in der Volksmedizin zur Behandlung von Entzündungen eingesetzt werden, zum Beispiel von stillenden Müttern bei einer Mastitis. Darüber hinaus werden dem Kohl antivirale und antibakterielle Eigenschaften zugeschrieben. Seine Wirkung ist besonders groß, wenn er roh oder als Saft verzehrt wird. Auch hier gilt: Halten Sie die Garzeit unbedingt gering, um möglichst viele Nährstoffe zu erhalten. Achten Sie beim Einkauf darauf, dass der Kohlkopf fest und die Blätter knackig sind. Beim Chinakohl sollte der Kopf geschlossen und die Blätter sollten saftig-grün ohne Flecken sein.

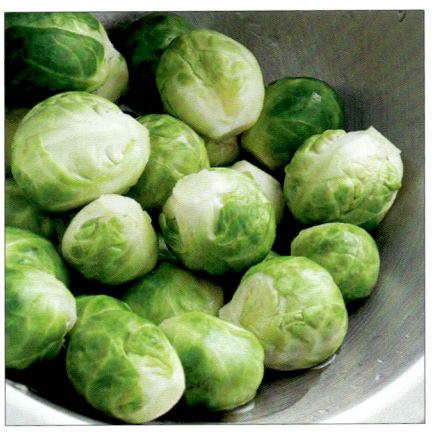

Rosenkohl enthält einen natürlichen Cholesterinsenker.

Rosenkohl
Dabei handelt es sich um kleine Kohlköpfe, die an einem hochwüchsigen dicken Stängel wachsen. Sie haben einen stark nussigen Geschmack und verfügen über eine hohe Konzentration an Schwefelverbindungen, darunter Sinigrin, das Studien zufolge Krebszellen in einem frühen Stadium zerstören und so möglicherweise Darmkrebs verhindern kann. Darüber hinaus ist Rosenkohl eine hervorragende Quelle für Ballaststoffe, die Vitamine A, B6, C und K sowie Kalium, Mangan und

ROSENKOHL PUTZEN

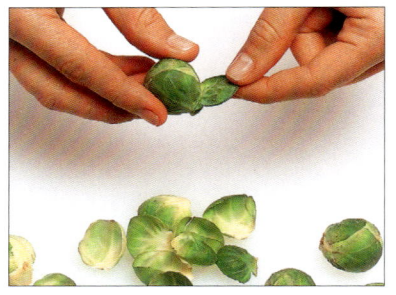

1 Die dunklen äußeren sowie beschädigte Blätter der Röschen entfernen.

2 Vor dem Kochen die Stiele kreuzweise einschneiden, damit die Röschen schnell und gleichmäßig gar werden.

Folsäure. Letztere trägt vermutlich zu der antikarzinogenen Eigenschaft von Rosenkohl bei, da es eine Rolle bei der Zellreparatur spielt. Auch ist er reich an Phytosterolen, einem natürlichen Cholesterinsenker. Kaufen Sie möglichst kleine, fest geschlossene Köpfchen, deren Außenblätter keinerlei gelbliche oder bräunliche Verfärbungen aufweisen. Am besten schmeckt er, wenn er nach den ersten Nachtfrösten geerntet wurde. Um sowohl die Nährstoffe als auch die knackige Textur und die Farbe zu erhalten, sollten Sie Rosenkohl dämpfen oder mit wenig Fett in einer beschichteten Pfanne zubereiten.

GRÜNES BLATTGEMÜSE
Langsam beginnen wir zu verstehen, warum wir das ganze „Grünzeug" essen sollen. So legen erste Studien nahe, dass der regelmäßige Verzehr von grünem Blattgemüse wie Spinat, Blattkohl, Grünkohl und Mangold uns möglicherweise vor bestimmten Krebsarten schützen kann. Allerdings hält das empfindliche Gemüse nicht lange – höchstens 2 bis 3 Tage.

Achten Sie beim Kauf darauf, dass die Blätter nicht welk sind und keine schadhaften Stellen oder Verfärbungen aufweisen.

Spinat
Die dunkelgrünen Blätter stecken voller Antioxidantien, Vitamine und Mineralstoffe. So ist der Beta-Carotin-Gehalt von Spinat viermal so hoch wie beim Brokkoli. Zudem verfügt er über eine hohe Konzentration an Lutein und Zeaxanthin, zwei Carotinoide, die sich auch in der menschlichen Retina finden und diese schützen. So zeigen Studien, dass bei Menschen, die regelmäßig große Mengen Lutein und Zeaxanthin in Form von Spinat zu sich nehmen, das Risiko, am grauen Star zu erkranken, um 50 Prozent reduziert ist. Darüber hinaus ist Spinat ein guter Lieferant für Eisen, das jedoch nicht so einfach aufgenommen

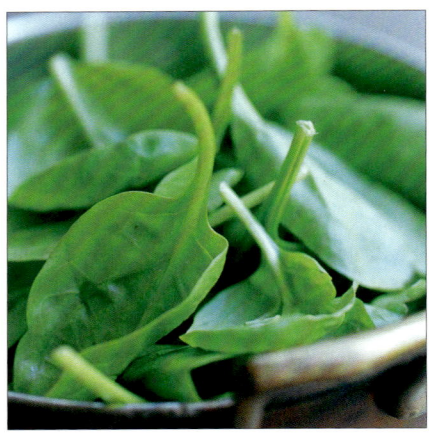

Spinat schmeckt hervorragend in Salaten und Aufläufen.

werden kann. Denn Spinat enthält auch Oxalsäure, welche die Absorption hemmt und Calcium bindet. Deshalb empfiehlt es sich, ihn zusammen mit einem Vitamin-C-reichen Nahrungsmittel zu servieren. Spinat ist zudem reich an den Vitaminen K (das wichtig für die Blutgerinnung ist), A, C, und E sowie an Folsäure und Riboflavin. Weitere enthaltene Mineralstoffe sind Magnesium, Kalium und Mangan. Am besten verzehren Sie Spinat roh als Salat oder leicht gedämpft.

Brunnenkresse
Das scharfe, pfeffrige Aroma der Brunnenkresse ergänzt sich wunderbar mit dem Geschmack milder Kräuter. Häufig wird sie auch mit Obst,

Brunnenkresse enthält die Antioxidantien Lutein und Beta-Carotin.

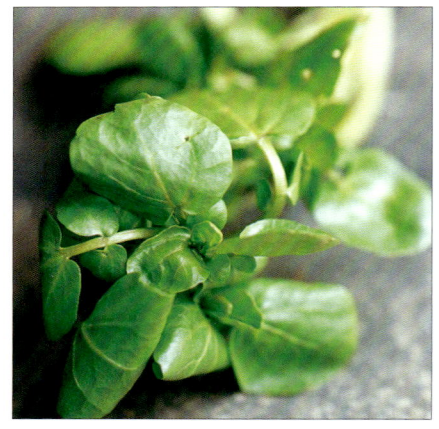

insbesondere frischen Orangen, kombiniert. Ebenfalls zur Familie der Kreuzblütengewächse gehörig, teilt sie deren antikarzinogene Eigenschaften. Darüber hinaus enthält Brunnenkresse Lutein und Beta-Carotin – zwei starke Antioxidantien. Zudem ist sie reich an den Vitaminen A, C und K sowie an Calcium, Mangan und Kalium.

Brunnenkresse kann als Zutat zum Salat verwendet werden, um diesem eine pfeffrige Note zu verleihen, oder für Suppen und Soßen. Am besten hält sie sich im Kühlschrank, sollte aber innerhalb von 2 Tagen verbraucht werden.

Grünkohl

Bei diesem dunkelgrünen Blattkohl handelt es sich um eine Kultursorte, die reich an den Vitaminen A, C und besonders K ist. Auch verfügt er über hohen Gehalt an Beta-Carotin, Lutein und Zeaxanthin, was ihm eine sehr starke antioxidative Wirkung verleiht. Darüber hinaus enthält Grünkohl diverse Schwefelverbindungen – unter anderem Indol-3-Carbinol, das in Studien Auswirkungen auf den Östrogenstoffwechsel gezeigt hat und damit möglicherweise Krebserkrankungen der Geschlechtsorgane verhindern helfen kann. Um diese Stoffe zu aktivieren und besser aufzunehmen, empfiehlt es sich, die Kohlblätter klein zu hacken. Auch sollten Sie die Garzeit so kurz wie möglich halten oder auf eine nährstoffschonendere Zubereitungsmethode zurückgreifen.

Mangold

Der Mangold gehört zur gleichen Familie wie die Rote Beete wird aber im Gegensatz dazu wegen seiner Blätter angebaut. Ähnlich wie Spinat hat er ein kräftiges, leicht bitteres Aroma und schmeckt am besten, wenn die Blätter jung und zart sind. Mangold ist reich an Antioxidantien wie den Vitaminen A und C sowie einer Reihe von Flavonoiden. Sein Vitamin-K-Gehalt wird von kaum einem anderen Gemüse übertroffen.

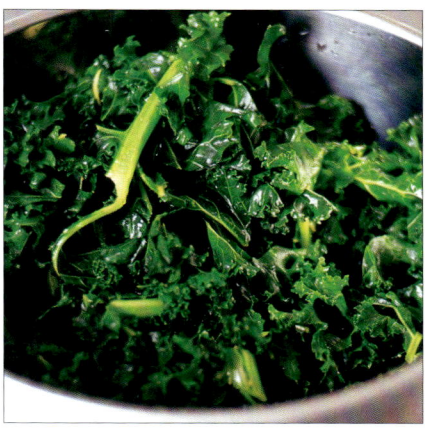

Grünkohl ist reich an Chlorophyll, Eisen, Calcium und Vitaminen.

Allerdings hält sich Mangold nur kurz und sollte so bald wie möglich nach dem Kauf zubereitet werden.

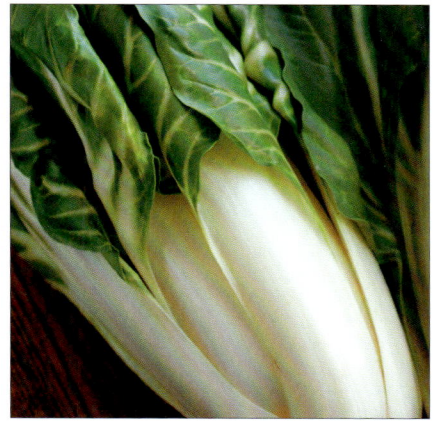

Mangold ist eine hervorragende Quelle für Vitamin K.

Die Stiele sind ebenfalls essbar, benötigen aber etwas mehr Garzeit.

SEKUNDÄRE PFLANZENSTOFFE/PHYTONÄHRSTOFFE

Gemüse aus der Familie der Kreuzblütler wie Brokkoli, Kohl, Kohlrabi, Rettich, Blumenkohl, Brunnenkresse, Steckrüben, Grünkohl, Pak Choi, Mangold und Spinat sind deshalb so gesund, weil sie eine ganze Reihe von sekundären Pflanzenstoffen, auch Phytonährstoffe genannt, enthalten. Dazu gehören die Vitamine A, C und E, Folsäure, Ballaststoffe, Phytosterole, Glucosinolate, Isothiocyanat, Phenole, Chlorophyll, Lignan, Flavonoide sowie Mineralstoffe wie Selen und Kalium. Diese wirkmächtige Mischung ist eine besonders vielversprechende Waffe im Kampf gegen Krebs – sowohl bei der Prävention als auch der Behandlung. Zwar gibt es bezüglich dieser Gemüse bisher keine Verzehrempfehlung, doch zeigen Tests, dass Erwachsene mindestens fünf Portionen pro Woche zu sich nehmen sollten, um optimal von deren gesundheitlichen Eigenschaften zu profitieren.

Geben Sie kleinere Pak-Choi-Varietäten den Vorzug.

Beim Kohlrabi sind sowohl Blätter als auch Knolle essbar.

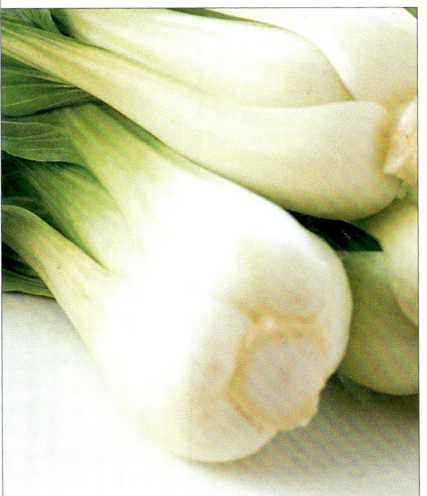

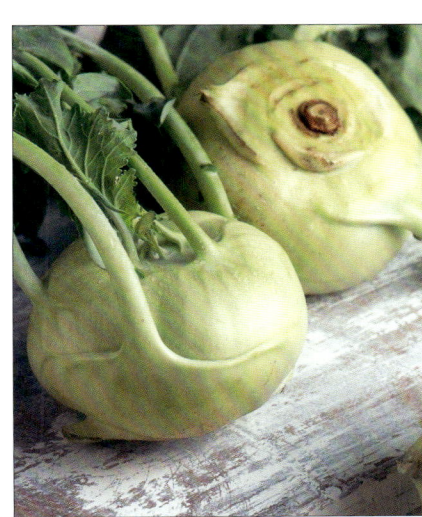

FRUCHTGEMÜSE

In Bezug auf Anbau und Verwendung zählen Tomaten, Avocados und Paprika zum Gemüse, aus botanischer Sicht gehören sie aber zum Obst. Einige dieser Nachtschattengewächse werden erst seit relativ kurzer Zeit wegen ihrer gesundheitlichen Eigenschaften geschätzt.

Auberginen

Auberginen sind reich an Folsäure sowie Ballaststoffen und enthalten zudem Kalium, Mangan und B-Vitamine. Am bekanntesten sind die Früchte mit der dunkelvioletten, glänzenden Schale, die einen deutlichen Hinweis auf das Vorhandensein von Anthocyanen – einem starken Antioxidans – gibt.

Den Namen Eierfrucht verdankt sie vermutlich der elfenbeinfarbenen, weniger länglichen Varietät, die einen geringeren Gehalt an Anthocyanen aufweist. In der asiatischen Küche finden darüber hinaus eine hellgrüne und eine hellviolette Varietät Verwendung. Im Mittleren Osten auch als „Kaviar für Arme" bekannt, eignet sich die Aubergine besonders für würzige Schmorgerichte, Aufläufe auf Tomatenbasis und Dipgrundlage. Aber auch gebraten und gegrillt schmeckt sie

Die dunkelviolette Haut der Aubergine ist reich an Antioxidantien.

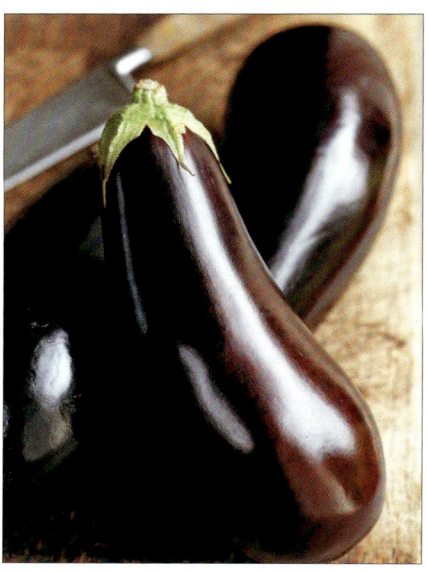

hervorragend. Es ist nicht unbedingt nötig, Auberginen zu salzen, aber es verhindert beim Braten das Aufsaugen von übermäßig viel Öl. Bevorzugen Sie kleine und mittlere Früchte, die ein weiches, süßes Fruchtfleisch besitzen. Große Exemplare mit einer schrumpeligen Haut sind überreif und schmecken sehr wahrscheinlich bitter. Im Kühlschrank halten Auberginen bis zu 2 Wochen.

Tomaten

Von diesen beliebten Früchten werden unzählige Varietäten angebaut und entsprechend viele Farb-, Größen- und Formvarianten finden sich im Handel. Trotzdem haben sie eines gemeinsam: Sie sind reich an Lycopen. Dieses hochwirksame Antioxidans war Gegenstand zahlreicher Forschungen im Bereich der Krebsprävention. Und die Untersuchungen zeigen, dass eine lycopenreiche Ernährung das Risiko, an Prostatakrebs zu erkranken, um 20 Prozent senken kann. Dabei kommt der Tomate einen besondere Bedeutung zu, da 80 Prozent des Lycopens, das wir aufnehmen, auf sie zurückgeht. Wichtig zu wissen ist, dass das Kochen und die Verarbeitung die Bioverfügbarkeit von Lycopen steigert. Am höchsten ist die Konzentration in Tomatenpaste, sodass in diesem Fall Tomatensuppen und -soßen die erste Wahl sind. Allerdings enthalten rohe Tomaten auch zahlreiche andere Vitamine und Mineralstoffe, weshalb sie ebenfalls auf den Speiseplan gehören.

Eiertomaten eignen sich besonders gut zum Kochen, da sie ein reiches Aroma und vergleichsweise viel Fruchtfleisch besitzen, sollten aber vollkommen reif sein. Viele der gekauften Früchte schmecken fade, da sie zu früh geerntet wurden. Rispen- und Cherrytomaten sind süß-saftig und werden daher häufig für Salate und kalte Soßen verwendet. Fleischtomaten haben einen feinen Geschmack und machen sich ebenfalls hervorragend im Salat, während getrocknete Tomaten Soßen, Suppen

TOMATEN SCHÄLEN UND ENTKERNEN

Die Kerne können Soßen ein bitteres Aroma verleihen. Sie und die Haut zu entfernen sorgt für ein mildes, sämiges Ergebnis.

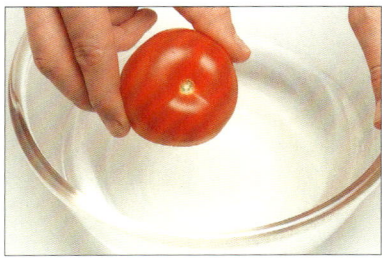

1 Tauchen Sie die Tomaten für 30 Sekunden in kochendes Wasser, wobei kreuzweises Einschneiden an der Oberseite das Schälen erleichtert.

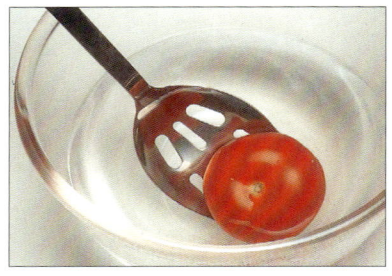

2 Danach die Tomaten mit einer Schaumkelle herausheben und mit kaltem Wasser etwas abkühlen. Anschließend die Haut abziehen.

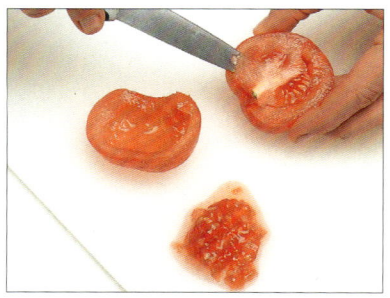

3 Dann die Tomaten halbieren und das wässrige Innere mit den Kernen herausschneiden. Mit dem Fruchtfleisch nach Rezept weiter verfahren.

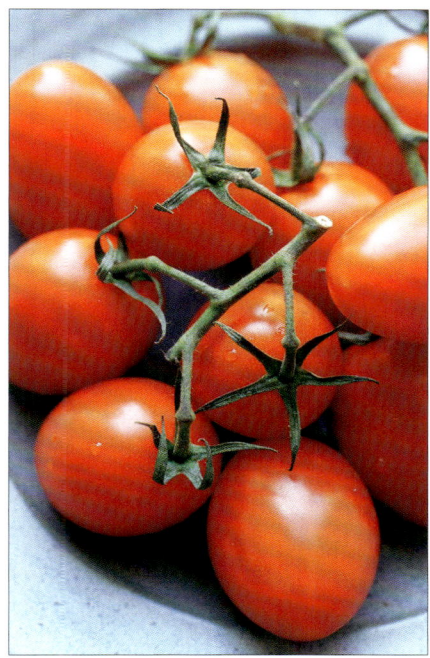

Rispentomaten sind saftig und enthalten viel Vitamin C.

und Eintöpfe mit ihrem Aroma verfeinern. Kaufen Sie tiefrote Früchte mit festem Fruchtfleisch, das bei Druck leicht nachgibt. Noch nicht ganz reife Tomaten reifen bei Zimmertemperatur nach. Die Lagerung im Kühlschrank stoppt den Reifeprozess und beeinflusst Geschmack und Textur negativ.

Chilischoten
Ursprünglich in Mittelamerika heimisch, sind die Schoten heute ein wichtiger Bestandteil zahlreicher Länderküchen wie der indischen, thai ändischen, mexikanischen, südamerikanischen und afrikanischen. Bezogen auf ihr Gewicht enthalten sie mehr Vitamin C als eine Orange, jedoch werden sie aufgrund ihrer Schärfe auch nur in sehr kleinen Mengen verzehrt. Zudem enthalten Chilischoten die Vitamine K und B6, Folsäure, Kalium, Mangan sowie Beta-Carotin und die nur in den Früchten der Capsicum-Pflanzen vorkommenden Capsaicinoide, von denen vor allem das Capsaicin für das Schärfeempfinden verantwortlich ist. Es befindet sich hauptsächlich in den Kernen sowie den

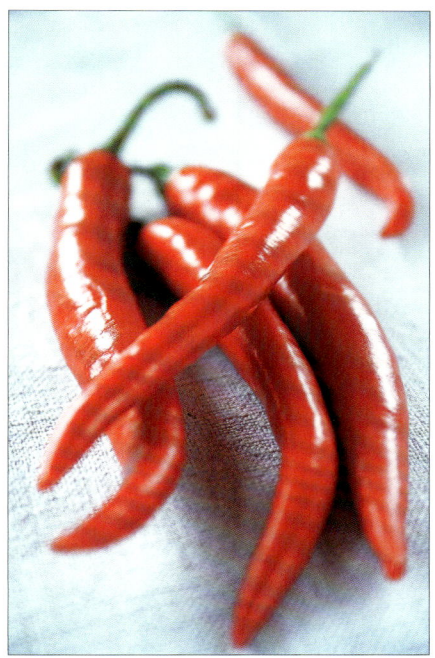

Das in Chilis enthaltene Capsaicin könnte antikarzinogen wirken.

Scheidewänden und reizt bestimmte Rezeptoren auf der Zunge, worauf der Körper mit der Ausschüttung von Endorphinen, körpereigenen Schmerzmitteln, reagiert. In Maßen verzehrt, wirken Chilischoten anregend und durchblutungsfördernd, können in größeren Mengen aber auch zu Magenirritationen führen. Darüber hinaus werden ihnen aufgrund des enthaltenen Capsaicins antikarzinogene, cholesterinsenkende und schmerzstillende Eigenschaften zugeschrieben. Es gibt über 200 Chilisorten – von der langen, spitzen Anaheim bis zur laternenförmigen und extrem scharfen Habanero.

Der Schärfegrad variiert von mild bis feurig, wobei die roten Schoten nicht unbedingt schärfer sind als die grünen, sie konnten nur länger in der Sonne reifen. Was man jedoch sagen kann, ist, dass getrocknete Schoten schärfer sind als frische und kleinere Varietäten (wie *Birdeye*) schärfer sind als große. Lassen Sie bei der Verarbeitung von Chilis stets Vorsicht walten, da sie Haut- und Augenirritationen auslösen können, und waschen Sie sich danach die Hände mit Seife.

Oliven
Diese ursprünglich im Mittelmeerraum beheimateten Früchte (sowie das daraus gewonnene Öl) haben dank der Mittelmeerdiät Kultstatus erreicht. Der hohe Verzehr von einfach ungesättigten Fetten hat – neben anderen Faktoren – für eine geringe Auftretenshäufigkeit von Herzerkrankungen in dieser Region gesorgt. Zudem sind Oliven reich an den fettlöslichen Vitaminen A und E sowie Kupfer und Calcium.

Schwarze Oliven erhalten ihre Färbung, indem sie bis zur vollständigen Reife am Baum belassen werden. Allerdings ist es inzwischen fast schon üblich, unreife Oliven – die aufgrund ihres Reifezustandes grün gefärbt sind – mithilfe von sogenannten Stabilisatoren künstlich zu schwärzen, was oftmals nur anhand der Inhaltsstoffliste erkenntlich ist.

Grüne Oliven, die sich durch einen intensiveren Geschmack sowie eine bittere Note auszeichnen, werden nach ihrer Ernte in Natronlauge eingelegt, um den Bitterton zu mildern und die Früchte haltbar zu machen. Kleingeschnitten sind Oliven eine wunderbare Ergänzung für Salate und Pizzabeläge.

Oliven sind eine gute Quelle für Vitamine sowie reich an Calcium und Kupfer.

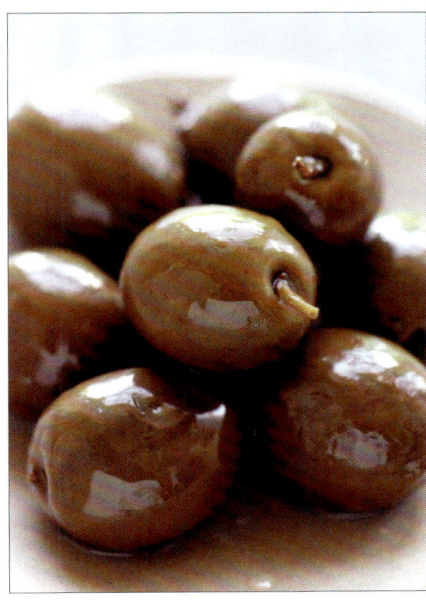

PAPRIKA HÄUTEN

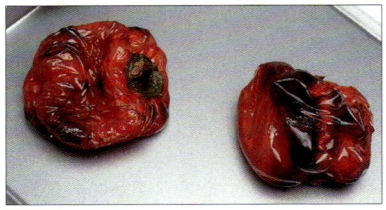

1 Rösten Sie die Schoten unter mehrmaligem Wenden 12 bis 15 Minuten in einem Elektrogrill, bis die Haut dunkel wird und Blasen wirft. Alternativ können Sie die mit Öl beträufelten Paprika auch auf einem Backblech im vorgeheizten Ofen bei 200°C rösten, bis sie beginnen, sich schwärzlich zu verfärben.

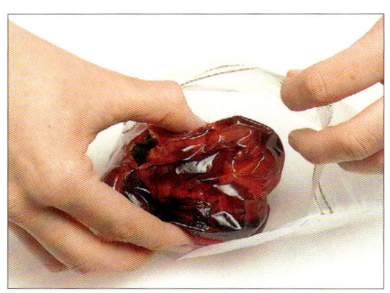

2 Die heißen Paprika in einen Plastikbeutel stecken und abkühlen lassen – durch den Dampf lassen sie sich nun leicht häuten.

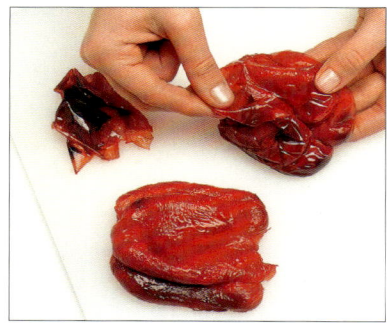

3 Die Haut von den Schoten abziehen und diese halbieren. Dann den Stiel und die Kerne entfernen und nach Rezept weiter verfahren.

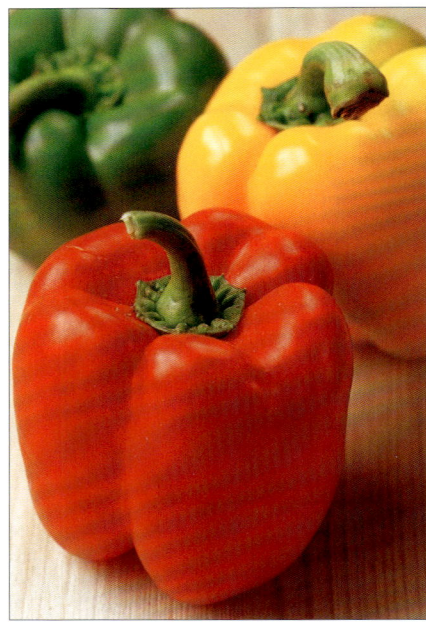

Paprika ist reich an Vitamin C und ein leuchtender Farbtupfer.

Paprika

Wie die Chili gehört auch die Paprika zur Capsicum-Familie. Ihre Färbung reicht von Grün über Orange und Gelb bis zu Rot und sogar Violett. Grüne Paprika sind zwar voll entwickelt, aber noch nicht ganz reif, was es mitunter schwieriger macht, sie zu verdauen. Sie haben ein frisches, saftiges Fruchtfleisch und eine knackige Textur. Die andersfarbigen Paprika sind geschmacklich etwas süßer und besser verdaulich. Allen gemeinsam ist, dass sie reich an Vitamin C und den Carotinoiden Beta-Kryptoxanthin und Lycopen sind – allesamt hochwirksame Antioxidantien. Darüber hinaus sind sie gute Quellen für Ballaststoffe, die Vitamine A, K und B6 sowie Kalium und Mangan. Geröstete oder gegrillte Paprika gewinnen an Süße. Sie eignen sich auch hervorragend zum Füllen, als Salatzutat und zum Dampfgaren. Wählen Sie feste, glänzende Früchte mit makelloser Haut. Im Kühlschrank halten sie sich bis zu einer Woche.

Avocados

Avocados weisen einen hohen Fettgehalt auf, jedoch handelt es sich dabei um einfach ungesättigtes Fett, das hilft, den LDL-Cholesterinspiegel zu senken. Zudem enthalten sie eine Reihe von Vitaminen und Mineralstoffen, insbesondere die Vitamine C, K und B6 sowie Kalium, Kupfer, Magnesium und Mangan. Ebenfalls bemerkenswert ist der hohe Anteil an löslichen und unlöslichen Ballaststoffen – eine Frucht enthält stolze 9 Gramm. Avocados sind also sehr gut für eine ballaststoffreiche Ernährung geeignet, die sowohl das Risiko für Herzerkrankungen als auch Typ-II-Diabetes senkt.

Einmal angeschnitten sollte die Frucht mit Zitronen- oder Limettensaft beträufelt werden, um eine Verfärbung zu verhindern. Avocados werden gewöhnlich roh gegessen, sie können aber auch mit einer Vinaigrette serviert oder mit Sauerrahm beziehungsweise Hummus gefüllt und mit Cayennepfeffer bestreut werden. In Mexiko, wo Avocados im Überfluss wachsen, gehört Guacamole zu den häufigsten Beilagen. Sie finden aber auch in Suppen und Eintöpfen Verwendung.

Ballaststoffhaltige Avocados sind gut für die Herzgesundheit.

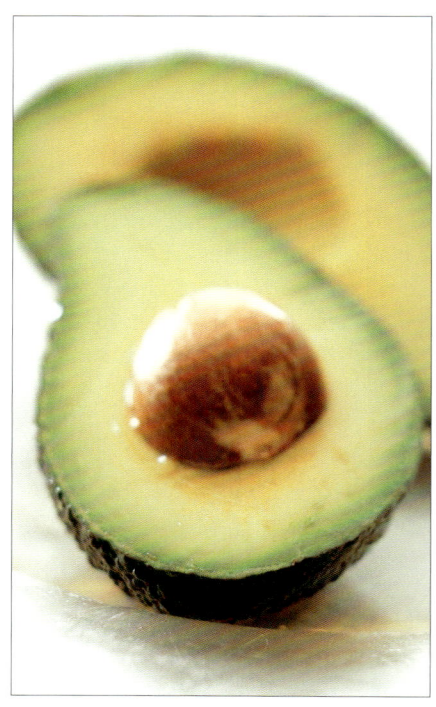

PILZE

Dank ihres reichen, erdigen Aromas finden sich Pilze in allen Arten von Gerichten. Es gibt mehr als 2000 essbare Varietäten, von denen jedoch nur ein kleiner Teil ohne Weiteres verfügbar ist. Dieser lässt sich in drei Gruppen unterteilen: kommerziell angebaute Pilze wie der Champignon; Wildpilze, die kultiviert wurden wie der Shiitake-Pilz, und die „echten" Wildpilze, die der Kultivierung bisher entkommen sind, darunter die Morchel.

Pilze werden seit Tausenden von Jahren auch in der Medizin geschätzt und haben dieser zu zahlreichen wichtigen Durchbrüchen verholfen, zum Beispiel der Entdeckung von Statinen, die heute unter anderem als Lipidsenker eingesetzt werden. Pilze waren und sind Gegenstand ausgedehnter Forschungen, die ihre medizinischen Eigenschaften mitunter auf die enthaltenen Polysaccharide, insbesondere Beta-Glucan, zurückführen.

Eine besonders hohe Konzentration dieses Polysaccharids findet sich in Shiitake- und Maitake-Pilzen, die damit unter den vielen Varietäten hervorstechen. Generell sind Pilze ein fettarmes und ballaststoffreiches Nahrungsmittel, das Eingang in viele unserer Lieblingsgerichte gefunden hat.

Champignons

Champignons sind die am häufigsten angebaute Pilzgattung. Zu ihr gehört insbesondere der als Zuchtchampignon bekannte *Zweisporige Egerling* mit seinem zunächst kugeligen, später abgeflachten Hut. Er erreicht einen Durchmesser von 5 bis 13 cm und ist der weltweit bedeutendste Speisepilz. Der Zuchtchampignon verfügt über ein feines Aroma und wird auch roh verzehrt. Dank seines nussigen Geschmacks ebenfalls beliebt ist der Anischampignon. Der größte Champignon, der Riesenchampignon, eignet sich besonders zum Grillen und Füllen. Forscher der Pennsylvania State University haben herausgefunden, dass Champignons

einen hohen Gehalt an L-Ergothionin aufweisen – einem sehr wirkstarken Antioxidans.

Shiitake-Pilze

Diese Pilze stammen ursprünglich aus China, wo sie seit Hunderten von Jahren angebaut werden. Sie sind aber nicht nur ein traditioneller, nährstoffreicher Bestandteil der chinesischen, japanischen und koreanischen Küche, sondern werden auch wegen ihrer medizinischen Eigenschaften geschätzt.

Shiitake-Pilze sind reich an Lentinan, einer besonderen Form von Beta-Glucan, das Untersuchungen zufolge das Immunsystem beeinflussen kann. In Japan ist Lentinan als Wirkstoff offiziell zugelassen und wird zur Krebstherapie eingesetzt.

Darüber hinaus werden den Pilzen cholesterinsenkende, antivirale und antifungale Eigenschaften zugeschrieben. Sie sind sowohl frisch als auch getrocknet erhältlich, wobei Letztere ein intensiveres Aroma und eine höhere Wirkstoffkonzentration aufweisen. Sie finden als Zutat für Suppen, Risottos und Pasteten

Shiitake-Pilze haben einen besonders hohen Beta-Glucan-Gehalt.

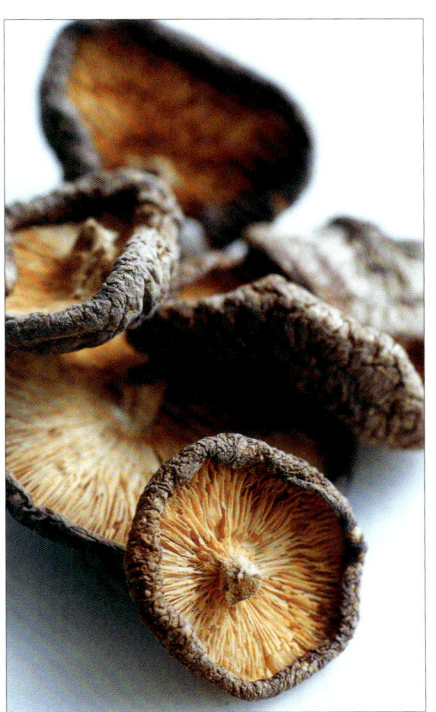

GETROCKNETE PILZE – TIPP

Schütten Sie die Flüssigkeit, in der Sie die Pilze eingeweicht haben, nicht weg, sondern verwenden Sie sie weiter. So bleiben mehr Nährstoffe und Geschmack erhalten.

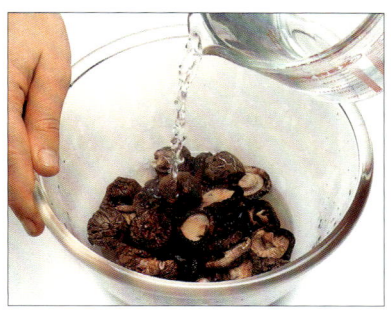

Anwendung, müssen vorher aber eingeweicht werden. Shiitake-Pilze haben einen starken, fast fleischartigen Eigengeschmack.

Maitake-Pilze

Diese Pilze wachsen in Horsten, die häufig am Fuß einer Eiche zu finden sind und einen Durchmesser von über 50 Zentimeter erreichen können. Maitake-Pilze sind reich an Mineralstoffen und enthalten wie Shiitake-Pilze ein hohes Maß an Beta-Glucan-Verbindungen, die das Immunsystem stimulieren und eine antikarzinogene Wirkung haben. Häufig sind Maitake-Pilze nur in Extraktform erhältlich. Haben Sie das Glück, den Pilz als solches zu erstehen, verwenden Sie ihn wie andere Pilze auch – als Zutat für Suppen und Risottos oder leicht gedämpft.

PILZE PUTZEN

Reiben Sie die Pilze mit feuchtem Küchenpapier ab und kürzen Sie den Stumpf etwas. Nur besonders erdige Exemplare kurz unter fließendem kaltem Wasser säubern und danach gründlich trocken reiben. Das Abziehen der Oberhaut des Hutes ist in der Regel nicht nötig.

DIE ZWIEBEL-FAMILIE

Zwiebeln und Knoblauch sind nicht nur zwei der ältesten Heilmittel überhaupt, sondern auch aus der Küche nicht wegzudenken. Zwiebeln – die es in vielen verschiedenen Sorten gibt – können roh oder gekocht genossen werden, während Knoblauch einer Vielzahl von Gerichten eine pikante Note verleiht.

Knoblauch

Aufgrund der ihr zugeschriebenen Heilkräfte – die von der Linderung von Zahnschmerzen bis zur Vertreibung böser Dämonen reichen – wurde dieser „Wunderknolle" über Jahrhunderte viel Aufmerksamkeit zuteil. Knoblauch ist reich an organischen Schwefelverbindungen, die zu Allicin umgewandelt werden, wenn die Zehen zerkleinert werden. Diese Verbindungen senken die Cholesterinproduktion in der Leber, wirken entzündungshemmend, schützen vor Thromben und weiten die Blutgefäße, was das Herz stärkt. Zudem stört Allicin den Karzinogenstoffwechsel und kann daher möglicherweise auch das Krebsrisiko senken. Studien legen nahe, dass ein hoher Verzehr von Knoblauch vor Magen- und Darmkrebs schützt. Darüber hinaus zeigt Allicin anti-

Der Knoblauch verdankt seine Eigenschaften dem enthaltenen Allicin.

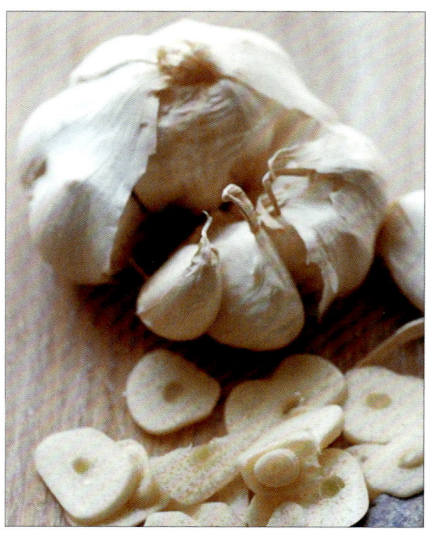

bakterielle und antifungale Eigenschaften, die vor allem bei der äußerlichen Anwendung zum Tragen kommen. Der Geschmack von Knoblauch ist milder, wenn er in Scheiben geschnitten wird, da beim Pressen und Hacken ätherische Öle freigesetzt werden, die geschmacksverstärkend wirken. Auch durch das Kochen wird der intensive Eigengeschmack gemildert, was jedoch nicht für den „Knoblauchatem" gilt. In der Regel ist der im Handel angebotene Knoblauch aus Haltbarkeitsgründen getrocknet. Frischen Knoblauch, der vor allem im Frühsommer erhältlich ist, erkennen Sie an dem grünen Stiel und der prallen Knolle. Er besitzt ein frischeres Aroma und wird ansonsten genauso wie der getrocknete Knoblauch verwendet. In Bezug auf die Schärfe lässt sich sagen: Je kleiner die Knolle, desto intensiver der Geschmack. Kühl und dunkel gelagert (jedoch nicht im Kühlschrank) hält sich Knoblauch bis zu 8 Wochen.

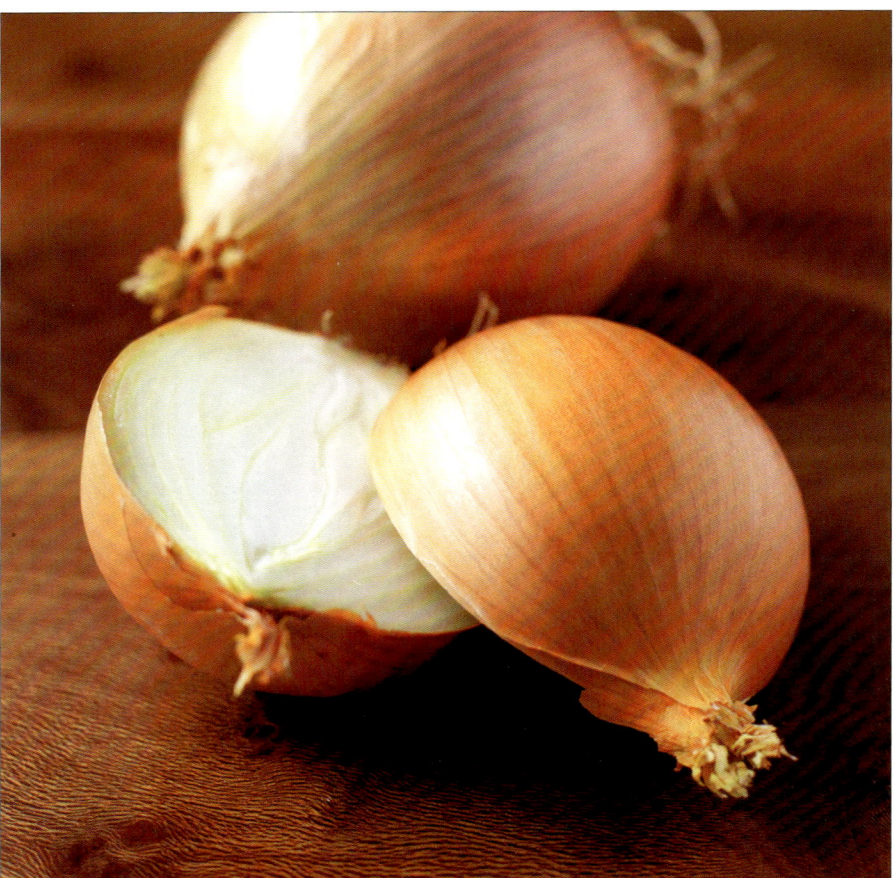

Mit dem Schneiden der Zwiebeln werden wertvolle Stoffe freigesetzt.

Zwiebeln und Schalotten

Zwiebeln finden sich in jeder Küche. Zusammen mit Knoblauch sind sie die Zutaten, die zuerst verarbeitet werden. Auch sie setzen beim Hacken organische Schwefelverbindungen frei, die zu Allicin umgewandelt werden. Zwiebeln dienen vor allem der geschmacklichen Verfeinerung und ihr Aroma reicht von saftig-süß (rote Zwiebeln) über scharf (Speisezwiebel) bis leicht und frisch (Frühlingszwiebeln). Perlzwiebeln und Schalotten sind die Babys in der

---

KNOBLAUCH – TIPP

Knoblauchzehen lassen sich leichter schälen, wenn Sie die flache Seite der Klinge eines großen Küchenmessers auf die Zehe legen und mit der flachen Hand sanften Druck ausüben.

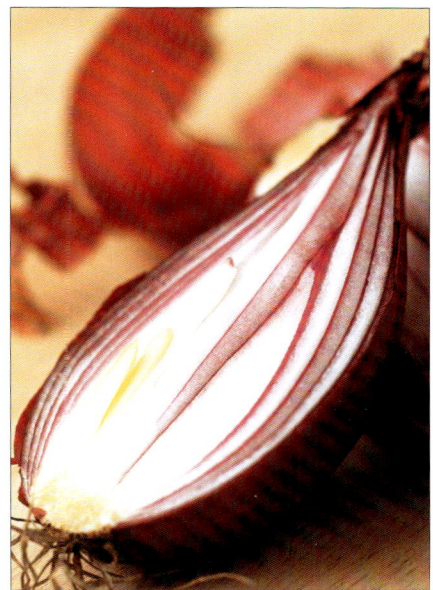

Rote Zwiebeln stecken voller anti-oxidativ wirkender Flavonoide.

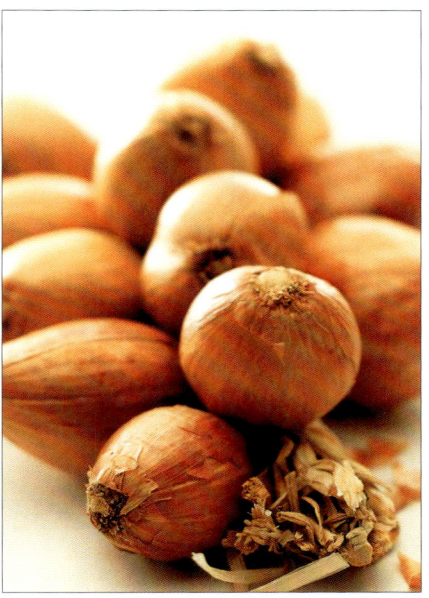

Schalotten verfügen über einen hohen Gehalt an Quercetin.

Zwiebel-Familie. Während Erstere in der Regel eingelegt werden, eignen sich Letztere hervorragend zum Rösten. Die milden Frühlingszwiebeln werden meist roh verzehrt. Die Mutter aller Zwiebeln ist jedoch die vielseitig verwendbare Speise- oder auch Küchenzwiebel. Neben Allicin enthalten Zwiebeln, insbesondere rote Zwiebeln, ein hohes Maß an Flavonoiden – darunter Quercetin, ein starkes Antioxidans, das entzündungshemmend und antikarzinogen wirkt. Die höchste antioxidative Kapazität weisen Schalotten auf, ebenso wie die höchste Konzentration an Polyphenolen. Wählen Sie pralle, feste Zwiebeln mit einer papierartigen Haut. Kühl und dunkel gelagert halten sie 1 bis 2 Monate.

Lauch

Wie Zwiebeln und Knoblauch hat auch der Lauch eine lange Tradition. Bereits die antiken Ägypter, Griechen und Römer kannten und schätzten ihn. Lauch ist ein sehr vielseitiges Gemüse mit einem ganz eigenen, feinen Aroma. Er enthält die gleichen Wirksubstanzen wie Zwiebeln, jedoch in geringerem Maße. Nichtsdestotrotz ist auch er von therapeutischem Wert, zumal er eine hervor-

ragende Quelle für die Vitamine A, C, K, B6 sowie Folsäure ist und darüber hinaus Eisen, Mangan und Calcium enthält. Da viele dieser Nährstoffe im dunkelgrünen Teil der Blätter stecken, sollten Sie nicht zu viel davon entfernen.

Lauch eignet sich hervorragend für Suppen und Aufläufe, kann aber auch als Füllung für Pasteten und Gemüsekuchen verwendet werden. Gedünstet können Sie ihn heiß mit

Kaufen Sie Lauch immer mit Wurzeln, so hält er länger.

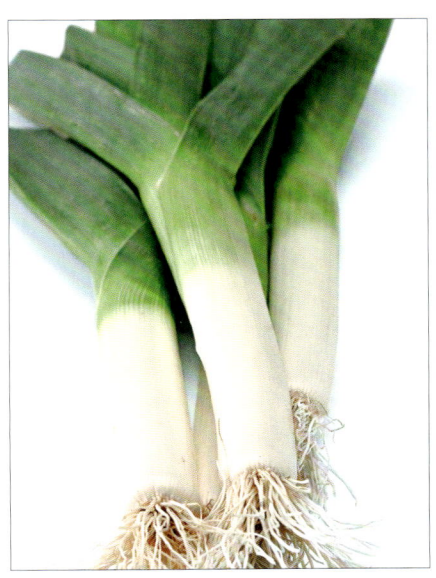

einer leichten Soße oder abgekühlt mit einer Vinaigrette servieren. Ebenfalls köstlich: Eine Lauchpfanne mit Knoblauch und Ingwer.

Im Kühlschrank hält sich Lauch bis zu 1 Woche.

LAUCH PUTZEN

Da Erde und Sand oft auch zwischen den einzelnen Blättern stecken, empfiehlt es sich, Lauch sorgfältig zu putzen. Die folgende Methode sorgt dafür, dass alle Verunreinigungen entfernt werden:

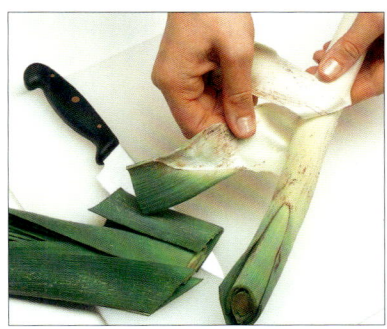

1 Entfernen Sie trockene und beschädigte Außenblätter. Dann Wurzeln sowie Blattenden abschneiden und wegwerfen.

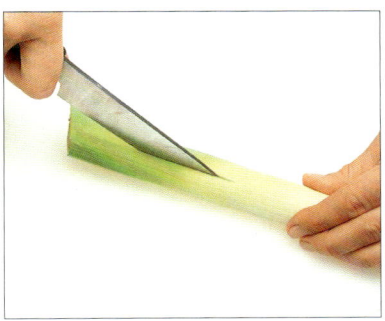

2 Dann den Lauch der Länge nach einschneiden und unter fließendem kaltem Wasser gründlich abspülen, dabei die Schichten auffächern, um auch hier verborgenen Schmutz zu entfernen. Anschließend nach Rezept weiterverarbeiten.

KÜRBISSE

Vor allem in den USA, in Afrika und in der Karibik sind Kürbisse in allen Größen, Farben und Formen erhältlich. Grob lassen sie sich in Winter- und Sommerkürbisse unterscheiden, wobei der Riesen- und der Moschuskürbis Beispiele für Winterkürbisse sind.

Moschuskürbis

Das hellorangefarbene Fleisch dieses Winterkürbisses ist eine wunderbare Bereicherung für zahlreiche Gerichte. So lässt sich mit ihm zum Beispiel ein Kartoffelpüree ganz einfach verfeiern. Aufgrund seines süßlichen Geschmacks ist er auch bei Kindern beliebt. Wie seine orangefarbene Schale bereits vermuten lässt, ist der Moschuskürbis reich an Carotinoiden, die stark antioxidative Eigenschaften aufweisen. Ähnlich wie bei Karotten erhöht sich deren Bioverfügbarkeit durch das Zerkleinern der Frucht; ein wenig Öl hilft ebenfalls. Zudem ist der Moschuskürbis reich an Vitamin C, Mangan und Kalium, das wichtig für die Muskelfunktion

---

GERÖSTETER KÜRBIS

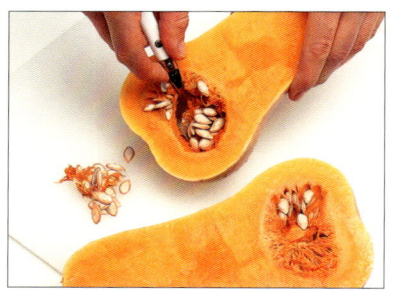

1 Den Backofen auf 200 °C vorheizen. Den Kürbis halbieren und die Kerne entfernen. Mit der Schnittseite auf ein geöltes Backblech legen.

2 Rund 30 Minuten rösten, bis das Fruchtfleisch weich ist. In der Schale servieren oder das Fleisch herauslösen und mit Butter vermischen.

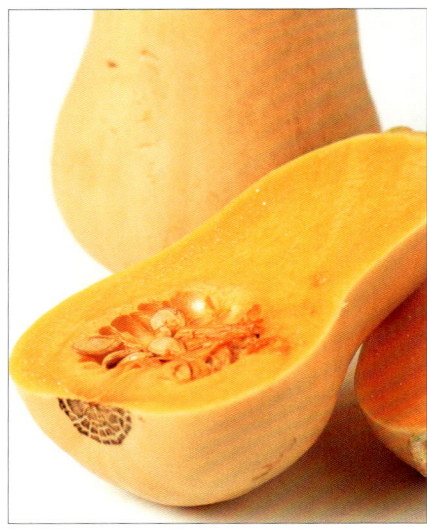

Gerösteter Moschuskürbis ist eine gute Quelle für Vitamin A.

ist, insbesondere für das Herz. Rösten verstärkt den feinen süßlichen Eigengeschmack. Alternativ können Sie Moschuskürbis auch für Suppen verwenden. Er verleiht diesen mehr Substanz und Cremigkeit, sodass Sie auf die Zugabe von Sahne verzichten können.

Riesenkürbis

Riesenkürbisse, eine weitere Wintersorte, sind reich an Carotinoiden, inklusive Alpha-Carotin, Beta-Carotin und Beta-Cryptoxanthin – allesamt wirkstarke Antioxidantien. Darüber hinaus enthalten Riesenkürbisse Lutein und Zeaxanthin. Beide Substanzen finden sich auch im menschlichen Auge und schützen es gegen altersbedingte Makuladegeneration. In den USA sind Riesenkürbisse untrennbar mit Thanksgiving und Halloween verbunden. Kleinere Exemplare haben ein süßlicheres, weniger faseriges Fruchtfleisch als die größeren. Riesenkürbisse eignen sich sowohl für süße als auch pikante Gerichte wie Pasteten, Suppen, Aufläufe und Soufflés. Kochen Sie das Kürbisfleisch nur bei mittlerer Hitze, da es sonst durchweicht.

SPROSSGEMÜSE

Bei diesen Gemüsearten wird der meist oberirdisch wachsende Spross

---

KÜRBIS SCHÄLEN

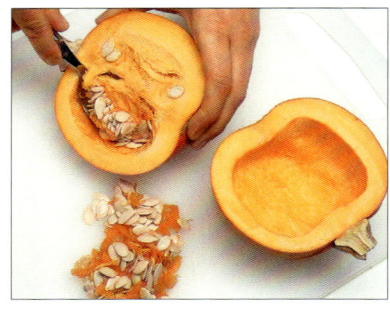

1 Den Kürbis mit einem großen Messer halbieren und die Kerne sowie die Fasern mit einem Löffel herauskratzen.

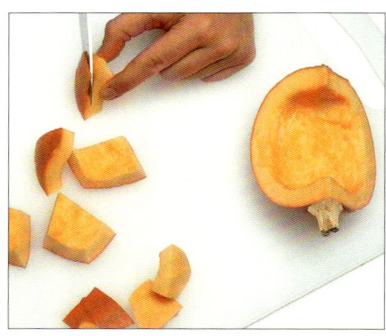

2 Dann die Kürbishälften in große Stücke schneiden und die Schale mit einem Gemüsemesser abschälen.

---

oder Stängel als Gemüse verzehrt. Die Vertreter dieser Gruppe – darunter Spargel und Artischocke – variieren stark in Geschmack, Form und Textur. Bei allen handelt es sich aber um hochpreisiges Gemüse mit interessanten medizinischen Eigenschaften.

Fenchel

In diesem Fall sind nicht die als Gewürz verwendeten Samen, sondern die Knolle gemeint. Sie ähnelt in Bezug auf ihre Textur dem Sellerie und bildet am oberen Ende zart gerillte Stängel. Fenchel besitzt ein anisartiges Aroma, das am besten bei rohem Verzehr zur Geltung kommt, während er durch das Kochen eine süßliche Note erhält. Er enthält eine komplexe Verbindung namens Anethol, die für seine beruhigende Wirkung auf den Darm verantwortlich gemacht wird. Einige Studien schreiben ihr darüber hinaus entzündungshemmende Eigenschaften zu. Roh wird Fenchel – in dünne Scheiben geschnitten oder grob gehackt – Salaten beigemischt. Sie können ihn aber auch in Stücke schneiden und diese dämpfen beziehungsweise im Backofen rösten.

Wählen Sie feste, intakte Knollen, die Sie möglichst bald nach dem Kauf zubereiten, da Fenchel mit der Zeit an Geschmack verliert. Nichtsdestotrotz hält er sich im Kühlschrank einige Tage.

Artischocken

Dieses Gemüse ist sehr mineralstoffreich, insbesondere an Magnesium, Mangan, Kupfer und Kalium, aber auch an Folsäure und Vitamin K. Ebenfalls sehr hoch ist der Ballaststoffanteil, was sich positiv auf die Darmgesundheit und den Cholesterinspiegel auswirkt.

Gekochte Artischocken werden mit den Fingern gegessen. Lösen Sie die Blütenblätter ab und tauchen Sie das innere Ende in die dazu gereichte Kräuterbutter/Vinaigrette. Dann ziehen Sie das Fruchtfleisch mit den Zähnen vom Blatt ab. Die Artischockenblätter enthalten das bitter

Fenchel enthält viel lebenswichtiges Vitamin K.

schmeckende Cynarin, das sich positiv auf die Lebergesundheit und den Cholesterinstoffwechsel auswirkt, was bis heute jedoch noch nicht eindeutig belegt werden kann. Zudem stimuliert es die Gallenfunktion und die Verdauungsorgane.

Spargel

Spargel wird seit dem 17. Jahrhundert kommerziell angebaut, wurde aber bereits im antiken Rom hoch geschätzt. Während beim Bleichspargel die jungen Triebe vor dem Durchrechen des aufgeschütteten Spargeldamms geerntet werden, wächst der grüne Spargel ebenerdig in der Sonne, was ihm seine typische Färbung verleiht.

Spargel ist reich an Vitamin K und B-Vitaminen sowie an Riboflavin und Folsäure. Letztere ist besonders für die Embryonalentwicklung wichtig und spielt eine entscheidende Rolle bei der Synthese von DNS-Bausteinen. Um Spargel zuzubereiten, schälen Sie die Stangen vom Kopf zum Fuß hin mit einem Sparschäler (bei grünem Spargel nur das untere Drittel) und schneiden das holzige Ende ab. Achten Sie beim Kochen darauf, dass der Spargel nur gerade so mit Wasser bedeckt ist, denn die Spitzen garen allein schon durch den Wasserdampf. Am besten gelingt das in einem speziellen Spargeltopf.

Am besten dämpfen Sie Spargel nur leicht.

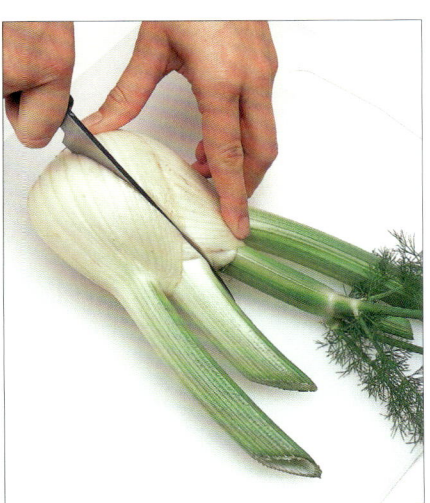

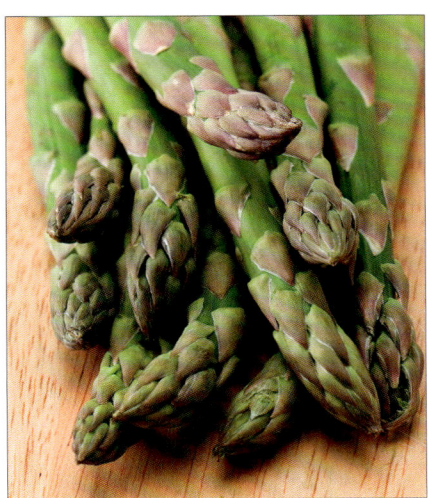

ARTISCHOCKEN ZUBEREITEN

1 Den Stängel mit einem scharfen Messer abschneiden und den unteren Teil der Artischocke so zurechtstutzen, dass sie aufrecht steht.

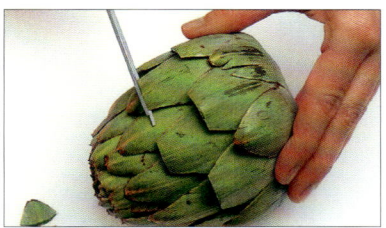

2 Das obere Drittel der Artischockenspitze flach abschneiden und die dornigen Blattspitzen mit einem Messer oder der Küchenschere entfernen.

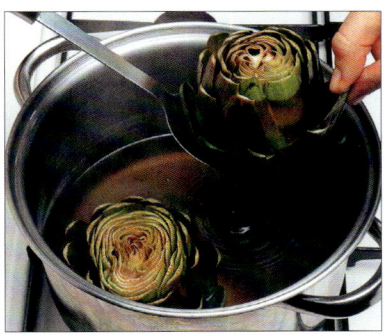

3 Die Artischocken in einem Topf mit leicht gesalzenem, kochendem Wasser 35 bis 45 Minuten garen. Dann vorsichtig herausheben und abtropfen lassen.

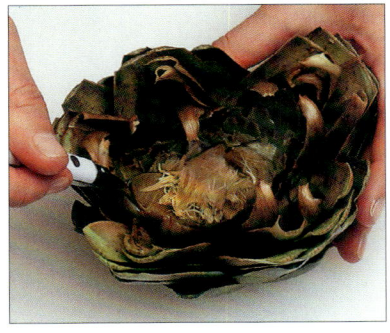

4 Die mittleren Blätter entfernen und das haarige „Stroh" mit einem Teelöffel entfernen.

Kräuter

Kräuter werden von Naturheilkundlern seit Jahrhunderten hoch geschätzt. Zwar besitzen sie nur einen
geringen Ernährungswert, sind dafür aber reich an Phytonährstoffen,
die ihnen zahlreiche medizinische
Eigenschaften verleihen. Viele dieser
Stoffe finden sich in den ätherischen
Ölen, die den Pflanzen ihren betö-
renden Duft verleihen. Zudem weisen die ätherischen Öle eine starke
antioxidative Aktivität auf, sodass
sich unter den Nahrungsmitteln mit
den höchsten ORAC-Werten zahlreiche Kräuter finden. Aber auch in der
Küche wirken Kräuter wahre Wunder und machen selbst einfachste
Gerichte zu einem Gaumenschmaus.
Frische Kräuter lassen sich leicht
selbst im Garten oder auf der Fensterbank ziehen.

Basilikum

Basilikum ist eines der beliebtesten
Kräuter – vor allem in der Mittelmeerküche. Besonders gut harmoniert es mit Tomatengerichten. Die

*Kräuter lassen sich im Garten oder
auf der Fensterbank selbst ziehen.*

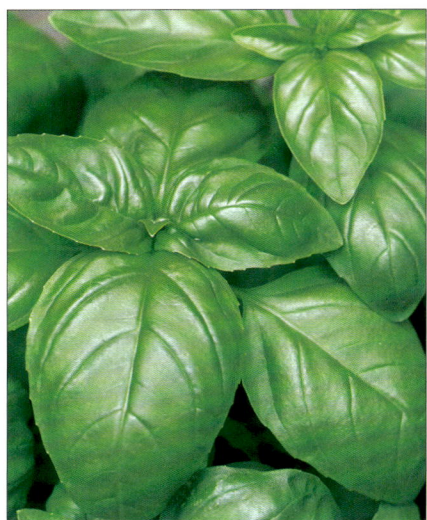

*Basilikum verfügt über entzün-
dungshemmende Eigenschaften.*

in den Blättern enthaltenen ätherischen Öle sind hochwirksame
Antioxidantien, was sie für die
Krebsforschung interessant macht.
Genauso sind die ebenfalls enthaltenen Beta-Caryophyllene (BCP)
Gegenstand diverser Studien. Sie
wirken entzündungshemmend und
finden sich auch in Oregano, sind
aber vor allem als Bestandteil von

PESTO

Frisches Pesto mit Spaghetti oder
auf Brot mit Ziegenkäse belegt
ist ein schnelles, perfektes Abendessen. Normalerweise wird es mit
Basilikum zubereitet, Sie können
stattdessen aber auch Rukola,
Koriander oder Petersilie verwenden. Die Pinienkerne können
durch Walnüsse, Cashewkerne
oder Pistazien ersetzt werden.

50 g frische Basilikumblätter
2 Knoblauchzehen, zerdrückt
40 g Pinienkerne
120 ml Olivenöl
4 EL Parmesan, gerieben
Salz und schwarzen Pfeffer
  nach Geschmack
Olivenöl zum Beträufeln

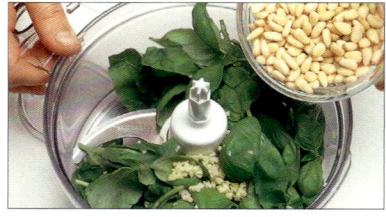

1 Basilikum, Knoblauch und
  Pinienkerne in die Küchenmaschine oder den Blender
  geben und fein hacken.

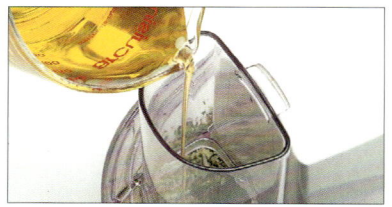

2 Olivenöl im Faden zulaufen
  lassen, Parmesan zufügen
  und zu einer groben Paste
  verarbeiten. Nach Geschmack
  würzen. Wollen Sie das Pesto
  aufheben, füllen Sie es in ein
  Gefäß mit Deckel und bedecken es mit Olivenöl. So hält
  es im Kühlschrank 3 bis 4 Tage.

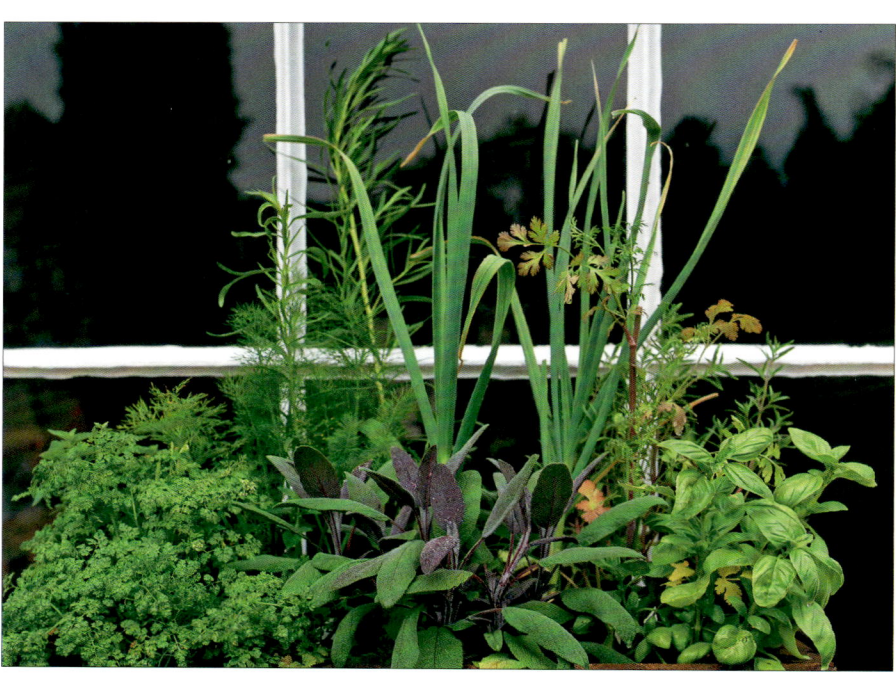

BOUQUET GARNI

Im *Bouquet garni* werden die Aromen verschiedener Kräuter vereint, indem diese zu einem Sträußchen gebunden oder in ein Baumwollsäckchen gefüllt werden. Traditionell besteht es aus Salbei, Thymian und Lorbeer, aber auch Petersilie, Estragon und Rosmarin zusammen mit einigen Pfefferkörnern findet man häufiger. Es dient zum Aromatisieren von Fonds, Soßen, Suppen sowie Eintöpfen und wird am Ende der Kochzeit wieder entfernt.

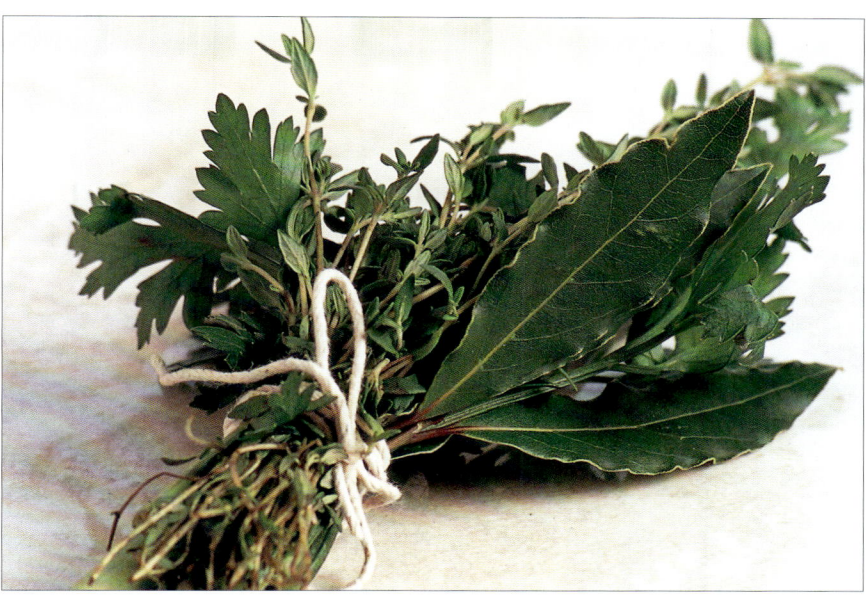

Stellen Sie Ihr Bouquet garni einfach nach Bedarf zusammen.

Cannabis bekannt. Im Gegensatz zu Letzterem haben die im Oregano und Basilikum enthaltenen Substanzen jedoch keine berauschende Wirkung. Basilikumblätter sind empfindlich und werden schnell braun, weshalb sie möglichst frisch und am Ende der Kochzeit zugegeben werden sollten.

Frische Melisse wirkt sowohl antiviral als auch antibakteriell.

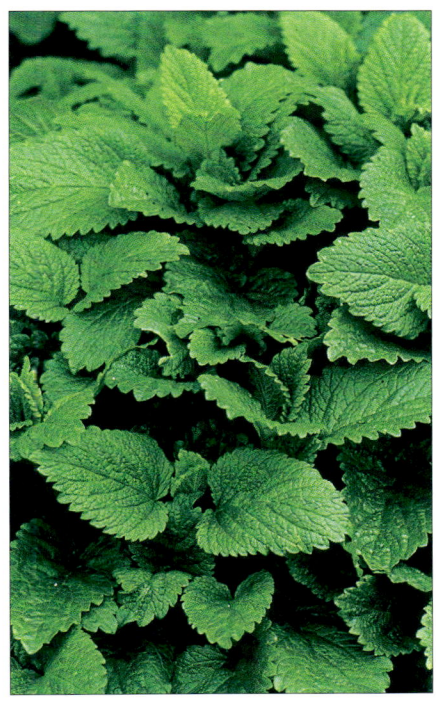

Melisse

Aus den duftenden eiförmigen Blättern dieser Pflanze lässt sich ein erfrischender Kräutertee aufbrühen. Auch verfeinern sie jedes süße und pikante Gericht, bei dem Zitronensaft oder Minze verwendet wurde. Zudem kann sie als Ersatz für Zitronenschale genutzt werden. Der Melisse wird eine beruhigende Wirkung zugeschrieben, sie findet daher häufig bei Stress und nervlicher Belastung Anwendung. Aufgrund ihres Gehaltes an Tannin und Eugenol haben Melisseblätter auch eine antibakterielle und antivirale Wirkung. Darüber hinaus soll ihr Geruch Mücken vertreiben.

Minze

Diese Pflanzengattung umfasst zahlreiche Arten, von denen die bekanntesten die Echte Pfefferminze und die Ährenminze sind. Aber auch andere Arten, wie die Apfel- oder die Zitronenminze, verdienen in ihrer Eigenschaft als Gewürz und Teekraut Aufmerksamkeit. Das in den Blättern enthaltene Menthol hilft bei Übelkeit sowie Darmbeschwerden und wirkt schleimabschwellend, insbesondere wenn die Dämpfe eines Minze-Aufgusses inhaliert werden.

KRÄUTER EINFRIEREN

Einfrieren ist eine hervorragende Methode, um empfindliche Kräuter wie Basilikum, Schnittlauch, Dill, Estragon, Koriander und Petersilie aufzubewahren. Zwar verlieren sie dadurch ihr frisches Aussehen und ihre Textur, behalten aber ihr Aroma. Tiefgefroren halten sich die Kräuter etwa 3 Monate.

- Füllen Sie Eiswürfelbehälter bis zur Hälfte mit gehackten Kräutern und bedecken Sie diese mit Wasser. Packen Sie die gefrorenen „Kräuterwürfel" in Gefrierbeutel und geben Sie sie nach Bedarf zu Fonds, Suppen und Eintöpfen.
- Füllen Sie ganze Blätter und Zweige in Gefrierbeutel, saugen Sie die Luft ab und verschließen Sie die Beutel luftdicht.
- Lassen Sie Blätter und Zweige auf Tabletts oder Servierbrettern gefrieren und füllen Sie sie anschließend vorsichtig in Gefrierbeutel.
- Frieren Sie frisch gehackte Kräuter in kleinen Plastikgefäßen ein.

Minze wird verwendet, um eine Reihe von Gerichten, Füllungen und Soßen zu aromatisieren. Sie ist auch eine der Hauptzutaten von *Tabouleh*, einem Salat aus der libanesischen Küche, und *Raita*, eine Beilage auf Joghurtbasis zu scharfen Currys.

Oregano

Oregano ist eine mehrjährige Pflanze aus der gleichen Familie wie die Minze. Sie ist vor allem in der Mittelmeerküche beliebt und wird zum Verfeinern von Gemüse- und Fleischgerichten verwendet. Seine gesundheitlichen Eigenschaften beruhen auf dem großen Gehalt an Phenolen und Flavonoiden, denen eine hohe

---

KRÄUTER TROCKNEN

Lorbeer, Rosmarin, Salbei, Thymian und Majoran lassen sich gut trocknen, während empfindlichere Kräuter wie Basilikum, Koriander und Petersilie besser frisch verwendet werden. Ernten Sie die Kräuter vor der Blüte, am besten an einem sonnigen Morgen, nachdem der Tau getrocknet ist. Verwenden Sie zur Reinigung einen Backpinsel oder reiben Sie die Kräuter mit einem trockenen Tuch ab. Binden Sie sie zu Sträußchen und hängen Sie diese kopfüber für 1 Woche an einem warmen dunklen Platz zum Trocknen auf. Sie können die Kräutersträußchen als Ganzes aufbewahren oder die Blätter abpflücken und in luftdicht schließende, dunkle Gläser geben.

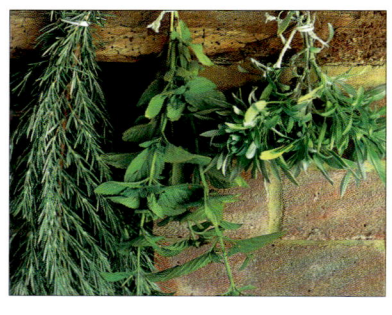

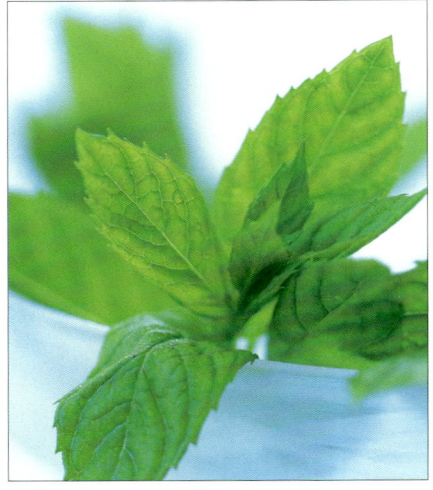

Das ätherische Öl der Minze hilft bei Magen-Darm-Beschwerden.

antioxidative Aktivität zugeschrieben wird. Geben Sie ihn frisch gehackt oder getrocknet zu Tomatengerichten, streuen Sie ihn über gegrilltes Fleisch oder bereiten Sie zusammen mit Olivenöl und Zitronensaft ein klassisches griechisches Dressing.

Rosmarin

Auch Rosmarin ist aus der Mittelmeerküche nicht wegzudenken und wird dort vor allem für Fleischgerichte verwendet. Er kann aber auch Gemüsegerichten eine feine Rauchnote verleihen. Rosmarin enthält

Oregano ist eine gute Quelle für antioxidative Phenole und Flavonoide.

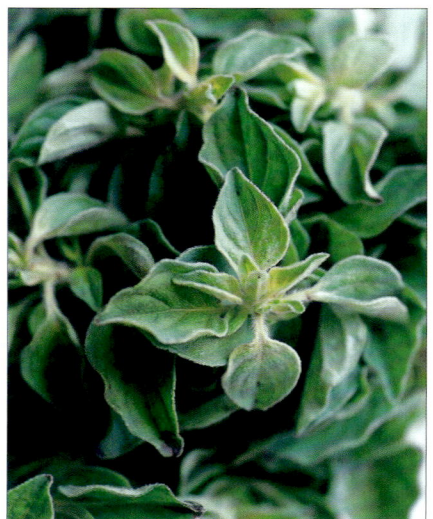

TROCKENKRÄUTER

Obwohl frische Kräuter immer Ihre erste Wahl sein sollten, können Trockenkräuter eine gute und praktische Alternative darstellen, vor allem in den Wintermonaten.

- Einige Kräuter wie Basilikum, Dill, Minze und Petersilie verlieren beim Trocknen den Großteil ihres Aromas.
- Oregano, Thymian und Lorbeer verlieren hingegen kaum an Aroma und sind ein guter Ersatz für das jeweilige Frischkraut.
- Getrocknete Kräuter sind intensiver im Geschmack, sodass Sie nur ein Drittel bis die Hälfte der üblichen Menge benötigen.
- Getrocknete Kräuter brauchen etwas Zeit, um zu rehydrieren und weich zu werden. Kalkulieren Sie dies bei der Zugabe mit ein.
- Für Gerichte, die ohne Kochen zubereitet werden, sind Trockenkräuter nicht geeignet, wohl aber zum Aromatisieren von Marinaden, Suppen und Eintöpfen.
- Achten Sie beim Kauf darauf, dass die Blätter nicht ausgebleicht sind, denn Licht beeinträchtigt das Aroma und die Haltbarkeit. Bewahren Sie Trockenkräuter in luftdicht schließenden Gläsern kühl und dunkel auf.

---

zahlreiche antioxidativ wirksame Verbindungen wie Carnosol- und Rosmarinsäure. Diese schützen den Körper vor freien Radikalen. Darüber hinaus zeigen Studien auch eine gewisse Schutzfunktion von Carnosolsäure in Bezug auf das Gehirn. Das könnte möglicherweise auch die dem Rosmarin zugeschriebene gedächtnisfördernde Eigenschaft erklären. Rosmarinzweige sind ein klassisches Grillgewürz, Sie können mit den kleinen grünen Blättern auch Fonds und Suppen aromatisieren.

Salbei

Die graugrünen oder violetten Blätter dieser aus Südeuropa stammenden Pflanze haben ein starkes Aroma, sodass nur wenig davon zum Würzen nötig ist. Salbei wird in der Küche vor allem zu Fleischgerichten verwendet, er verfeinert – sehr vorsichtig dosiert – aber auch Bohnen, Käse, Linsen und Füllungen. Darüber hinaus verweist der lateinische Name *Salvia* („heilen") auf eine jahrhundertlange medizinische Nutzung des Salbeis. Er enthält, wie in jüngerer Zeit festgestellt, eine Reihe von Phytosterolen und Flavonoiden, die Milderung bei Wechseljahrsbeschwerden versprechen. Besser belegt ist seine Wirkung bei übermäßigem Schwitzen und Speichelfluss sowie als Magentonikum. Auch wurden erste Erfolge bei der Behandlung von Alzheimer erzielt. Die ätherischen Öle des Salbei haben antibiotische sowie antivirale Eigenschaften und helfen, äußerlich angewandt, bei Insektenstichen und Hautinfektionen.

Thymian

Thymian ist ein beliebtes Würzkraut für tomatenbasierte Gerichte sowie Röstgemüse, Linsen und Bohnen.

Rosmarin enthält das Antioxidans Rosmarinsäure.

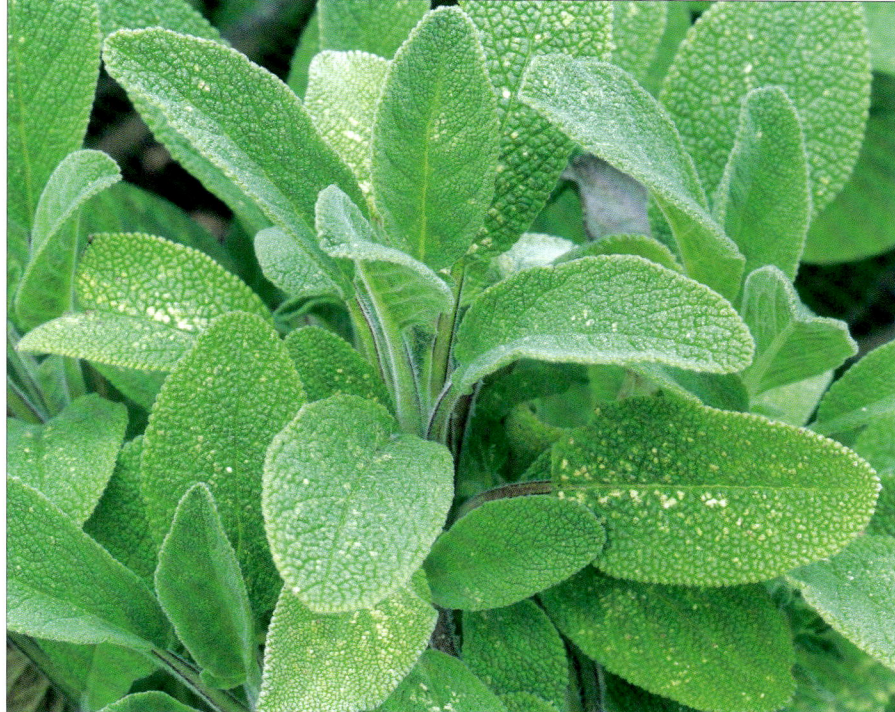

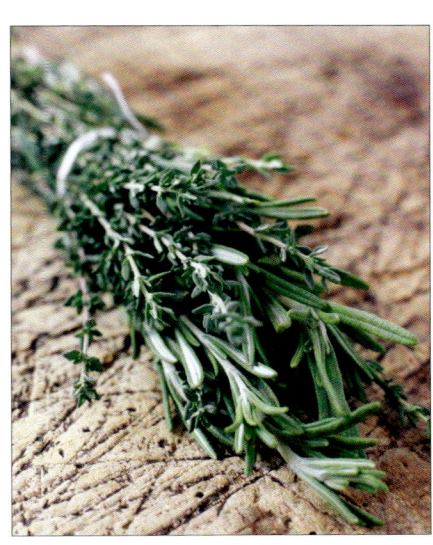

Auch findet er sich häufig im *Bouquet garni*. Thymian enthält eine chemische Verbindung namens Thymol – ein starkes Antiseptikum, das in vielen Mundspülungen Verwendung findet. Thymiantinkturen werden zudem häufig bei Husten und Heiserkeit angewandt. Da es sich bei Thymian eher um ein robustes, holziges Kraut handelt, gibt man es besser zu Beginn der Kochzeit zu.

Aus Thymian lässt sich eine hervorragende Mundspülung herstellen.

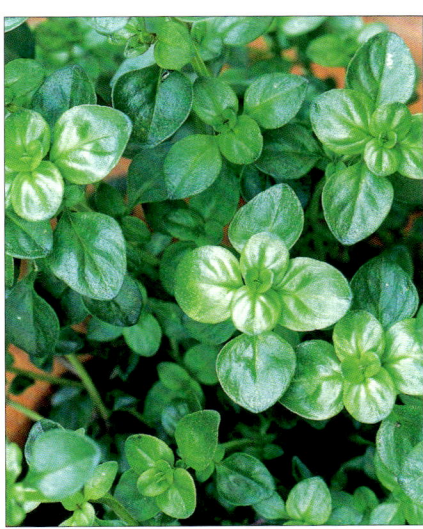

Salbei ist reich an wirkkräftigen Phytosterolen und Flavonoiden.

KRÄUTERAUFGÜSSE

Aufgüsse und Tees werden zubereitet, indem man frische Kräuter mit siedendem Wasser übergießt. Sie dienen als erfrischendes Getränk oder Gurgellösung. Pfefferminztee ist ein hervorragendes Mittel gegen Magen- und Darmbeschwerden.

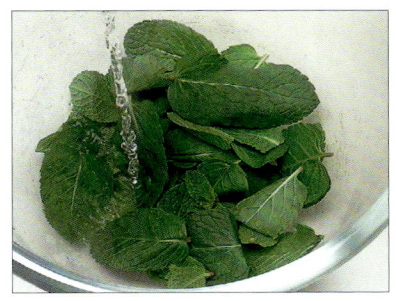

Um einen Pfefferminztee zuzubereiten, übergießen Sie frische Pfefferminzblätter mit siedendem Wasser, decken den Aufguss ab und lassen ihn 10 Minuten ziehen, ehe Sie ihn in kleinen Schlucken trinken.

Meeresgemüse

Die westlichen Nationen haben erst relativ spät den gesundheitlichen Wert von Meeresgemüse erkannt, das in Asien seit Jahrhunderten wichtiger Teil der Ernährung ist. Das vielseitige Gemüse kann als Hauptzutat eines Gerichts dienen oder zum Würzen verwendet werden. Gewöhnlich wird es getrocknet verkauft und hält sich so monatelang.

Gesundheitliche Vorteile
Die gesundheitlichen Vorteile sind vielfältig und seit Jahrhunderten bekannt. So ist Meeresgemüse reich an Mineralstoffen wie Eisen, Calcium, Magnesium, Kalium sowie Phosphor und enthält die Spurenelemente Selen und Zink. Besonders hoch ist der Gehalt an Jod, das für die Schilddrüsengesundheit wichtig ist. Auch das Antioxidans Beta-Carotin und einige B-Vitamine sind in hohem Maß enthalten.

Dank dieses Mineralstoffreichtums haben Meeresgemüse eine positive Wirkung auf das Nervensystem, insbesondere bei Stress. Auch stärken sie das Immunsystem und unterstützen den Stoffwechsel. Untersuchungen zeigen, dass einige Meeresgemüse, vor allem Kombu, Arame, Hijiki und Wakame, Schwermetalle wie Kadmium, Blei, Quecksilber sowie Radium binden und dabei helfen, diese auszuscheiden.

Nori
Diese Meeresalge hat eine feine Textur und einen mildes Aroma. Sie wird in dünnen schwarz-violetten Blättern verkauft, die sich dunkelgrün färben,

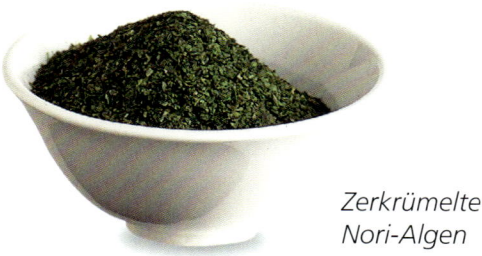

Zerkrümelte Nori-Algen

wenn sie geröstet oder gekocht werden. Nori gehört zu den wenigen Meeresgemüsen, die nicht eingeweicht werden müssen. In der japanischen Küche werden Noriblätter verwendet, um Sushi zuzubereiten – kleine „Pakete" aus gesäuertem Reis mit Fisch oder Gemüse. Geröstet findet Nori häufig als Garnitur Anwendung.

Seetang
Ein Verwandter der Nori-Alge, die insbesondere an den Küsten Großbritanniens zu finden ist. Entsprechend wird er in der walisischen, schottischen und irischen Küche häufig verwendet, um ein dickes Püree zuzubereiten, das auf Toast gestrichen oder mit Haferbrei vermischt zu *Laverbread* verarbeitet wird. Zudem dient er als Zutat für Soßen und Füllungen. Seetang ist vorgekocht als Dosenware erhältlich und besonders reich an Vitaminen und Mineralstoffen.

Wakame
Wakame wird aufgrund des sehr ähnlichen Aussehens häufig mit der ihr verwandten Kombu-Alge verwechselt – jedoch nur bis man sie einweicht, da ihre Farbe dann von Braun zu einem frischen Grün wechselt. Wakame hat ein mildes Aroma und ist eines der vielseitigsten Meeresgemüse. Kurz eingeweicht können Sie sie als Zutat für Salate und Suppen sowie als Brotbelag verwenden, zerkrümelt dient sie als Garnitur. Wakame ist reich an Calcium sowie den Vitaminen B und C.

Kombu
Kombu, auch Kelp genannt, ist eine Braunalge, die meist in getrockneten Streifen angeboten wird. Sie hat ein kräftiges Aroma und wird für langsam kochende Gerichte, Suppen und Fonds verwendet. Kombu ist zudem eine der Hauptzutaten für Dashi, einen japanischen Fischsud.

Sie enthält mehr Jod als die meisten anderen Algen und ist zudem reich an Calcium, Kalium und Eisen.

Arame
Die in schwarzen Streifen verkaufte Arame-Alge hat ein mildes, leicht süßliches Aroma. Für Salate und Pfannengerichte muss sie eingeweicht werden, bei langsam kochenden

NORIBLÄTTER RÖSTEN
Sie können Noriblätter über einer Elektro- oder Gaskochplatte rösten. Achten Sie aber darauf, weder die Blätter noch Ihre Finger dabei zu verbrennen.

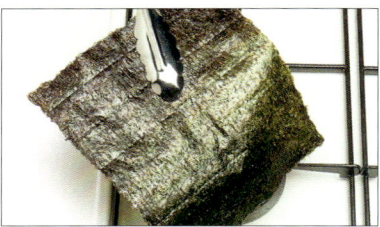

1 Halten Sie das Noriblatt für 1 Minute mit einer Küchenzange 5 cm über eine heiße Elektro- oder Gasplatte, wobei Sie es leicht hin- und herbewegen, damit es gleichmäßig röstet. Dabei verfärbt es sich grün.

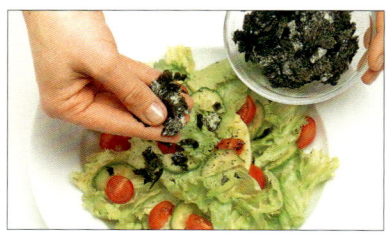

2 Lassen Sie das Noriblatt abkühlen und zerkrümeln Sie es. Die Krümel können Sie Pfannengerichten zugeben oder über Salate und Suppen streuen.

MEERESGEMÜSE – TIPPS
- Frisches Meeresgemüse sollte im Kühlschrank aufbewahrt werden. Dort hält es sich einige Tage.
- Waschen Sie frisches Meeresgemüse vor der Verarbeitung gründlich.

beziehungsweise stark flüssigkeitshaltigen Gerichten wie Nudeln oder Suppen kann darauf verzichtet werden. Arame ist reich an Jod, Calcium sowie Eisen und findet bei Bluthochdruck Anwendung.

Knorpeltang
Dieser Seetang, auch als *Irisch Moos* bekannt, findet sich an den Atlantikküsten von Nordamerika und Europa. Wie Agar-Agar verfügt Knorpeltang über gelierende Eigenschaften, wird aber nicht ganz so fest, weshalb er in Gelees und Mousses sowie als Bindemittel in Suppen und Eintöpfen Verwendung findet. Medizinisch wird er bei Atemwegserkrankungen und Verdauungsbeschwerden eingesetzt.

Hijiki
Dieses Meeresgemüse ähnelt der Arame-Alge, ist jedoch etwas dicker und verfügt über ein kräftigeres Aroma. Eingeweicht kann es sautiert oder Suppen und Salaten zugegeben werden. Da sich Hijiki beim Einweichen stark ausdehnt, benötigen Sie nur eine kleine Menge. Hijiki ist reich an Calcium und Eisen.

Hijiki-Stränge quellen stark auf. Setzten Sie sie daher sparsam ein.

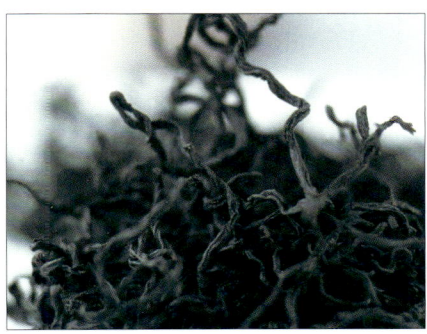

Lappentang
Diese violettrote Alge bildet flache Lappen aus, die beim Kochen ein würziges Aroma entwickeln. Eingeweicht wird sie Salaten, Nudelgerichten, Suppen und Gemüsegerichten zugegeben, geröstet und zerkrümelt ergibt sie eine nahrhafte Garnitur. Lappentang ist reich an diversen Mineralstoffen wie Jod, Kalium, Phosphor, Mangan und Eisen.

Agar-Agar
Als vegetarisches Gegenstück zu der aus tierischem Protein hergestellten Gelatine ist Agar-Agar geschmacksneutral und kann sowohl für süße als auch pikante Gerichte als Dickungsmittel eingesetzt werden. Es ist als Flocken oder Stränge erhältlich, die in Wasser aufgelöst werden. Agar-Agar ist wirksamer als Gelatine, sodass nur eine geringe Menge benötigt wird. Es wird zudem als Abführmittel eingesetzt.

Chlorella
Diese Verwandte des Seegrases ist reich an Proteinen, Vitaminen und Mineralstoffen. In der Vergangenheit dachte man, sie wäre die Lösung der Lebensmittelversorgungsfrage angesichts der stetig wachsenden Weltbevölkerung, doch Schwierigkeiten beim Massenanbau ließen diese Hoffnung platzen.

Chlorella senkt nachweislich sowohl den Blutdruck als auch den Cholesterinspiegel und scheint unsere Immunreaktion sowie die Wundheilung zu unterstützen. Erhältlich

Das salzige Aroma des europäischen Quellers passt gut zu Fisch.

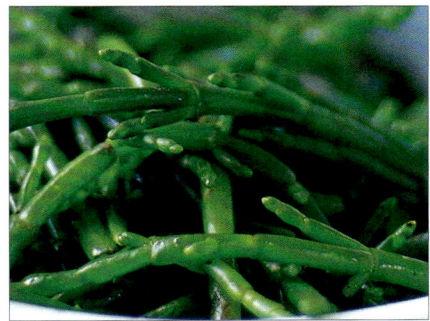

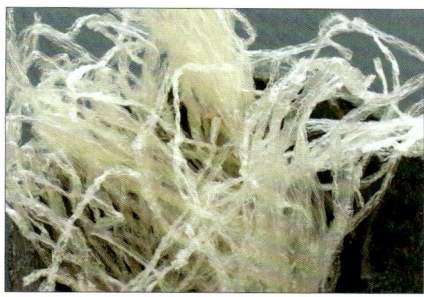

Agar-Agar ist ein hervorragender Ballaststofflieferant.

in Tabletten- und Pulverform kann sie Speisen und Getränken zugegeben oder als Nahrungsergänzung eingenommen werden.

Spirulina
Die Spirulina-Alge enthält eine ungewöhnlich hohe Konzentration an Protein sowie eine Reihe essenzieller Fettsäuren, inklusive derjenigen aus der Omega-3-Familie. Zudem ist sie reich an Vitaminen, Mineralstoffen und Antioxidantien wie Beta-Carotin. Spirulina ist bekannt für seine gesundheitlichen Vorzüge. So senkt die Alge den Cholesterinspiegel und fördert die Herzgesundheit. Aufgrund ihres Nährstoffgehalts könnte sie ein Nahrungsmittel der Zukunft sein.

Spirulina ist in Tabletten- und Pulverform erhältlich. Letzteres kann Säften und Smoothies zugegeben werden.

Europäischer Queller
Diese ungewöhnliche Pflanze, auch als *Meeresspargel* bekannt, bildet in den Wattbereichen der Nord- und Ostsee, an der Atlantikküste sowie im Mittelmeerraum große Bestände. Aufgrund seines weiten meerseitigen Vordringens hat der Queller zahlreiche Eigenschaften mit Seegras gemeinsam, wie den hohen Gehalt an Chlorophyll und Mineralstoffen, insbesondere Jod und Zink.

Den europäischen Queller finden Sie nur selten im Handel. Am besten servieren Sie ihn leicht gedämpft mit etwas Butter oder Olivenöl. Das saftige Fruchtfleisch wird mit den Zähnen abgezogen.

Sprossen, Körner und Hülsenfrüchte

Sprossengemüse ist in Bezug auf seinen Nährstoffgehalt bemerkenswert: Sobald die Samenkörner gekeimt haben, erhöht sich dieser dramatisch. Im Vergleich zum Samen enthalten die Sprossen rund 30 Prozent mehr B-Vitamine und 60 Prozent mehr Vitamin C. Auch führt das Auskeimen zu einer erhöhten Aktivität von Enzymen, die Kohlenhydrate, Proteine und Fette in einfachere beziehungsweise neue Ver-

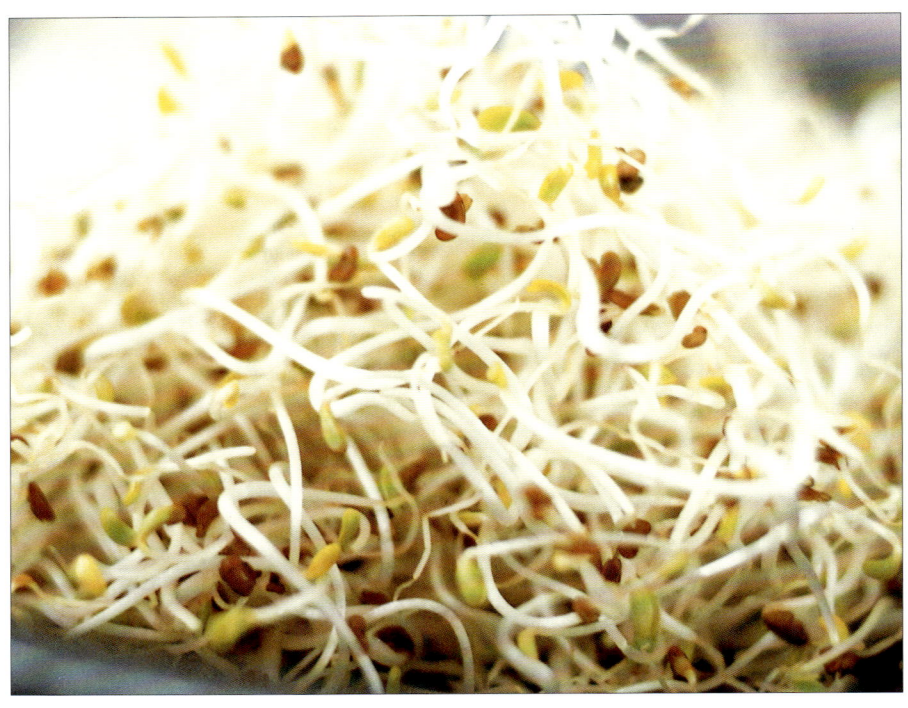

ACHTUNG
Menschen mit einem geschwächten Immunsystem sowie sehr alte Menschen und Kleinkinder sollten keine rohen Sprossen verzehren!

bindungen aufspalten können und so deren Bioverfügbarkeit erhöhen. Supermärkte und Reformhäuser bieten eine große Auswahl an Sprossen an. Diese sollten frisch und knackig mit anhängendem Samen sein.

SPROSSENZUCHT – TIPPS
- Verwenden Sie ganze Samen und Bohnen, da halbierte nicht keimen.
- Regelmäßiges Spülen der keimenden Samen ist besonders wichtig, da diese sonst ranzig werden und zu schimmeln beginnen.
- Bedecken Sie das Keimglas mit einem feinfädigen Baumwollstoff, damit die Luft zirkulieren und das Wasser abfließen kann.
- Nach 2 bis 3 Tagen sollte das Glas in die Sonne gestellt werden, um die Chlorophyllbildung anzuregen sowie den Magnesium- und Ballaststoffgehalt der Sprossen zu erhöhen.

Braune, muffige Exemplare sollten Sie hingegen meiden. Am besten verzehren Sie die gekauften Sprossen noch am gleichen Tag, in einer Plastiktüte halten sie im Kühlschrank maximal 2 bis 3 Tage. Vor dem Verzehr die Sprossen gut spülen und trockentupfen. Mithilfe eines Glasgefäßes, eines Gummirings und etwas Baumwollstoff lassen sich diese auch leicht selbst ziehen.

Mungosprossen
Diese weitverbreiteten Sprossen sind in der asiatischen Küche sehr beliebt, wo sie für Suppen, Salate und Pfannengerichte verwendet werden. Mungosprossen sind relativ groß, knackig und haben ein feines Aroma. Sie sollten nur sehr kurz gekocht werden, damit sie etwas Biss behalten.

Linsensprossen
Linsensprossen schmecken leicht pfeffrig und haben dünne weiße

Alfalfasprossen sind eine hervorragende Quelle für Phytoöstrogene.

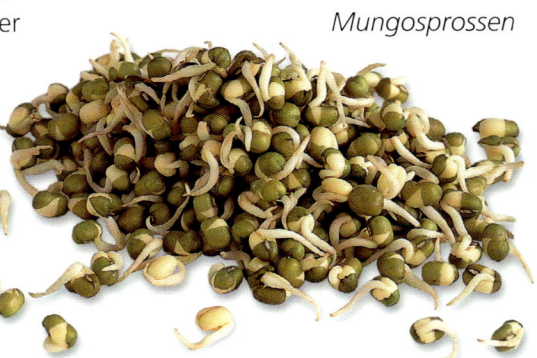

Mungosprossen

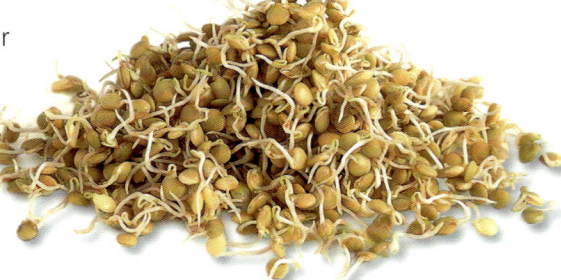

Linsensprossen

Triebe. Für die Zucht eignen sich nur ganze Linsen, da halbierte nicht keimfähig sind.

SPROSSENZUCHT – ANLEITUNG

Größere Hülsenfrüchte wie Kichererbsen brauchen länger zum Keimen als kleine Bohnen. Doch auch sie sind – wie alle Sprosser – leicht zu ziehen und in 3 bis 4 Tagen verzehrfertig.

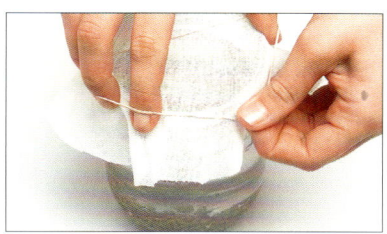

1 3 EL Samen, Bohnen und Körner gründlich waschen, in ein großes Glas füllen, lauwarmes Wasser dazugeben und das Glas mit einem Stück Baumwollstoff bedecken, das mit einem Gummiring sicher befestigt wird. Dann die Samen über Nacht an einem warmen Platz quellen lassen.

2 Am nächsten Tag überschüssiges Wasser durch den Stoff abgießen. Dann das Glas erneut mit Wasser füllen, sanft schütteln und auf den Kopf stellen, bis alles Wasser abgeflossen ist. Das Glas kopfüber an einen warmen, nicht sonnigen Platz stellen.

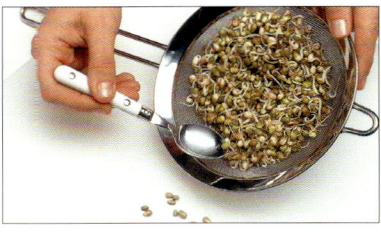

3 Die Sprossen auf diese Weise 3 Mal täglich spülen, bis sie die gewünschte Größe erreicht haben. Nach dem Entfernen aus dem Glas die Sprossen gründlich waschen und nicht gekeimte Saaten entfernen.

Alfalfasprossen

Diese kleinen, zarten Bohnensprossen haben ein feines Nussaroma und sind mit der Erbse verwandt. Sie enthalten Phytoöstrogene, die dem weiblichen Keimdrüsenhormon ähneln und Wechseljahrsbeschwerden lindern können. Alfalfasprossen werden am besten roh verzehrt.

Adzukisprossen

Dank ihres feinen Nussaromas eignen sich die zarten Adzukisprossen sehr gut als Salatzutat und für Pfannengerichte.

Weizensprossen

Weizensprossen verfügen über eine knackige Textur sowie ein süßliches Aroma und eignen sich hervorragend als Brotzutat. Lässt man sie wachsen, bildet sich Weizengras, das entgiftend wirkt und meist zu Saft verarbeitet wird.

Kichererbsensprossen

Diese aus Kichererbsen gezogenen Sprossen schmecken wunderbar nussig und verleihen Salaten sowie Beilagen Substanz und eine knackige Textur.

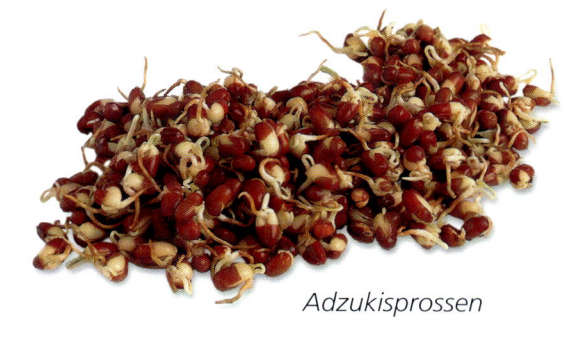

Adzukisprossen

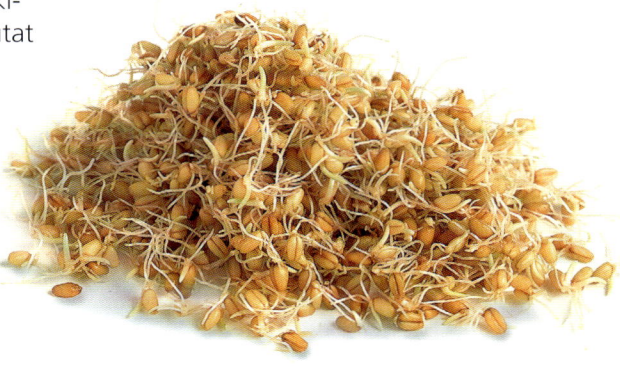

Weizensprossen

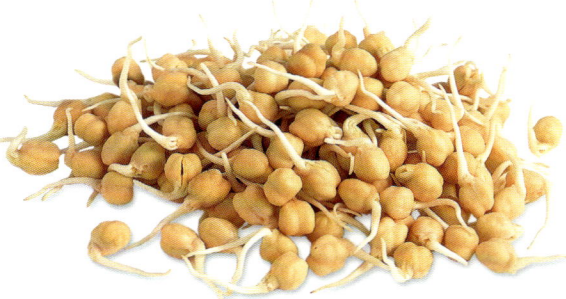

Kichererbsensprossen

BOHNENSPROSSEN – VERWENDUNG

- Sprossen von Hülsenfrüchten und Bohnen besitzen eine dichtere Textur, während Samensprossen leichter sind. Um die verschiedenen Aromen und Texturen zu vereinen, empfiehlt sich eine Sprossenmischung.
- Getreidesprossen eignen sich gut als Brotzutat und verleihen diesem eine knusprige Textur. Fügen Sie die Sprossen zu, nachdem der Teig gegangen ist und bevor Sie den Laib formen.
- Mungosprossen, die in der asiatischen Küche häufig Anwendung finden, insbesondere in Pfannengerichten, sollten nur kurz gekocht werden.
- Kichererbsen- und Linsensprossen eignen sich perfekt als Zutat für Aufläufe und Gratins.
- Alfalfa-Sprossen schmecken lecker als Sandwichbelag und in Salaten. Sie sind nicht zum Kochen geeignet.

GETREIDE

Getreide wird rund um den Globus seit vielen Jahrhunderten kultiviert. Die Früchte dieser Süßgräser stecken voller Energie und sind eine wichtige Quelle für stärkehaltige Kohlenhydrate, Proteine, Vitamine und Mineralstoffe. Am meisten profitieren wir davon, wenn wir das volle, unraffinierte Korn essen, weshalb viele Gesundheitsorganisationen drei Portionen Vollgetreide täglich empfehlen. Die beliebtesten Getreidesorten wie Weizen, Reis, Hafer, Gerste und Mais sind in zahllosen verschiedenen Formen überall erhältlich. Auch sind diese Getreide günstig und unglaublich vielfältig, weshalb sie einen wesentlichen Bestandteil unserer Ernährung ausmachen sollten.

Weizen

Das wichtigste und am häufigsten angebaute Getreide ist Weizen, der seit 7000 v. Chr. kultiviert wird. Die Körner bestehen im Wesentlichen aus drei Teilen: der Hülle (Spelze), dem nährstoffhaltigen Keimling, aus dem die Pflanze entsteht, und dem Mehlkörper, der aus Stärketeilchen besteht und für die Backfähigkeit des Mehls verantwortlich ist. Weizen ist – neben Mehl – in vielen weiteren Formen erhältlich, wobei aus Ernährungssicht Vollkornprodukte vorzuziehen sind. So verliert Weizen beispielsweise bei der Weißmehlherstellung rund 80 Prozent der enthaltenen Nährstoffe.

Weizenkörner

Weizenkörner

Von Spelzen befreite und gereinigte Weizenkörner sind heute in jedem Reformhaus erhältlich. Sie werden verwendet, um Brot, Suppen und Eintöpfen ein süßlich-nussiges Aroma sowie eine etwas festere Textur zu verleihen, oder mit Reis und anderen Getreidesorten kombiniert. Weizenkörner müssen vor Verwendung über Nacht eingeweicht und in Salzwasser weichgekocht werden. Lässt man sie keimen, erhält man Weizengras (siehe Kasten Seite 61).

Weizenflocken

Zur Herstellung von Weizenflocken werden die Körner kurz gedämpft und gepresst. Die Flocken werden – eventuell gemischt mit anderen Getreideflocken – als Müsli oder Brei verzehrt oder als Zutat für Brot und Gebäck verwendet, um deren Nährstoffgehalt zu verbessern.

Weizenkleie

Als Weizenkleie bezeichnet man die beim Absieben des Mehls zurückbleibenden Rückstände aus Schalen und Keimling. Sie hat einen hohen Gehalt an löslichen Ballaststoffen, was sie zu einem wirksamen Abführmittel macht. Auch ist Weizenkleie reich an B-Vitaminen (mit Ausnahme von B12) sowie essenziellen Mineralstoffen (mit Ausnahmen von Natrium), wobei die ebenfalls enthaltene Phytinsäure die Aufnahme von Eisen und Calcium deutlich hemmen kann. Sie ist eine gesunde Ergänzung für Brotteige und Frühstückscerealien sowie Kuchen und Kekse.

WEIZENKÖRNER ZUBEREITEN

Weizenkörner sind eine schmackhafte Ergänzung zu Salaten und verleihen darüber hinaus Broten und Eintöpfen Textur.

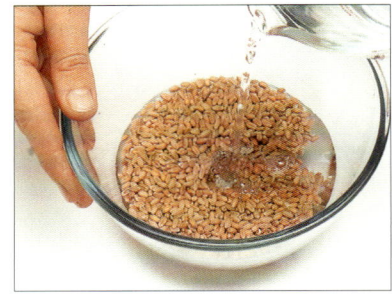

1 Die Weizenkörner in eine Schüssel geben und mit kaltem Wasser bedecken. Über Nacht einweichen lassen, gründlich abspülen und abtropfen lassen.

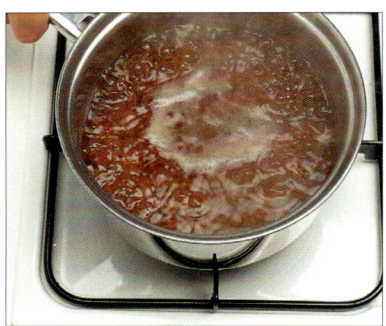

2 Die eingeweichten Körner in einen Topf mit Wasser geben, aufkochen lassen und dann 1 bis 2 Stunden simmern lassen, bis der Weizen weich ist. Bei Bedarf Wasser nachgießen.

Weizenflocken

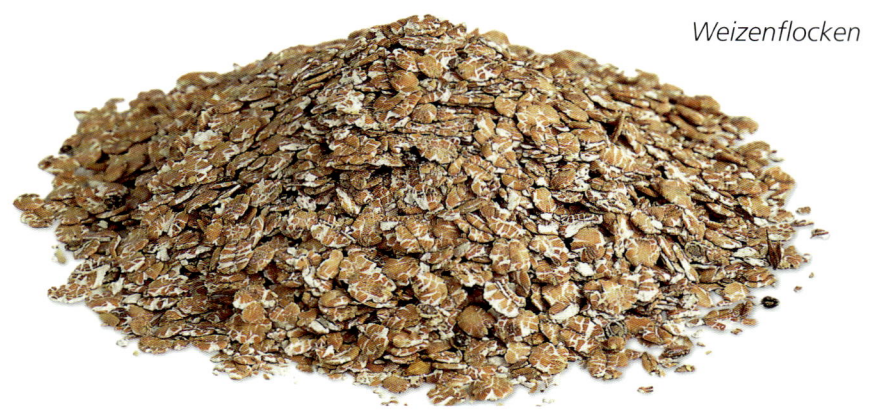

WEIZENGRAS – EIN NATÜRLICHES HEILMITTEL?

Weizengras, also Weizenkeime im Alter von 7 bis 10 Tagen, ist seit Jahrhunderten für seine heilende Wirkung bekannt. Allerdings ist diese durch die moderne Forschung bisher nicht bestätigt worden. Weizengras enthält diverse B-Vitamine – darunter B12, was für eine Pflanze eher ungewöhnlich ist –, die Vitamine A und E sowie etwas Vitamin C. Seine satte grüne Farbe verdankt es dem Chlorophyll, das in dem Ruf steht, Toxine zu binden – was jedoch ebenfalls noch nicht wissenschaftlich belegt ist. Zu Saft gepresst sollte es innerhalb von 15 Minuten verzehrt werden, vorzugsweise auf nüchternen Magen.

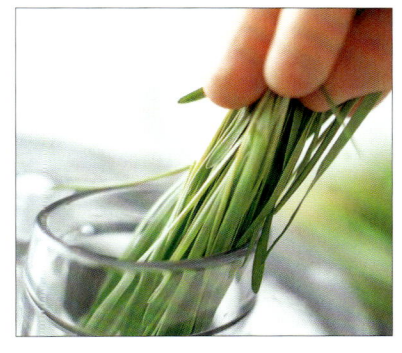

Weizenkeime

Der Keimling, das „Herz", ist der gehaltvollste Teil des Weizenkorns. Er ist reich an Protein, B-Vitaminen (mit Ausnahme von B12) sowie allen essenziellen Mineralstoffen und enthält mehr Fett als Weizenkleie, wobei es sich um mehrfach ungesättigtes Öl

Bulgur

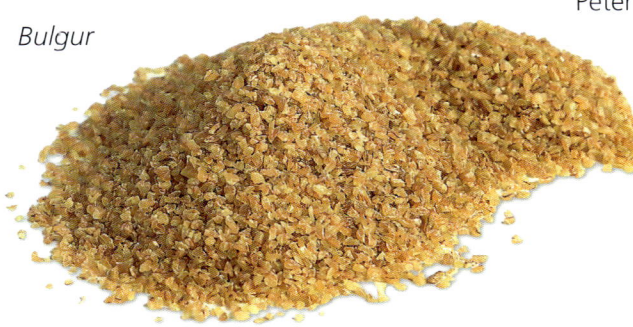

handelt, das auch Omega-3- und Omega-6-Fettsäuren beinhaltet. Zudem sind Weizenkeime eine der besten Quellen für Phytosterole, die den Cholesterinspiegel und damit das Risiko für Herzerkrankungen senken. Sie werden – geröstet oder ungeröstet – wie Weizenkleie verwendet und verleihen Frühstückscerealien ein feines Nussaroma. Aufgrund des Ölgehalts sollten Weizenkeime in einem luftdicht schließenden Gefäß im Kühlschrank aufbewahrt werden, da sie bei Raumtemperatur ranzig werden.

Weizenschrot

Grob zerkleinerte Getreidekerne werden als Schrot bezeichnet. Es enthält alle Nährstoffe des vollen Korns und wird häufig mit Bulgur verwechselt. Weizenschrot wird wie Weizenkörner (die Kochzeit ist jedoch kürzer) oder als Alternative zu Reis verwendet. Gekocht hat das Schrot eine leicht klebrige Textur und ist angenehm knusprig. Servieren Sie es als Beilage oder nutzen Sie es als Salatzutat.

Bulgur

Im Gegensatz zu Weizenschrot wird Bulgur aus vorgekochtem Weizen hergestellt und dabei die Kleie entfernt. Er schmeckt nussig und wird einfach 20 Minuten in Wasser eingeweicht. Dabei empfehlen manche Hersteller explizit kaltes Wasser, doch Sie können Bulgur auch in kochendes Wasser geben (was ihn weicher werden lässt) oder ihn weichkochen. Bulgur ist die Hauptzutat von *Taboulé*, einem Salat aus der libanesischen Küche, der darüber hinaus aus Petersilie, Minze, Tomaten, Gurke und Zwiebeln besteht – gewürzt mit Zitronensaft und Olivenöl.

Weizenkeime

ZÖLIAKIE

Im Gegensatz zu einer Weizenallergie oder -unverträglichkeit liegt dieser Autoimmunerkrankung eine Glutenunverträglichkeit zugrunde. Sie zerstört die Darmepithelzellen, wodurch Nährstoffe schlechter aufgenommen werden können. Leider ist Zöliakie nicht heilbar und bisher nur durch eine glutenfreie Ernährung therapierbar. Häufig geht sie mit Magenbeschwerden und Gewichtsverlust einher, doch die Symptome und deren Schwere können von Fall zu Fall stark variieren, was das Erkennen der Krankheit erschwert.

Mittlerweile lässt sich die Zöliakie auch durch Bluttests diagnostizieren, die von einem Spezialisten durchgeführt werden sollten, da es häufig zu Fehldiagnosen kommt. Meist ist auch eine endoskopische Gewebebiopsie notwendig.

Da in den westlichen Kulturen Weizen ein wesentlicher Bestandteil der Ernährung ist, ist ein völliger Verzicht auf Gluten kein leichtes Unterfangen. Holen Sie sich deshalb Rat von Experten, damit es zu keinen Komplikationen kommt, wenn Sie eine so große Lebensmittelgruppe von Ihrer Ernährung ausschließen.

REIS

In Asien gilt eine Mahlzeit ohne Reis nicht als komplett. Für über die Hälfte der Weltbevölkerung stellt er ein Grundnahrungsmittel dar und jede Kultur hat ihre ganz eigenen Reisgerichte, die von Risotto bis Pilaw reichen. Darüber hinaus ist dieses Nahrungsmittel nicht nur reich an Vitaminen und Mineralstoffen, sondern auch ein wertvoller Energielieferant.

Reis – Auswahl

Welchen Reis Sie wählen, hängt hauptsächlich von dem Gericht ab, für das Sie ihn verwenden wollen. Für viele gehört zu einem indischen Gericht zwingend der wunderbar duftende Basmatireis, während sich für ein chinesisches, thailändisches oder indonesisches Gericht eher der leicht klebrige (wichtig, wenn Sie mit Stäbchen essen) Jasminreis eignet. Der vielseitige amerikanische Langkornreis hingegen passt perfekt zu Pfannengerichten, Pilaw, Jambalayas und Gumbos.

Doch nur selten gibt es eine einzige „richtige" Reissorte, wie das bei Risottos der Fall ist. Diese gelingen tatsächlich nur mit dem typischen Risottoreis. Abgesehen davon gibt es – einige Grundkenntnisse vorausgesetzt – keine starren Regeln: Zwar werden Reisdesserts traditionell mit Rundkornreis zubereitet, aber es gibt keinen Grund, nicht Langkornreis zu verwenden.

Braunreis enthält mehr Nährstoffe als raffinierter Weißreis.

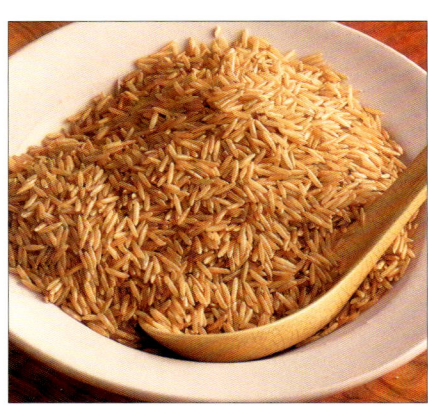

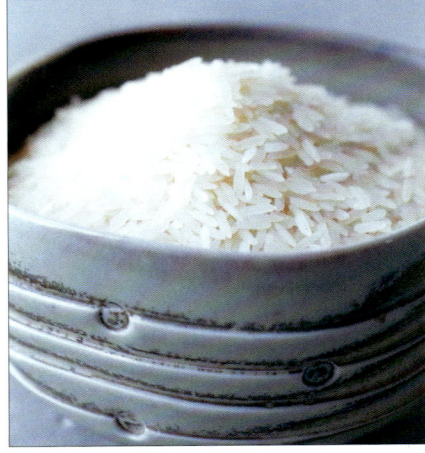

Reis ist für weite Teile der Weltbevölkerung ein Grundnahrungsmittel.

Auch Basmati- und sogar Jasminreis lassen sich zu einem leckeren Dessert verarbeiten.

Reis – Lagerung

Roher (ungekochter) Reis lässt sich in der ungeöffneten Packung oder einem luftdicht schließenden Gefäß an einem dunklen, kühlen Ort bis zu 3 Jahren lagern. Wichtig ist, dass dieser absolut trocken ist, da feuchter Reis zu schimmeln beginnt. Je älter der Reis ist, desto mehr Wasser und/oder Garzeit benötigt er bei der Zubereitung. Gekochter Reis hält sich – abgekühlt und zugedeckt – im Kühlschrank rund 1 Tag, Sie können ihn aber auch einfrieren. Tiefgefrorenen Reis wärmen Sie in einer Kasserolle im Ofen auf oder Sie lassen ihn auftauen und braten ihn beziehungsweise verwenden ihn für einen Salat. Erhitzen Sie aufgetauten Reis gut durch und wärmen Sie ihn nicht mehrmals auf.

Braunreis

Braunreis ist reich an komplexen Kohlenhydraten und unlöslichen Ballaststoffen. Zudem enthält er mehr B-Vitamine als Weißreis, bei dem das Silberhäutchen und der Keim wegpoliert wurden. Auch wird die im Braunreis enthaltene Stärke langsamer in Zucker umgewandelt, was den Blutzuckerspiegel nicht so stark ansteigen lässt (wichtig für

LANGKORNREIS KOCHEN

Es gibt fast ebenso viele Zubereitungsarten wie Meinungen dazu, wie man Reis kochen sollte. Die folgende Methode ist die einfachste und sie hält die Nährstoffe im Korn zurück, die sonst ausgeschwemmt würden. Die verschiedenen Reissorten nehmen unterschiedlich viel Wasser auf, aber als Faustregel für Langkornreis kann man sagen: ein Teil Reis, zwei Teile Wasser. Für die vorgestellte Methode heißt das, 250 g Reis und 500 ml Wasser, wobei diese Reismenge für 4 Personen als Beilage gedacht ist.

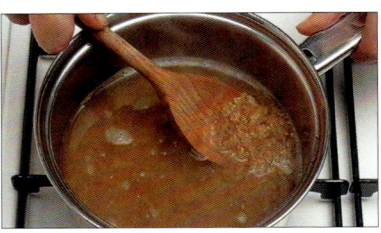

1 Den Reis in ein Sieb schütten und unter fließendem kaltem Wasser spülen. Dann den Reis in einen schweren Topf geben, die abgemessene Menge Wasser hinzufügen. Ohne Deckel zum Kochen bringen, dann die Hitze reduzieren und den Reis umrühren. Nach Geschmack Salz zugeben.

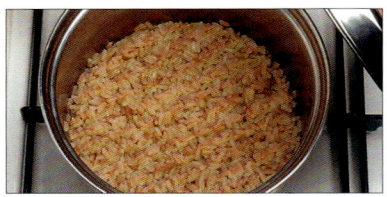

2 Den Topf mit einem gut schließenden Deckel abdecken und 25 bis 35 Minuten simmern lassen, bis das Wasser aufgesaugt und der Reis weich ist. Dann den Topf vom Ofen nehmen und den Reis zugedeckt 5 Minuten ziehen lassen.

REIS – KOCHTIPPS

- Lassen Sie den gekochten Reis nach dem Abgießen und vor dem Servieren noch 5 Minuten „ruhen", um den Kochprozess komplett abzuschließen.
- Denken Sie daran, dass Reis während des Kochens Wasser aufsaugt. Geben Sie zu viel davon zu oder lassen Sie den Reis zu lange kochen, wird er matschig.
- Ist der Reis nach dem Abgießen noch hart, decken Sie ihn zu und stellen ihn 5 bis 10 Minuten beiseite. Die Resthitze lässt ihn weiter garen.

Diabetiker). Braunreis und Reiskleie enthalten eine Verbindung namens Gamma-Oryzanol, die in klinischen Tests eine cholesterinsenkende Wirkung gezeigt hat. Brauner Reis ist zudem glutenfrei.

Basmatireis

Dieser Langkornreis, dessen Name „Duft" bedeutet, wird am Fuß des Himalaya angebaut. Nach der Ernte „reift" er 1 Jahr lang und bildet in dieser Zeit sein besonderes Aroma aus. Basmatireis ist als Braun- und Weißreis erhältlich, wobei Ersterer einen höheren Nährstoffgehalt und ein nussigeres Aroma aufweist. Basmatireis wird häufig in der indischen Küche verwendet, da er die

Der mittelkörnige Risotto-Reis eignet sich auch gut für Reispudding.

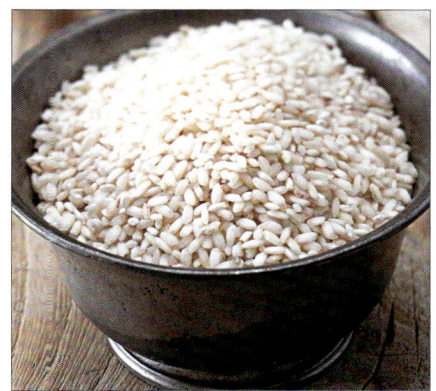

Schärfe von Currys etwas mildert. Er eignet sich aber auch hervorragend für lockere Reissalate.

Risottoreis

Für Risottos benötigen Sie einen speziellen Mittelkornreis. Die bekannteste Sorte ist *Arborio*. Beim Kochen nehmen die meisten Reissorten rund das Dreifache ihres Gewichts an Wasser auf, Risottoreis fast das Fünffache. Daraus resultiert die cremige Konsistenz, wobei die Reiskörner im Kern noch Biss haben.

Carmargue-Reis

Dieser berühmte rote Reis aus der Carmargue hat einen nussigen Geschmack und einen feinen Biss. Da er ungeschält verkauft wird, beträgt die Garzeit rund 1 Stunde. Trotzdem bleibt er körnig und fest im Biss. Die typische rote Farbe, die durch das Kochen noch intensiviert wird, steckt in der Außenhaut, die reich an Ballaststoffen, Vitaminen und Mineralstoffen ist. Auch ist der glykämische Index von Carmargue-Reis niedriger als der von Weißreis. Aufgrund seiner Färbung eignet er sich besonders für Salate und Füllungen.

Wildreis

Dabei handelt es sich um keinen „echten" Reis, sondern um die schmalen, braun-schwarzen Samen des in Nordamerika wachsenden Wassergrases. Wildreis hat ein nussiges Aroma und hat eine

Der ballaststoffreiche Wildreis gehört zur Familie der Gräser.

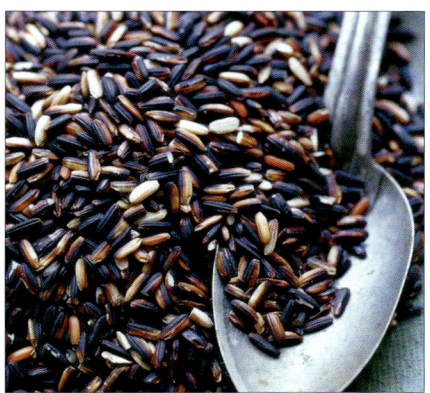

vergleichsweise lange Garzeit von 35 bis 60 Minuten, je nachdem, ob Sie ihn bissfest oder weich bevorzugen. Diese lässt sich jedoch reduzieren, indem Sie ihn über Nacht in Wasser einweichen. Wildreis ist extrem nährstoffreich. Er enthält alle acht essenziellen Aminosäuren und ist besonders reich an Lysin. Zudem ist er ein guter Ballaststofflieferant, kalorienarm und glutenfrei. Verwenden Sie ihn für Füllungen oder in Kombination mit anderen Reissorten für Salate und Pilaw.

Reiskleie

Wie Weizen- und Haferkleie besteht Reiskleie aus Schalen und dem Keimling. Sie ist reich an Ballaststoffen und verleiht Brot, Kuchen, Gebäck sowie Eintöpfen Textur.

REIS SCHNELL AROMATISIEREN

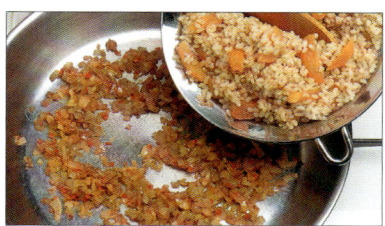

- Braunreis mit Gemüsebrühe und zerkleinerten Aprikosen garkochen. Eine Zwiebel in etwas Öl sautieren, gemahlenen Kümmel, Koriander sowie klein gehackte Chili zugeben und unter den Reis mischen.

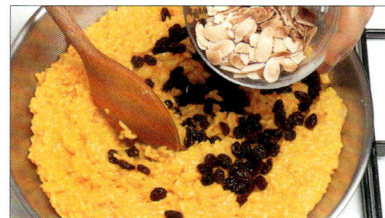

- Safranreis lässt sich mit Rosinen und gerösteten Mandeln verfeinern.

WEITERE GETREIDESORTEN

Weizen, Hafer und Reis sind zweifellos die beliebtesten Getreidesorten, doch darüber sollten andere Sorten wie Gerste, Quinoa und Buchweizen nicht in Vergessenheit geraten, denn sie bringen Vielfalt in unsere Ernährung und sind reich an Nährstoffen. Dabei begegnen sie uns in diversen Formen – vom ganzen Korn bis zum Mehl –, die Verwendung beim Backen, als Frühstückscerealien und in zahlreichen Kochrezepten finden.

Hafer

Hafer begegnet uns in vielerlei Formen und Arten, doch eines ist allen gemeinsam: Er ist – aus vielerlei Gründen – ein extrem gesundes Nahrungsmittel. So ist er reich an Vitamin A und B sowie Eisen und Mangan. Auch ist er das einzige Nahrungsmittel, das die Anforderungen der amerikanischen Arzneimittelzulassungsbehörde *FDA* und der englischen *Food Standards Agency* (FSA) bezüglich seiner gesundheitsfördernden Eigenschaften erfüllt. Diese beruhen maßgeblich an seinem hohen Gehalt an löslichen Ballaststoffen, von denen einer – Betaglucan – den Cholesterinspiegel nachweislich senkt. Ein weiterer Effekt ist, dass Haferprodukte ihre Energie nur langsam freisetzen und Sie sich so länger satt fühlen. Entsprechend weisen die meisten von ihnen einen guten glykämischen Index auf.

Aus Perlgraupen lässt sich ein schmackhaftes Risotto zubereiten.

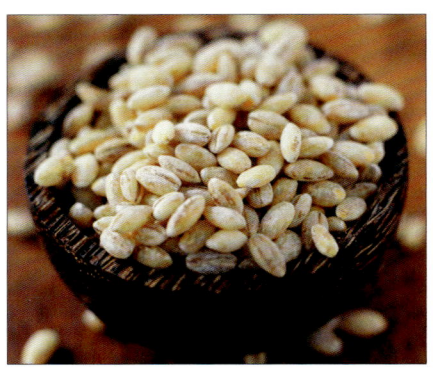

Rollhafer und Haferflocken

Für die beliebten Flocken werden die Haferkörner gereinigt und deren Schale abgetrennt (Rollhafer). Anschließend werden die geschälten Körner zerkleinert und plattgewalzt. Bei diesem Herstellungsprozess bleiben Kleie und Keimling sowie die in ihnen enthaltenen Nährstoffe erhalten. Häufig werden die Haferkörner gedämpft, um bestimmte Enzyme zu schwächen, die sonst später bei der Lagerung einen ranzigen Geschmack verursachen würden. Besonders beliebt sind Haferflocken und Rollhafer in Nordeuropa, vor allem in Schottland, wo sie zu Haferbrei, Haferkuchen und Pfannkuchen verarbeitet werden. Für Kuchen und Brot eignen sich besonders mittelgrobe Haferflocken, während feine Haferflocken ideal für Pfannkuchen, aber auch Frucht- und Milchgetränke sind.

Haferkleie

Haferkleie besteht aus den Randschichten des Haferkorns sowie aus dem Keimling. Sie ist reich an Ballaststoffen und enthält einen Gutteil der im Haferkorn vorhandenen Vitamine und Mineralstoffe. Haferkleie kann über Frühstückscerealien gestreut oder unter Joghurt gemischt werden, um den Ballaststoffgehalt zu erhöhen. Am meisten profitieren Sie, wenn Sie täglich einige Esslöffel zu sich nehmen. So ist sichergestellt, dass Sie eine ausreichende Menge an Ballaststoffen aufnehmen. Auch beugen Sie so Verstopfungen vor.

Hafer ist reich an Betaglucan und gibt seine Energie langsam ab.

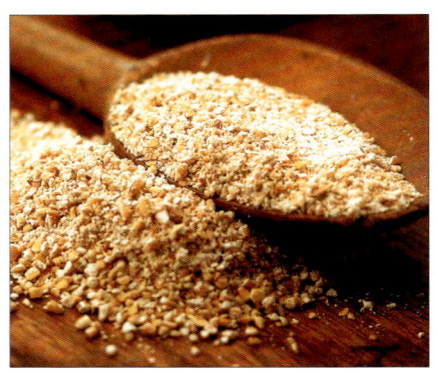

ENTHÄLT HAFER GLUTEN?

Eine Frage, die viele Zöliakiepatienten beschäftigt. Diese sollten wissen, dass Hafer Avenin enthält, ein Protein, das Gluten sehr ähnlich ist und vergleichbare Reaktionen bei ihnen auslösen kann. Hafer sollte also nicht automatisch als glutenfrei betrachtet werden.

Gerste

Vermutlich war Gerste das erste kultivierte Getreide überhaupt und sie spielt auch heute noch eine wichtige Rolle bei der Ernährung, insbesondere in Osteuropa, im Mittleren Osten und in Asien. Für den Verzehr erhält man sie meist in Form von Perlgraupen, die durch Schälen, Dämpfen und Polieren der Gerstenkörner hergestellt werden. Diese sind elfenbeinfarben und haben ein mildes, süßliches Aroma. Perlgraupen werden vor allem als Einlage für Suppen, Eintöpfe und Aufläufe verwendet. Zudem eignen sie sich zur Herstellung von Gerstenwasser, ein traditionelles Naturheilmittel. Bei ungeschälten Graupen wird lediglich die unverdauliche äußere Schale entfernt. Entsprechend ist ihr Nährstoffgehalt deutlich höher als der von Perlgraupen, insbesondere in Bezug auf lösliche Ballaststoffe, Phosphor, Eisen, Magnesium, Zink und B-Vitamine (vor allem Thiamin). Jüngere Studien zeigen, dass es sich bei diesen Ballaststoffen um die gleichen wie bei Hafer handelt und dass sie die gleiche cholesterinsenkende Wirkung entfalten können. Gerstenflocken sind auch in der Vollkornvariante erhältlich, aus denen sich ein hervorragender Gerstenbrei zubereiten lässt, oder Sie mischen sie unter Ihr Müsli.

Quinoa

Die Inkas bezeichneten Quinoa (sprich: „kin-wa") als die Mutter aller Getreide und bauten die Pflanze über Jahrhunderte hinweg an. Und auch heute gewinnt Quinoa aufgrund

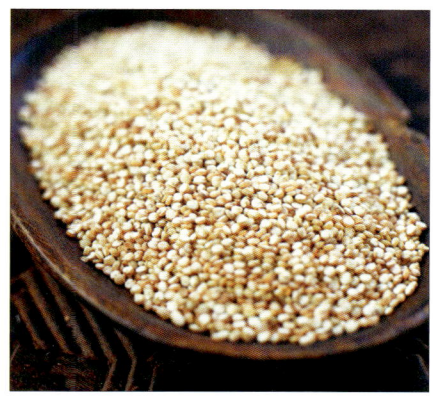

Quinoa ist eine gute Proteinquelle für Vegetarier und Veganer.

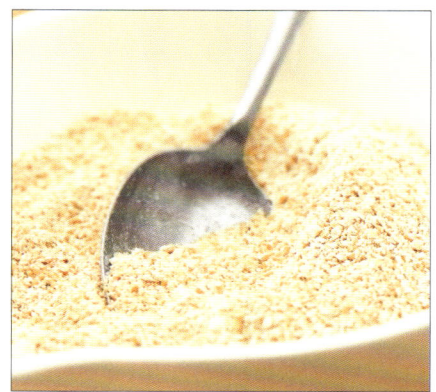

Für einen Hirsebrei Milch mit Hirse aufkochen und köcheln lassen.

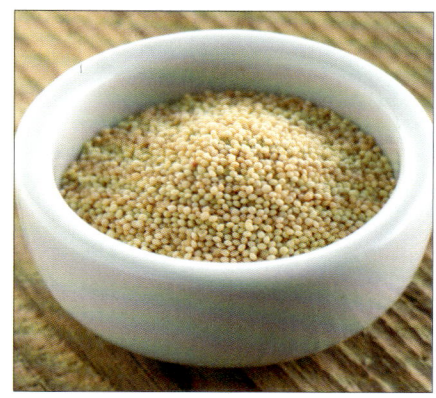

Amaranth enthält eine beeindruckende Vielfalt an Nährstoffen.

ihres hohen Nährstoffgehalts wieder mehr und mehr Anhänger. Denn im Gegensatz zu allen anderen Getreidesorten ist sie reich an Proteinen und enthält ein gerüttelt Maß an allen essenziellen Aminosäuren. Zudem ist Quinoa eine hervorragende Quelle für Mangan, Magnesium, Kupfer, Phosphor, Eisen und Zink sowie für B-Vitamine und unlösliche Ballaststoffe. Da sie kein Gluten enthält, ist sie auch für Zöliakiepatienten geeignet. Die kleinen tropfenförmigen Samen haben ein mildes, leicht bitteres Aroma und eine feste Textur. Sie werden wie Reis gekocht, wobei sie ihr Volumen vervierfachen und glasig werden. Quinoa eignet sich für Füllungen, Aufläufe, Pilaw und Frühstückscerealien.

Hirse
Obwohl Hirse häufig mit Vogelfutter assoziiert wird, handelt es sich dabei um ein sehr nährstoffreiches Getreide, das einst überall in Europa verbreitet war. Und auch heute noch stellt es in Afrika, China und Indien ein Grundnahrungsmittel dar. Hirse ist leicht verdaulich und enthält mehr Eisen als alle anderen Getreidesorten. Zudem ist sie glutenfrei sowie reich an Mangan, Kupfer, Phosphor, Magnesium und B-Vitaminen, insbesondere Thiamin und Niacin. Hirse hat ein mildes Aroma und ist damit eine hervorragende Beilage zu pikanten Currys und Eintöpfen. Darüber hinaus kann sie als Basis für Pilaw und

Milchpudding verwendet werden. Die kleinen, festen Körner können zu Flocken gewalzt oder zu Mehl gemahlen werden, das backfähig ist. Für einen Sauerteig muss dieses jedoch mit einem hoch glutenhaltigen Mehl gemischt werden.

Buchweizen
Trotz seines Namens handelt es sich beim Buchweizen nicht um eine Getreideart, sondern um ein Mitglied aus der Rhabarber-Familie. Aber auch er ist reich an Nährstoffen und enthält alle essenziellen Aminosäuren, Mineralstoffe und B-Vitamine, insbesondere Niacin. Zudem findet sich im Buchweizen das Flavonoid Rutin, ein Antioxidans, das die Blutgefäße stärkt und bei Durchblutungsstörungen helfen kann. Buchweizen ist glutenfrei und damit auch für Zöliakiepatienten geeignet.

Die Buchweizenkörner sind roh oder geröstet erhältlich und haben ein nussig-erdiges Aroma. In Osteuropa und Russland zählt Buchweizen zu den Grundnahrungsmitteln. Dort werden die dreieckigen Körner zu einem gräulichen Mehl gemahlen, aus dem *Blinis* zubereitet werden. Auch sind Buchweizen-Pancakes in Teilen der USA und Frankreichs sehr beliebt. Das volle Korn eignet sich für Breie und Puddings. Aus Buchweizenmehl hergestellte Pasta hat einen nussigen Geschmack und ist dunkler als Vollkornpasta. Die bekanntesten

Buchweizennudeln sind *Soba*, die eine braungraue Färbung aufweisen und in Japan für Suppen oder Pfannengerichte verwendet werden.

Amaranth
Diese in Mexiko beheimatete Pflanze ist insofern ungewöhnlich, da sowohl ihre Blätter als auch die Samen essbar sind. Genau wie Quinoa wird Amaranth wegen seines exzellenten Nährstoffgehalts als „Supergetreide" gepriesen, jedoch ist sein Geschmack für viele gewöhnungsbedürftig. Amarant enthält mehr Protein als Hülsenfrüchte sowie alle essenziellen Aminosäuren, insbesondere Lysin. Zudem ist er reich an Mangan, Magnesium, Phosphor, Eisen, Zink und B-Vitaminen. Amaranth enthält auch Calcium, jedoch wird dieses durch die ebenfalls in hohem Maß vorhandene Oxalsäure nahezu komplett gebunden. Darüber hinaus ist Amaranth eine natürliche Quelle für Phytostanole (der hydrierten Form der jeweiligen Phytosterole), die den LDL-Cholesterinspiegel senken. Die kleinen, blassen Samen, das „Korn", haben ein markantes Pfefferaroma und passen am besten zu Eintöpfen und Suppen oder zu Breien. Sie können aber auch zu Mehl gemahlen werden, das für Brot, Gebäck und Kekse verwendet wird. Da das Mehl kein Gluten enthält, muss es zum Backen von Sauerteigbrot mit glutenhaltigem Mehl gemischt werden. Die Blätter ähneln Spinat.

LEGUMINOSEN

Da Hülsenfrüchtler den Boden mit Stickstoff anreichern, werden sie häufig für die Gründüngung verwendet. Ihren Namen verdanken sie der Tatsache, dass sie sogenannte Hülsenfrüchte bilden, welche die Samen enthalten. Aufgrund ihres Nährstoffgehalts sind diese Früchte und Samen ein wichtiger Bestandteil der menschlichen Ernährung, insbesondere bei fleischarmer oder vegetarischer/veganer Kost. In Indien, Südamerika, dem Mittleren Osten und im Mittelmeerraum waren sie lange Zeit Grundnahrungsmittel und es gibt kaum ein Land, in dem sie nicht auf dem Speiseplan stehen. So kochen die Amerikaner ihre Bohnen stundenlang (*Baked Beans*), während sie in Mexiko zu Mus sowie in Japan zu einer schwarzen Soße verarbeitet werden.

Hülsenfrüchte sind fettarm und verfügen über einen hohen Gehalt an komplexen Kohlenhydraten, Vitaminen und Mineralstoffen. Zudem sind sie ein wichtiger Eiweißlieferant für Vegetarier, der – zusammen mit Cerealien verzehrt – durchaus mit tierischen Proteinquellen vergleichbar ist. Darüber hinaus enthalten Hülsenfrüchte eine Reihe von Phytonährstoffen, was Ernährungsexperten dazu veranlasst hat, eine

Braune Linsen benötigen länger zum Garen als halbierte Sorten.

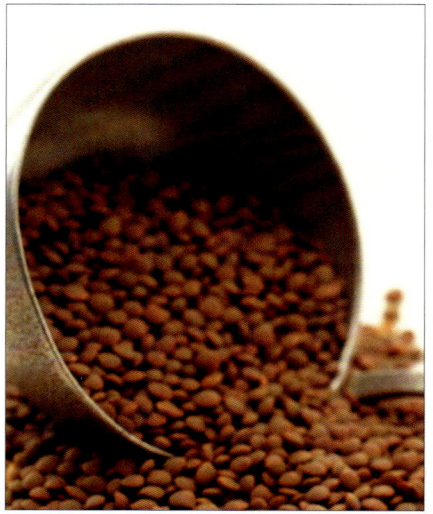

Verzehrempfehlung von 5 Portionen pro Woche auszusprechen.

Linsen

Die ursprünglich in Asien und Nordafrika beheimatete Linse gehört zu den ältesten bekannten Lebensmitteln. Dort wird sie auch heute noch sowie in Frankreich und Italien angebaut. Linsen enthalten eine beeindruckende Vielfalt an Nährstoffen, insbesondere B-Vitamine und Folsäure. Darüber hinaus sind sie eine gute Quelle für viele essenzielle Mineralstoffe wie Mangan, Phosphor, Zink, Magnesium und Kupfer sowie einer der besten pflanzlichen Eisenlieferanten. Und auch wenn dieses in einer Form vorliegt, die unser Körper nur schwer aufnehmen kann, leisten Linsen trotzdem einen wertvollen Beitrag, vor allem bei einer vegetarischen beziehungsweise veganen Ernährungsweise. Im Vergleich zu anderen Hülsenfrüchten enthalten Linsen extrem wenig Fett und viel Protein. Zudem sind sie reich an löslichen sowie unlöslichen Ballaststoffen, was einerseits das „schlechte" LDL-Cholesterin senkt und andererseits die Darmfunktion unterstützt. Auch bremsen die Ballaststoffe den Abbau von Stärke zu Zucker, sodass dieser kontinuierlich an den Blutkreislauf abgegeben wird – was das Risiko senkt, an Diabetes mellitus Typ 2 zu erkranken. Linsen allein ergeben jedoch keine vollwertige Mahlzeit, da sie nicht alle essenziellen Aminosäuren enthalten. Kombinieren Sie sie daher mit einem Getreide, zum Beispiel Reis. Hinzu kommen zahlreiche Phytonährstoffe, darunter Isoflavone, Phytosterole und Lingane, die Linsen zu einem wahrhaften Superfood machen. Es ist diese wirkstarke Mischung, von der man annimmt, dass sie für die gesundheitlichen Vorzüge von Hülsenfrüchten verantwortlich ist. Linsen werden immer im getrockneten Zustand angeboten, müssen jedoch im Gegensatz zu vielen anderen Hülsenfrüchten nicht eingeweicht werden. Sie

können an einem kühlen, dunklen Ort bis zu einem Jahr aufbewahrt werden (am besten in einer luftdichten Verpackung), wobei sie im Laufe der Zeit härter werden. Achten Sie beim Kauf darauf, dass die Linsen glänzen und prall sind. Auch sollten keine mehligen Rückstände in der Verpackung erkennbar sein. Vor der

ROTE UND GELBE LINSEN ZUBEREITEN

Linsen sind einfach zuzubereiten und müssen nicht im Vorfeld eingeweicht werden. Halbierte rote und gelbe Linsen zerkochen, während ganze Linsen ihre Form behalten. Allerdings ist deren Garzeit auch deutlich länger.

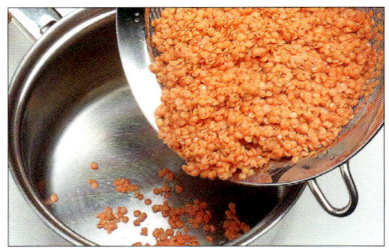

1 250 g Linsen in ein Sieb geben und unter fließendem kaltem Wasser waschen. Danach in einen Topf füllen.

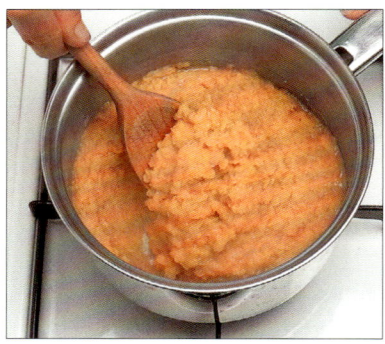

2 Mit 600 ml Wasser aufgießen, zum Kochen bringen und 20 bis 25 Minuten unter gelegentlichem Umrühren simmern lassen, bis das Wasser aufgesogen ist und die Linsen weich sind. Nach Geschmack würzen.

LINSEN – TIPP
Verwenden Sie zum Kochen kein Salzwasser, da die Linsen sonst nicht weich werden. Würzen Sie diese erst, wenn sie gar sind.

Zubereitung die Linsen stets gut waschen.

Rote Linsen
Diese orangefarbenen, halbierten Linsen, mitunter auch ägyptische Linsen genannt, sind die am weitesten verbreitete Sorte. Sie garen innerhalb von 15 bis 20 Minuten und zerfallen beim Kochen leicht. Daher eignen sie sich ideal für dicke Suppen, Eintöpfe sowie Dals – ein sehr beliebtes Gericht der indischen Küche. Im Mittleren Osten werden aus roten oder gelben Linsen (gemischt mit anderen Gemüsen und Gewürzen) kleine Bällchen, sogenannte *Köfte*, zubereitet.

Gelbe Linsen
Die etwas weniger bekannten gelben Linsen ähneln geschmacklich stark den roten Linsen und werden genau wie diese zubereitet. Auch sie kommen halbiert in den Handel und können nicht keimen.

Grüne und braune Linsen
Diese je nach Größe auch Tellerlinsen genannten Linsen zerfallen

Rote Linsen sind ballaststoffärmer als grüne, garen aber schneller.

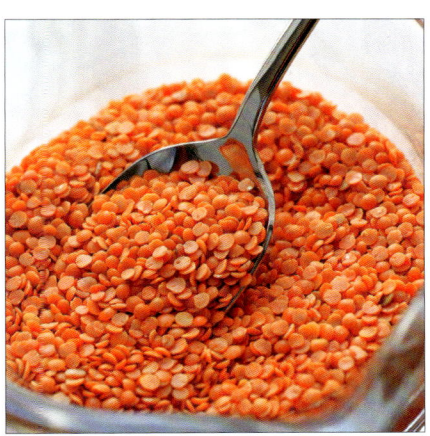

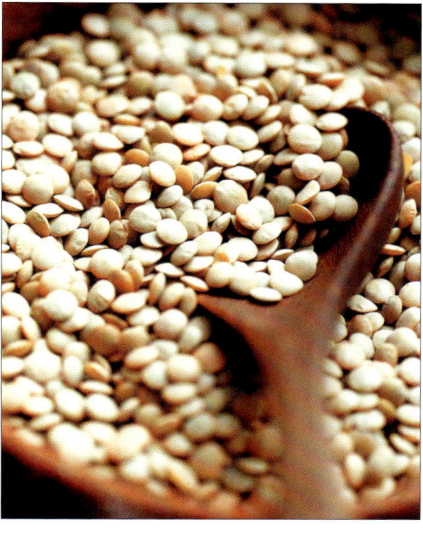

Grüne Linsen lassen sich gut aromatisieren, zum Beispiel mit Knoblauch.

nicht, sondern behalten beim Kochen ihre Form. Mit 30 Prozent liegt ihr Ballaststoffgehalt deutlich über dem von roten und gelben Linsen, weshalb sie etwa 45 Minuten zum Garen benötigen. Sie eignen sich besonders für Suppen und Eintöpfe sowie Füllungen.

Puy-Linsen
Diese kleinen, tiefgrünen Linsen kommen aus der Auvergne, genauer gesagt aus Le-Puy-en-Velay. Sie gelten aufgrund ihres feinen Geschmacks und ihrer knackigen Textur als Delikatesse. Sie garen in 25 bis 30 Minuten, wobei auch sie ihre Form behalten. Sie eignen sich besonders

Puy-Linsen sind eine wunderbare Beilage zu Fischgerichten.

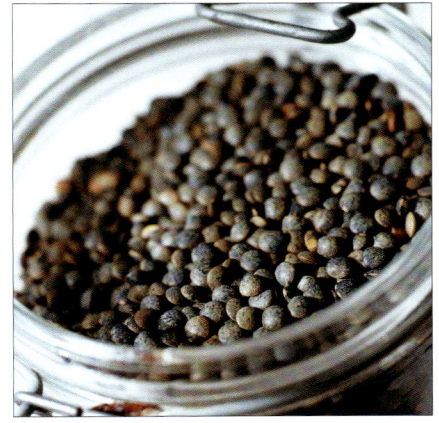

gut für Salate und Suppen, schmecken aber auch in Wein geschmort oder mit frischen Kräutern aromatisiert hervorragend.

ROTE-LINSEN-DAL
Dieses schmackhafte Winterabendessen begeistert Vegetarier ebenso wie Fleischesser. Servieren Sie es mit *Naan*, Kokosnusscreme und frischen Korianderblättern. Die Kokosnusscreme verleiht dem Gericht ein besonderes Aroma.

Für 4 Personen
1 EL Sonnenblumenöl
500 g rote Linsen
1 EL scharfe Currypaste
Salz und schwarzer Pfeffer

1 Das Öl in einer großen, hohen Pfanne erhitzen. Die Linsen zugeben und 1 bis 2 Minuten unter ständigem Rühren anbraten. Die Currypaste sowie 600 ml kochendes Wasser unterrühren.

2 Das Linsen-Curry-Gemisch zum Kochen bringen, die Hitze zurücknehmen und zugedeckt 15 Minuten leicht simmern lassen, bis die Linsen weich und das Gemisch eingedickt ist. Dabei gelegentlich umrühren.

3 Mit Salz und frisch gemahlenem schwarzen Pfeffer nach Geschmack würzen, kochend heiß servieren.

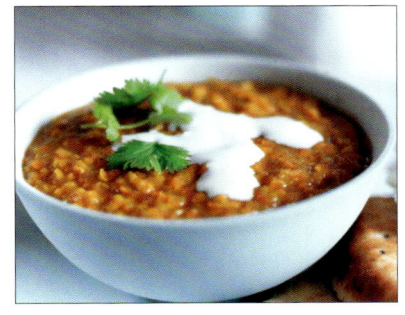

HÜLSENFRÜCHTE

Als Hülsenfrüchte werden die essbaren Samen der Leguminosen bezeichnet. Dazu gehört neben den Kichererbsen eine Reihe von Bohnen. Sie alle sind reich an Eiweiß, Vitaminen sowie Mineral- und Ballaststoffen, enthalten aber nur sehr wenig Fett. Auch ist das Eiweiß sehr hochwertig, da es alle essenziellen Aminosäuren beinhaltet, was vor allem für Vegetarier und Veganer gut zu wissen ist. Darüber hinaus finden sich in Hülsenfrüchten zahlreiche Phytonährstoffe, zum Beispiel Flavonoide, Phytosterole und Lingane, die zu einer Reduzierung des Risikos für kardiovaskuläre Erkrankungen sowie Typ-2-Diabetes beitragen. Gerichte aus Hülsenfrüchten zählen im Rahmen der 5 empfohlenen Obst- und Gemüseportionen täglich.

Ihre Eigenschaft, das Aroma anderer Nahrungsmittel anzunehmen, macht Hülsenfrüchte zur Basis für zahllose Gerichte. Die meisten von ihnen müssen über Nacht eingeweicht werden, was ein wenig Vorausplanung erforderlich macht. Sind Sie unter Zeitdruck, können Sie aber auch auf Dosenware zurückgreifen.

Schwarze Bohnen

Diese glänzend schwarzen, nierenförmigen Bohnen finden häufig in der karibischen Küche Verwendung

Schwarze Bohnen sind reich an Folsäure und anderen B-Vitaminen.

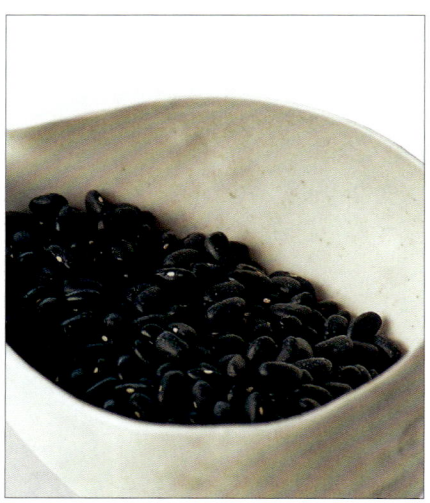

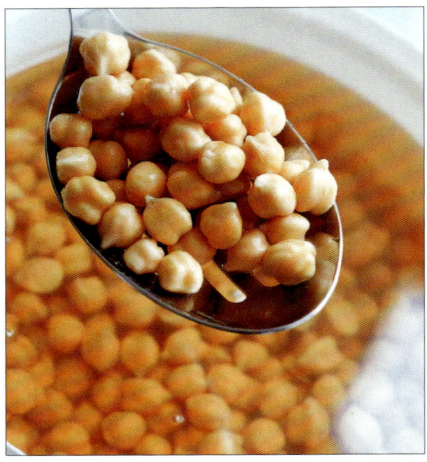

Kichererbsen sind eine hervorragende Eiweiß- und Vitamin-B-Quelle.

und sind auch unter dem Namen schwarze Schildkröten-Bohnen bekannt. Sie sind reich an Nährstoffen, insbesondere an Folsäure, die besonders wichtig vor und während

HÜLSENFRÜCHTE VORBEREITEN UND KOCHEN

An der Frage, ob Hülsenfrüchte vor dem Kochen unbedingt eingeweicht werden müssen, scheiden sich die Geister. Auf jeden Fall aber reduziert das Einweichen die Garzeit und es kann das Aroma verbessern, da dadurch die Keimung in Gang gesetzt wird.

Am besten gehen Sie folgendermaßen vor: Waschen Sie die Hülsenfrüchte unter fließendem kaltem Wasser und weichen Sie sie in einer Schüssel mit kaltem Wasser über Nacht ein. Am nächsten Tag entfernen Sie alle Hülsenfrüchte, die an der Oberfläche schwimmen, gießen das Wasser ab und spülen die verbliebenen Früchte noch einmal. Dann geben Sie diese in einen Topf und bedecken sie mit frischem kaltem Wasser. Die Hülsenfrüchte 10 bis 15 Minuten sprudelnd kochen und anschließend bei reduzierter Hitze zugedeckt simmern lassen, bis sie weich sind.

HÜLSENFRÜCHTE – TIPPS

Viele Menschen meiden Bohnen wegen der unangenehmen „Begleiterscheinungen": Bei der Verdauung entstehen häufig Gase, die zu Blähungen führen. Dieser Effekt lässt sich aber reduzieren.

- Verwenden Sie niemals das Wasser, in dem Sie die Hülsenfrüchte eingeweicht haben, zum Kochen.
- Schöpfen Sie den Schaum, der sich beim Kochen an der Wasseroberfläche bildet, ab.
- Geben Sie Gewürze wie Dill, Asant, Ingwer oder Kümmel ins Kochwasser.

einer Schwangerschaft ist. Zudem sind sie eine exzellente Quelle für B-Vitamine, die für die Nerven- und Muskelgesundheit sowie den Stoffwechsel unerlässlich sind. Darüber hinaus enthalten schwarze Bohnen alle essenziellen Mineralstoffe mit Ausnahme von Natrium. Auch das enthaltene Eisen und Calcium ist für unseren Körper nur bedingt verwertbar, da es an Phytate gebunden ist. Schwarze Bohnen haben ein süßliches Aroma und verleihen Suppen, Eintöpfen und Salaten aufgrund ihrer Färbung eine dramatische Note.

Kichererbsen

Auch als *echte Kicher* bekannt, erinnern Kichererbsen von ihrem Aussehen her an ungeschälte Haselnüsse. Und tatsächlich haben sie einen leicht nussigen Geschmack sowie eine cremige Textur. Das Protein ist wie bei den schwarzen Bohnen sehr hochwertig, da es alle essenziellen Aminosäuren umfasst. Kichererbsen sind extrem reich an Folsäure und enthalten auch alle anderen B-Vitamine. Zudem verfügen sie über eine Reihe von essenziellen Mineralstoffen, darunter Calcium. Das ist für diejenigen gut zu wissen, die keine Milchprodukte essen wollen oder

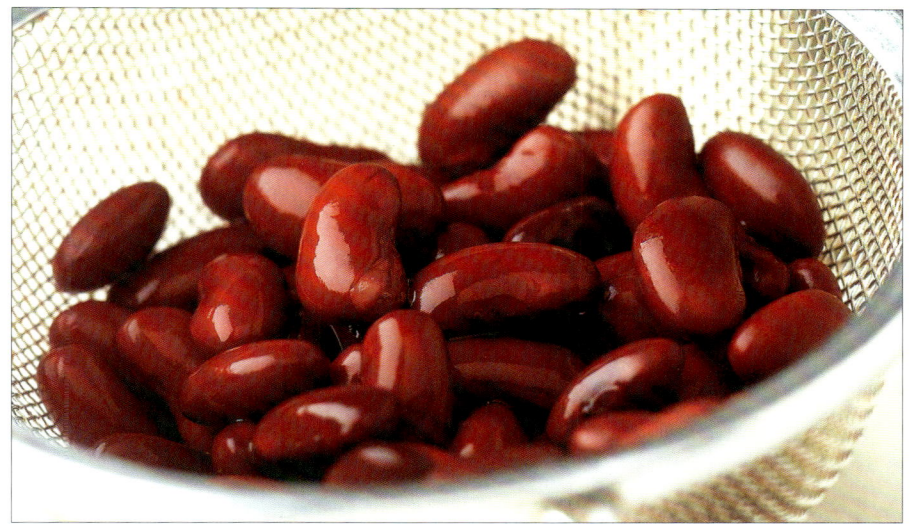

können. Auch sind Kichererbsen eine gute Quelle für unlösliche Ballaststoffe. Diese verbessern die Darmfunktion und beugen Verstopfungen vor, was das Risiko, an Darmkrebs zu erkranken, verringert. Zudem schlägt sich der hohe Ballaststoffanteil in einem guten glykämischen Index nieder. Getrocknete Kichererbsen haben eine vergleichsweise lange Garzeit, wobei Sie aber auch auf vorgekochte Dosenware zurückgreifen können. Kichererbsen passen hervorragend zu Currys und lassen sich zu einem wunderbar cremigen Hummus verarbeiten, der sich mit Zutaten wie Koriander, Zitrone oder gerösteten Paprika aromatisieren lässt.

Rote Kidneybohnen

Die glänzenden, mahagoniroten Kidneybohnen behalten beim Kochen Form und Farbe. Sie enthalten nicht

MANTECABOHNEN

Auch die amerikanische NASA sucht nach blähfreien Nahrungsmitteln. Eines davon ist die von dem britischen Agrarforscher Dr. Colin Leakey gezüchtete Mantecabohne, die sich an die in Chile heimische Mantecabohne anlehnt. Derzeit wird sie in Südwestengland und auf den Kanalinseln angebaut und als Tiefkühlware vermarktet.

Die ballaststoffreichen Kidneybohnen bringen Farbe in die Küche.

alle essenziellen Aminosäuren und sollten für eine vollwertige Mahlzeit daher mit Cerealien oder einem Getreide ergänzt werden – rote Bohnen und Reis sind eine solch klassische Kombination. Darüber hinaus sind Kidneybohnen reich an Folsäure, Mangan, Phosphor, Eisen sowie löslichen und unlöslichen Ballaststoffen, die den Cholesterinspiegel senken und zu einem guten glykämischen Index beitragen. Kidneybohnen haben eine weiche, „mehlige" Textur und sind häufig in der südamerikanischen Küche zu finden. So sind sie eine der Hauptzutaten für pikante Chillis, werden aber auch zur Zubereitung von Bohnenmus verwendet. Gekochte Kidneybohnen eignen sich für eine Reihe von Salaten, schmecken aber am besten mit roten Zwiebeln, gehackter glatter Petersilie und Minze, angemacht mit einem Olivenöldressing.

Bei der Zubereitung von getrockneten Kidneybohnen ist es wichtig, diese 10 bis 15 Minuten sprudelnd kochen zu lassen. Nur so werden die schädlichen Inhaltsstoffe (Lektine) zerstört, die eine schwere Lebensmittelvergiftung hervorrufen und den Magen schädigen können. Dosenware ist bereits vorgekocht, sodass Sie diese nicht noch einmal erhitzen müssen.

KIDNEYBOHNEN ZUBEREITEN

Die meisten Bohnensorten – mit Ausnahme von Adzuki- und Mungobohnen – müssen 5 bis 6 Stunden oder über Nacht eingeweicht und dann 10 bis 15 Minuten sprudelnd gekocht werden, damit die enthaltenen Toxine ihre Wirkung verlieren. Das gilt insbesondere für Kidneybohnen, die sonst zu einer ernsten Lebensmittelvergiftung führen können.

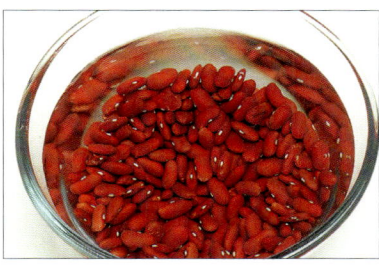

1 Die Bohnen gut waschen und in eine große Schüssel geben. Mit kaltem Wasser bedecken und darin 8 bis 12 Stunden oder über Nacht einweichen. Danach das Wasser abgießen und die Bohnen spülen.

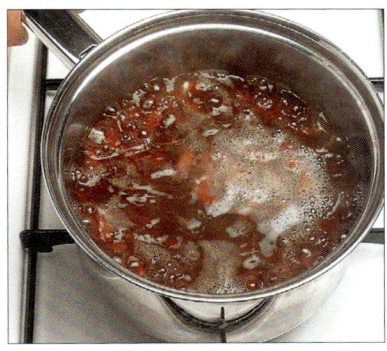

2 Die Bohnen in einen großen Topf schütten und mit frischem kaltem Wasser bedecken. Zum Kochen bringen und 10 bis 15 Minuten sprudelnd kochen lassen. Anschließend die Hitze reduzieren und 1 bis 1,5 Stunden simmern lassen, bis die Bohnen weich sind. Dann abgießen und servieren.

SOJABOHNEN

Die Färbung dieser kleinen ovalen Bohnen reicht von Hellgelb über Braun bis Schwarz. In China werden sie auch als „Fleisch der Erde" bezeichnet und galten einst als heilig – nicht zu Unrecht, da Sojabohnen den höchsten Nährstoffgehalt von allen Bohnen haben. Die „Wunderbohnen" enthalten alle essenziellen Aminosäuren, die für die Erneuerung von Zellen und Gewebe unverzichtbar sind. Zudem sind sie reich an löslichen und unlöslichen Ballaststoffen, welche die Darmtätigkeit anregen sowie zusammen mit den ebenfalls enthaltenen Phytoöstrogenen den Cholesterinspiegel senken und damit das Risiko für Herzerkrankungen und einen Schlaganfall reduzieren. Darüber hinaus sind Sojabohnen eine gute Quelle für pflanzliche Omega-3-Fettsäuren und Alpha-Linolensäure, was vor allem für Nicht-Fischesser gut zu wissen ist. Auch geht man davon aus, dass Phytoöstrogene Wechseljahrsbeschwerden lindern können. Allerdings konnte dieser Effekt bisher noch nicht wissenschaftlich belegt werden.

All diese Faktoren machen die Sojabohne zu einem extrem wertvollen

BOHNEN – TIPPS

- Die Einweichzeit lässt sich verkürzen, indem man die Bohnen zunächst 2 Minuten sprudelnd kochen lässt, dann den Topf vom Herd nimmt und die Bohnen zugedeckt 2 Stunden ziehen lässt. Danach abgießen, waschen und mit frischem kaltem Wasser bedeckt wie gewohnt kochen.
- Die Verwendung eines Dampfkochtopfs verringert die Garzeit um bis zu zwei Drittel.
- Während des Kochens sollte kein Salz hinzugefügt werden, da es die Bohnen zäh werden lässt. Garen Sie diese erst fertig und schmecken Sie sie dann mit Salz und Pfeffer ab. Den gleichen Effekt haben säurehaltige Lebensmittel wie Tomate, Zitronen und Essig. Auch sie sollten daher erst am Schluss zugefügt werden, wenn die Bohnen bereits weich sind.

BOHNENKONSERVEN

Bohnenkonserven sind eine haltbare und bequeme Reserve, wenn die Zeit einmal knapp ist. Denn die Bohnen sind bereits vorgekocht, was ein langes Einweichen und Garen unnötig macht. Achten Sie beim Kauf von Dosenware darauf, dass kein Salz und kein Zucker hinzugefügt wurde. Zwar verringert der Konservierungsprozess den Nährstoffgehalt der Bohnen, jedoch nicht grundlegend. Bohnen aus der Dose weisen häufig eine weichere Konsistenz auf, weshalb sie sich leicht zerdrücken lassen und gut für Pasteten, Füllungen und Kroketten eignen. Sie können zudem für einen schnellen Salat, aber auch für jedes andere Gericht, in dem gekochte Trockenbohnen enthalten sind, verwendet werden: Eine Dose mit einem Abtropfgewicht von 425 g entspricht rund 150 g an Trockenbohnen. Härtere Bohnen wie Kidneybohnen können mitgekocht werden, zum Beispiel in Eintöpfen, während weichere Sorten wie die französische Bohne nur kurz erhitzt werden sollten.

und interessanten Nahrungsmittel, insbesondere, da sie ihre Vorzüge auch während der Verarbeitung zu anderen Nahrungsprodukten behält. Sojabohnen sind extrem hart und müssen vor dem Kochen 12 Stunden eingeweicht werden. Daher kann es je nach Bedarf sinnvoll sein, sich einen Tiefkühlvorrat an gekochten Bohnen anzulegen. Sojabohnen lassen sich gut mit kräftigen Gewürzen und Kräutern kombinieren und sind eine gesunde Ergänzung für Suppen, Eintöpfe, Aufläufe und Salate.

Die Vorzüge von Soja

In Bezug auf die gesundheitlichen Vorzüge von Soja bestätigten die amerikanische FDA sowie andere vergleichbare Institutionen folgende Aussage: 25 g Sojaprotein täglich im Rahmen einer Ernährung, die arm an gesättigten Fettsäuren und Cholesterin ist, senken das Risiko von Herzkrankheiten.

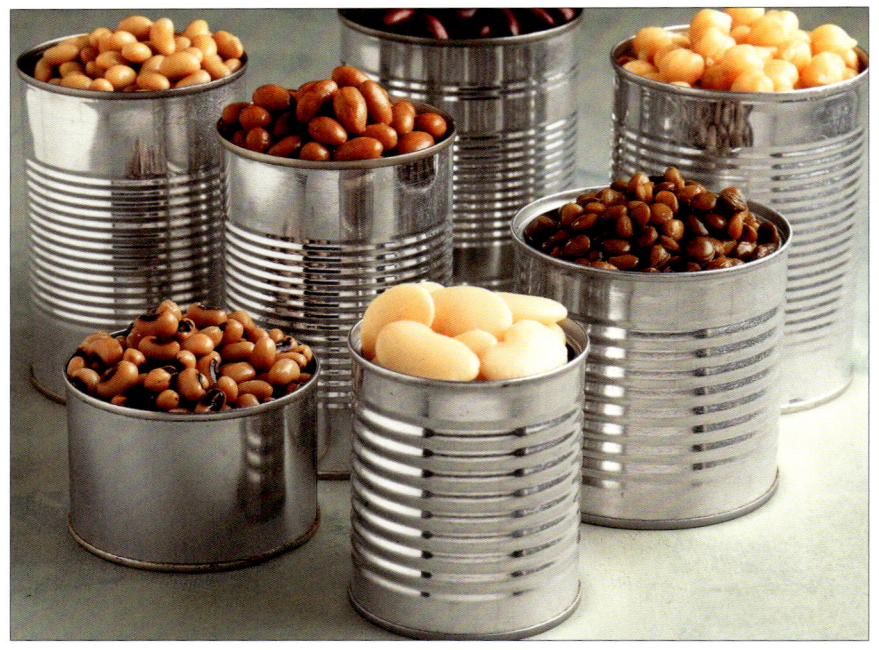

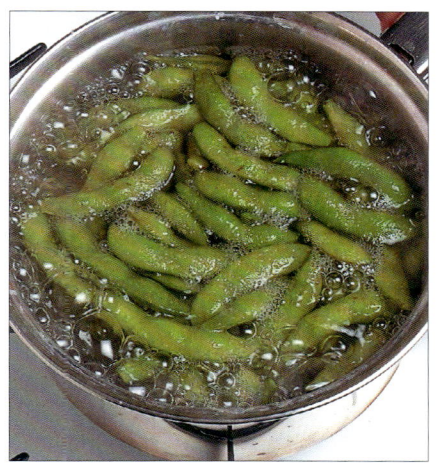

Die phytonährstoffreichen Sojabohnen können mitsamt ihrer Schote verzehrt werden.

Grüne Sojabohnen

Diese Sojabohnen unterscheiden sich von der hellbraunen Varietät nur insofern, als es sich dabei um junge Bohnen handelt, die vor der vollständigen Reife geerntet wurden. In Japan werden die Bohnen im Ganzen gegart und mit Salz serviert – ein traditionelles Gericht namens *Edamame*. Aber auch bei uns finden sich grüne Sojabohnen immer häufiger als Frisch- oder Tiefkühlware im Angebot. Sie stellen eine gute Alternative zu anderem grünen Gemüse wie Erbsen und Saubohnen dar, zumal sie reich an Nährstoffen und hochwertigem Protein sind. Leider können sie in Bezug auf den Gehalt an Omega-3-Fettsäuren nicht mit ihren älteren Geschwistern mithalten, enthalten aber ebenfalls die Gruppe von Isoflavonen, die für die Senkung des Cholesterinspiegels verantwortlich ist. Haben Sie mit zu hohen Blutfettwerten zu kämpfen, kann die Aufnahme dieser Bohnen in Ihren Speiseplan einen wertvollen Beitrag zu deren Regulierung leisten.

Grüne Sojabohnen sind ziemlich fest und benötigen daher eine längere Garzeit als die meisten anderen Bohnen. Ihre Festigkeit macht sie gleichzeitig aber auch zur idealen Zutat für Salate und andere Kaltgerichte, da sie ihre Form beim Kochen behalten.

IDEEN FÜR SCHNELLE GERICHTE MIT HÜLSENFRÜCHTEN

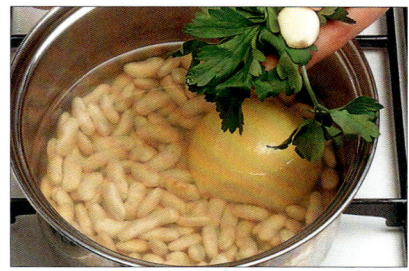

- Vor dem Kochen den Bohnen eine Zwiebel, eine Knoblauchzehe sowie Kräuter zugeben. Diese vor dem Servieren wieder entfernen.

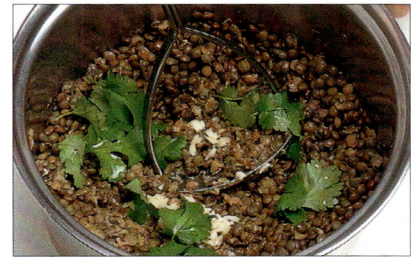

- Bohnen zerdrücken und mit Olivenöl, Knoblauch und Koriander mischen. Den Brei dick auf getoastetes Brot streichen und mit einem pochierten Ei garnieren.

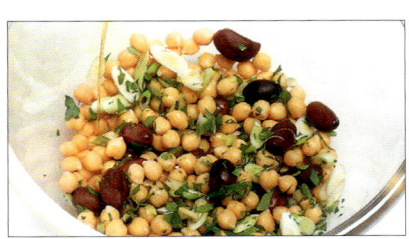

- Gekochte Kichererbsen mit Frühlingszwiebeln, Oliven und gehackter Petersilie mischen, mit Olivenöl und Zitronensaft beträufeln.
- Gekochte Kichererbsen mit Knoblauch würzen und mit Olivenöl beträufeln, 20 Minuten bei 200 °C im Backofen rösten. Mit gemahlenem Kreuzkümmel sowie Chiliflocken abschmecken und mit gewürfeltem Fetakäse und Naan servieren.

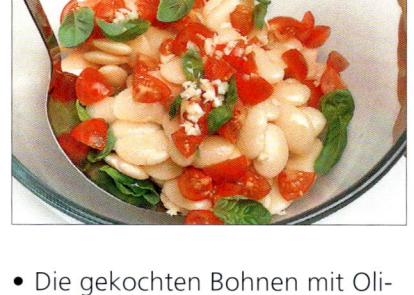

- Die gekochten Bohnen mit Olivenöl, Zitronensaft, zerdrücktem Knoblauch, gewürfelten Tomaten und frischem Basilikum vermengen.

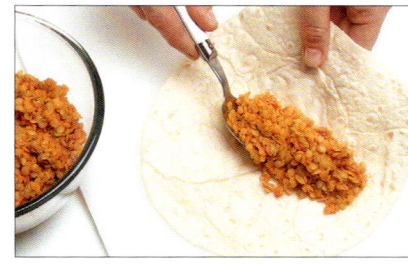

- Einige Löffel pikantes rotes Linsendal mit gerösteten Zwiebeln auf einen warmen Maisfladen geben, diesen aufrollen und sofort verzehren.

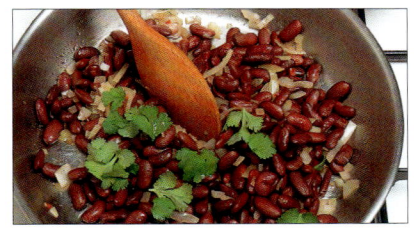

- Gekochte rote Kindneybohnen zusammen mit Zwiebeln, Knoblauch, Chili und frischen Korianderblättern sanft anbraten.

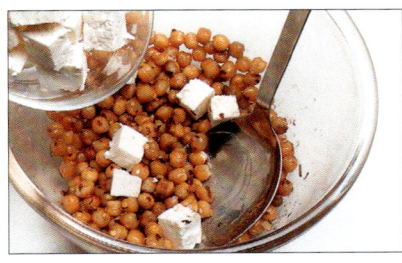

SOJAPRODUKTE

Die Sojabohne ist von allen Bohnen die nährstoffreichste und verliert diese Inhaltsstoffe bei der Weiterverarbeitung zu anderen Sojaprodukten auch nur in geringem Maße. Beispiele für solche Produkte sind Tofu, Tempeh, Miso sowie diverse Soßen. Einige davon werden durch Vergären der Sojabohnen hergestellt, was die Bioverfügbarkeit der Phytonährstoffe erhöht. Alle Produkte enthalten das Soja-Protein und damit auch die entsprechenden Isoflavone mit ihren gesundheitsfördernden Eigenschaften. Sie erinnern sich: 25 g Sojaprotein täglich im Rahmen einer Ernährung, die arm an gesättigten Fettsäuren und Cholesterin ist, senken das Risiko von Herzkrankheiten. Auch die Omega-3-Fettsäuren finden sich in Sojaprodukten wieder, allerdings variiert deren Menge mit dem Fettgehalt des Produktes.

Tofu

Die Herstellung von Tofu, der auch als Sojaquark bezeichnet wird, ähnelt der Herstellung von Käse: Die Bohnen werden eingeweicht, gekocht, zerstampft und gesiebt, um Sojamilch zu erhalten. Der daraus mithilfe von Gerinnungsmitteln gewonnene Bruch wird in Formen gefüllt und zu Tofu gepresst, wobei

Fester Tofu ist reich an pflanzlichen Omega-3-Fettsäuren.

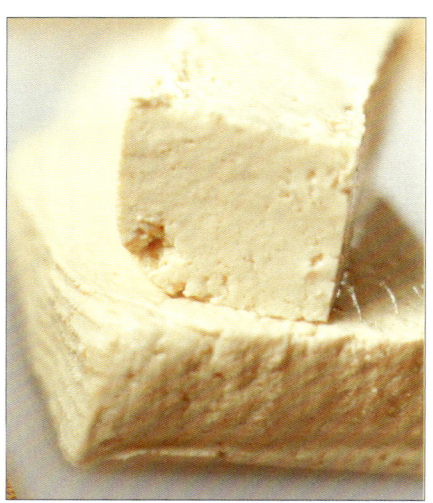

verschiedene Arten von Tofu erhältlich sind. Frisch halten sie sich im Kühlschrank bis zu einer Woche.

Fester Tofu

Diese Tofuart wird in Blöcken verkauft und findet gewürfelt oder in Scheiben geschnitten in Pfannengerichten, auf Spießen sowie in Salaten, Suppen und Eintöpfen Verwendung. Alternativ kann fester Tofu zerdrückt und für Aufläufe und Burger genutzt werden. Er ist eine gute Quelle für Omega-3-Fettsäuren und Calcium, sofern bei der Herstellung Calciumsulfat als Gerinnungsmittel verwendet wurde. Da fester Tofu kaum Eigengeschmack hat, wird er häufig mariniert, zumal er durch seine poröse Oberfläche schnell fremde Aromen aufnimmt. Zur Aufbewahrung sollte er in Wasser eingelegt werden. Dieses muss täglich gewechselt werden. Das Einfrieren von festem Tofu wird nicht empfohlen, da es die Textur verändert.

Seidentofu

Seidentofu hat eine weiche, glatte Oberfläche und ist ideal für Soßen, Dressings, Dips, Suppen und cremige Nachspeisen. Er ist eine hervorragende milchfreie Alternative zu Sahne, Schmelzkäse und Joghurt. Da Seidentofu einen niedrigeren Fettgehalt als fester Tofu aufweist, ist

Seidentofu enthält viel Protein, aber weniger Fettsäuren als fester Tofu.

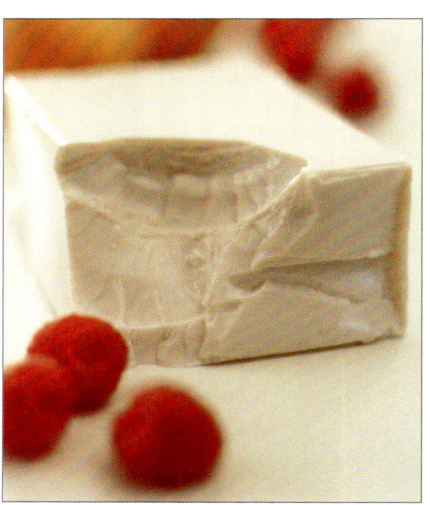

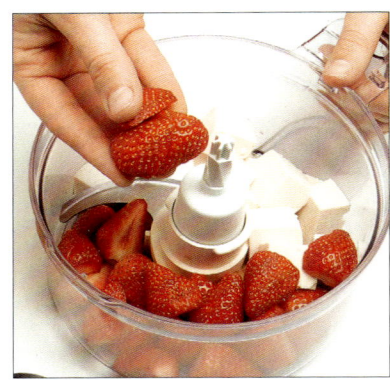

TOFU-FRUCHTCREME

1 Seidentofu zusammen mit weichen Früchten oder Beeren (zum Beispiel Erdbeeren, Himbeeren oder Brombeeren) in die Schüssel einer Küchenmaschine oder einen Blender füllen.

2 So lange pürieren, bis eine glatte Creme entsteht. Nach Geschmack mit Honig oder Ahornsirup süßen und servieren.

auch sein Gehalt an Omega-3-Fettsäuren niedriger. Er wird häufig vakuumiert angeboten, wodurch sich die Haltbarkeit verlängert.

Andere Tofuformen

In Reformhäusern, Asialäden sowie einigen Supermärkten wird Tofu auch in geräucherter, marinierter und frittierter Form angeboten. Frittierter Tofu ist ebenfalls nahezu geschmacklos, hat aber eine interessante Textur: Beim Kochen bläht er sich leicht auf, sodass das weiße Innere weich bleibt, während die Hülle goldgelb und knusprig ist. Auch frittierter Tofu nimmt leicht Geschmack an und wird genauso wie fester Tofu eingesetzt. Wurde beim Frittieren Pflanzenfett verwendet, eignet er sich auch für die vegetarische Küche.

Tempeh

Dabei handelt es sich um eine tofuähnliche Spezialität aus Indonesien,

ACHTUNG

Sojabohnen und -produkte sind zwar nährstoffreich, aber auch als Allergen bekannt, das Reaktionen wie Kopfschmerzen und Verdauungsbeschwerden hervorrufen kann. Es wird daher von einem übermäßigen Verzehr abgeraten. Auch sollten Sojasprossen stets gekocht und nicht roh gegessen werden.

die durch die Beimpfung von gekochten Sojabohnen mit verschiedenen Pilzen entsteht. Tempeh ist reich an Protein, B-Vitaminen sowie Mineralstoffen und versorgt unseren Körper mit allen essenziellen Aminosäuren. Auch die Omgea-3-Fettsäuren bleiben erhalten. Durch die Fermentation ist Tempeh leicht verdaulich und eignet sich aufgrund seiner festeren Konsistenz auch als Fleischersatz in Aufläufen und Pasteten. Es hat einen herzhaften, nussigen Eigengeschmack, lässt sich aber ansonsten wie fester Tofu verwenden. Sie finden Tempeh vorwiegend in Reformhäusern und Asialäden. Als Kühlprodukt hält es im Kühlschrank bis zu 1 Woche, tiefgefroren 1 Monat (vor Verwendung immer ganz auftauen lassen).

Texturiertes Soja ist ein vielseitig verwendbarer Fleischersatz.

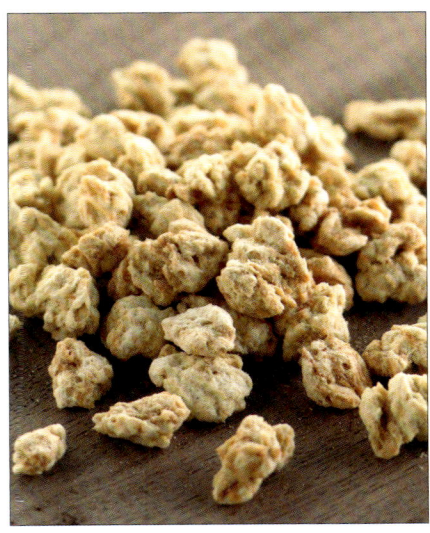

Texturiertes Soja

Texturiertes Soja ist ein Fleischersatz, der meist in Stücken oder gehackter Form angeboten wird. Es wird aus entfettetem Sojamehl hergestellt und bietet vielfältige Einsatzmöglichkeiten, zumal es leicht die Aromen von anderen Zutaten wie Gewürzen und Kräutern annimmt. Texturiertes Soja ist reich an Protein und hat nur einen geringen Gehalt an Fett sowie Natrium. Entsprechend gering ist allerdings auch sein Gehalt an Omega-3-Fettsäuren. Darüber hinaus ist texturiertes Soja günstig, leicht zu verarbeiten und lange haltbar. Vor der Zubereitung muss es in kochendem Wasser oder Brühe eingelegt werden.

Verwendung findet es vor allem in Eintöpfen und Currys sowie als Füllung für Pasteten.

Miso

Miso ist eine dickliche Paste aus Sojabohnen, Reis, Weizen oder Hafer, Salz und Wasser, die über 3 Jahre vergoren wird. Sie hat ein gutes Nährstoffprofil, inklusive der wertvollen Isoflavone sowie B-Vitaminen und Mineralstoffen. Allerdings enthält Miso auch ein hohes Maß an Nitrat, sodass es sparsam verwendet werden sollte. Es wird berichtet, dass Miso in der Vergangenheit erfolgreich bei der Strahlenkrankheit eingesetzt wurde, und es soll antikarzinogene Eigenschaften haben – beides könnte bis heute aber nicht wissenschaftlich belegt werden. Miso wird hauptsächlich eingesetzt, um Suppen, Fonds sowie Nudel- und Pfannengerichte zu verfeinern. In Asien gilt es als Hauptnahrungsmittel, wobei es in drei Sorten unterteilt wird: das leichte und süße weiße Miso (Shiro Miso), das ausgereifte rote Miso für den täglichen Gebrauch (Aka Miso) sowie das dunkelbraune Miso (Kuro Miso), das über dickere Textur und ein ausgeprägtes Aroma verfügt. Miso ist ungeöffnet mehrere Monate haltbar, sollte nach dem Öffnen aber im Kühlschrank gelagert werden.

Sojamilch und Sojamilchprodukte

Sojamilch und die daraus hergestellten Produkte sind der am weitesten verbreitete Ersatz für tierische Milchprodukte. Sojamilch wird durch das Pressen von Sojabohnen gewonnen und eignet sich zum Kochen und Trinken ebenso wie für die Herstellung von Joghurt, Käse und Sahne. In Bezug auf ihren Nährstoffgehalt ähnelt die Sojamilch sehr stark der Kuhmilch. So ist sie reich an Eiweiß, Eisen, Magnesium, Phosphor und Vitamin E, enthält im Gegensatz zu Kuhmilch aber auch Isoflavone. Zudem ist sie kalorienarm und cholesterinfrei. Da das in der Sojamilch vorhandene Calcium von unserem Körper größtenteils nicht verwertet werden kann, wird sie oftmals mit Calcium angereichert.

Zur Gewinnung von Sojasahne werden mehr Bohnen verwendet, weshalb sie etwas dickflüssiger ist und ein reicheres Aroma hat. Sie ähnelt von der Konsistenz her der Kuhmilchsahne und wird auch genauso wie diese verwendet. Sojamilch und Sojasahne werden meist in Tetrapaks verkauft und haben eine lange Haltbarkeit. Nach Anbruch müssen diese im Kühlschrank aufbewahrt werden.

Achten Sie beim Kauf auf Zuckerzusätze.

Sojamilch wird häufig mit Calcium und Vitamin D angereichert.

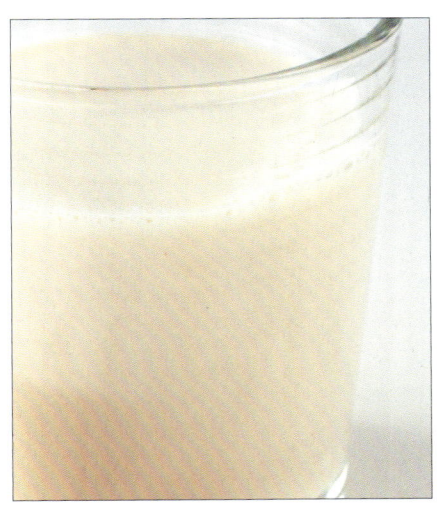

Nüsse

Mit Ausnahme der Erdnuss handelt es sich dabei um die Fruchtkerne von Nussbäumen. Sie haben einen hohen Gehalt an ungesättigten Fetten, B-Vitaminen, Vitamin E, Kalium, Magnesium, Calcium, Phosphor und Eisen. Auch sind Nüsse reich an Ballaststoffen und Phytosterolen. Entsprechend wirkt sich der regelmäßige Verzehr günstig auf den Cholesterinspiegel und damit auf die Herzgesundheit aus. Zudem verfügen Nüsse über einen niedrigen glykämischen Index, was sie trotz ihres hohen Kaloriengehalts für Diabetiker interessant macht. Das gilt auch für Vegetarier und Veganer, wobei diese eher von der in Nüssen enthaltenen Nährstoffvielfalt profitieren.

Die Qualität und Verfügbarkeit von Nüssen hängt von der Jahreszeit ab, wobei die meisten von ihnen auch getrocknet erhältlich sind. Kaufen Sie immer nur so viel Nüsse, wie Sie gerade benötigen, da diese bei zu langer Lagerung ranzig werden. Am besten bewahren Sie sie in einem luftdicht schließenden Behältnis an einem kühlen, dunklen Ort beziehungsweise im Kühlschrank auf. So bleiben sie für mindestens 3 Monate frisch.

Eine Handvoll Nüsse sind ein gesunder, nährstoffreicher Snack.

NUSSALLERGIE
Zwar ist jedes Nahrungsmittel ein potenzielles Allergen, doch lösen Erd-, Wal-, Hasel- und Paranüsse sowie Mandeln besonders häufig allergische Reaktionen aus – im schlimmsten Fall einen anaphylaktischen Schock, der akut lebensbedrohlich ist. Symptome sind ein Anschwellen des Gesichts, Kurzatmigkeit, Benommenheit und Bewusstlosigkeit. Betroffene sollten daher Nüsse um jeden Preis meiden.

Mandeln

Bei den Mandeln unterscheidet man zwei Varietäten: Süß- und Bittermandeln. Dabei verdanken die Süßmandeln ihren Namen nicht unbedingt ihrer Süße, sondern der klaren Abgrenzung zu den Bittermandeln. Diese sind für den Rohverzehr nicht geeignet, da sie eine giftige Säure enthalten. Aus ihnen werden Öl und Extrakte gewonnen. Beide Varietäten sind reich an Ballaststoffen, Phytosterolen und ungesättigtem Fett. Zudem sind sie eine gute Quelle für B-Vitamine und essenzielle Mineralstoffe, insbesondere Mangan, Magnesium und Kupfer. Studien haben

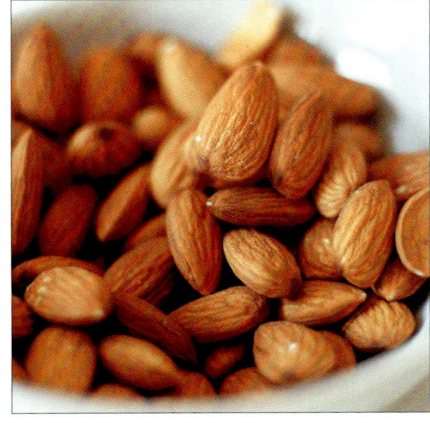

Mandeln sind ein hervorragender Calcium-Lieferant.

gezeigt, dass der regelmäßige Verzehr von Mandeln den Cholesterinspiegel regulieren und somit das Risiko von Herzkrankheiten senken kann. Gemahlene Mandeln kommen vor allem bei Kuchen und Keksen zur Anwendung. Da sie so gut wie keine Kohlenhydrate enthalten, senken sie deren glykämischen Index und sorgen dafür, dass die Energie langsamer ans Blut abgegeben wird. Süßmandeln sind in vielen Formen erhältlich – gemahlen, geröstet, blanchiert, als Ganzes, gestiftet und als Blättchen – von der jede einem bestimmten Verwendungszweck dient, der von der Marzipanherstellung bis zur Verzierung von Kuchen reicht.

Paranüsse

Dabei handelt es sich streng genommen nicht um Nüsse, sondern um die Samen des Paranussbaums, der in Brasilien und dessen Nachbarländern wächst. Dabei befinden sich in einer Fruchtkapsel zwischen 12 und 20 dieser dreieckigen Kerne, die von allen Nüssen den höchsten Gehalt an ungesättigtem Fett aufweisen. Allerdings werden sie auch entsprechend schnell ranzig. Zudem enthalten Paranüsse ein extrem hohes Maß an Selen, das nicht nur zu den essenziellen

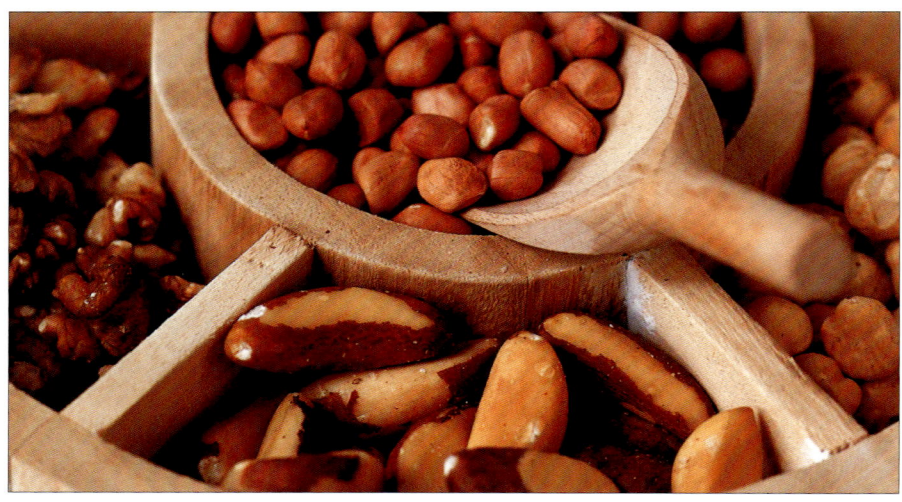

NUSSBUTTER

Gekaufte Nussbutter enthält oftmals gehärtete Öle und Zucker. Um dem zu entgehen, können Sie Nussbutter auch leicht selbst machen. Verwenden Sie dazu eine Mischung aus Erdnüssen, Haselnüssen und Cashewnüssen.

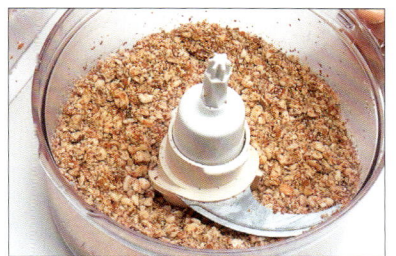

1 75 g Nusskerne mit der Küchenmaschine oder einem *Blender* gleichmäßig fein hacken.

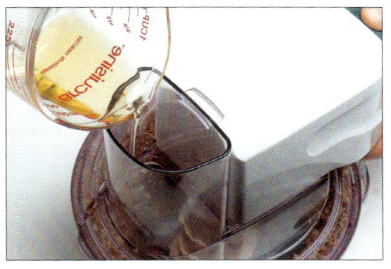

2 1 bis 2 EL Sonnenblumenöl zugeben und mit den Nüssen zu einer groben Paste verarbeiten. In einem luftdicht schließendem Behältnis aufbewahren.

Mineralstoffen zählt, sondern auch ein starkes Antioxidans ist, das im Rahmen der Krebsforschung Gegenstand zahlreicher Untersuchungen ist. Selen ist an vielen Stoffwechselprozessen beteiligt und schützt vor den Auswirkungen freier Radikale, was insbesondere für die Spermienproduktion beim Mann wichtig ist. Darüber hinaus ist es für die Funktionsfähigkeit des Immunsystems von Bedeutung und kann möglicherweise Krebs vorbeugen. So weisen Kulturen mit einer selenarmen Ernährung

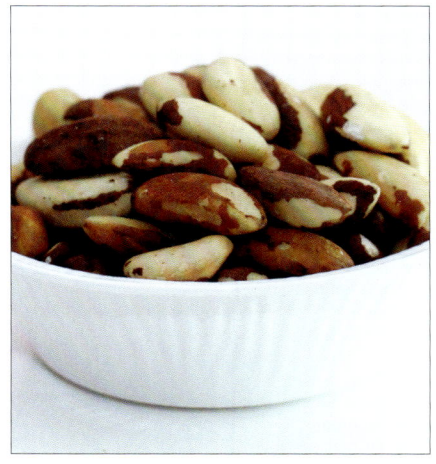

Paranüsse sind eine der besten bekannten Quellen für Selen.

eine höhere Sterblichkeitsrate bei Krebserkrankungen auf. Allerdings ist dieser vermutete Zusammenhang noch nicht bewiesen. Paranüsse haben ein erdiges Aroma, das sich gut in Gebäck, zum Beispiel Keksen, macht. Sie können aber auch für Nussbutter und Pesto verwendet werden.

Edelkastanien

Nicht mit Rosskastanien zu verwechseln, sind diese Nussfrüchte essbar und im Gegensatz zu anderen Nüssen sehr fettarm (rund 1 Prozent). Sie werden im Herbst geerntet, sind aber getrocknet, püriert oder als Dosenware das ganze Jahr über erhältlich. Vom Rohverzehr wird abgeraten, da rohe Kastanien nicht nur nicht schmecken, sondern auch Tanninsäure enthalten, welche die Aufnahme von Eisen verhindert. Geröstet dagegen schmecken sie hervorragend – zartsüß, nussig und etwas mehlig. Kastanien eignen sich für Wintertöpfe, Suppen, Füllungen, Pasteten und sogar Kuchen. In Frankreich sind kandierte Kastanien (*Marons glacés*) eine beliebte Adventsleckerei.

Erdnüsse

Auch bei Erdnüssen handelt es sich streng genommen nicht um Nüsse, sondern um Hülsenfrüchte, die sich im Erdreich befinden – daher auch

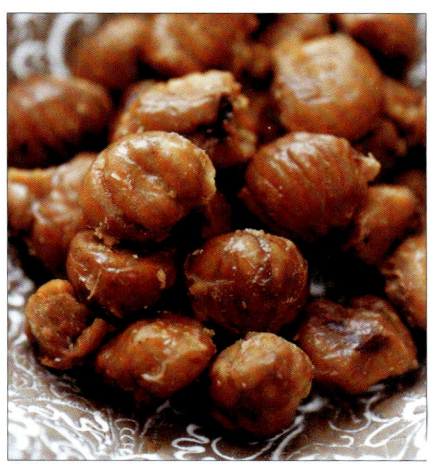

Überraschenderweise enthalten Kastanien nur 1 Prozent Fett.

der Name. Sie sind extrem fetthaltig, wobei es sich größtenteils um einfach und mehrfach ungesättigtes Fett handelt.

Auch sind sie reich an den Vitaminen E und B, insbesondere Niacin

NÜSSE RÖSTEN UND HÄUTEN

Das Aroma der meisten Nüsse, insbesondere von Erd- und Haselnüssen, wird durch das Rösten intensiviert. Zudem erleichtert es das Ablösen der feinen äußeren Haut.

1 Die Nüsse flach auf ein Backblech legen und bei 180 °C 10 bis 20 Minuten im Backofen rösten, bis die Haut aufplatzt und die Nüsse eine goldgelbe Färbung annehmen.

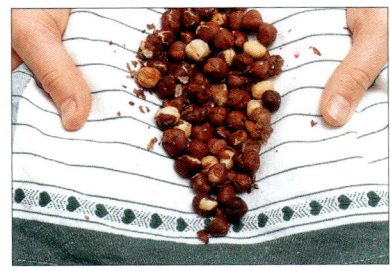

2 Die Nüsse in ein Handtuch geben und dort gegeneinanderreiben, bis die Haut sich von den Kernen löst.

und Folsäure, sowie an allen essenziellen Mineralstoffen. Ihr hoher Gehalt an Vitamin E und Polyphenolen wie Cumarsäure macht Erdnüsse zu einem wirkstarken Antioxidans, das den Vergleich mit anderem Obst und Gemüse nicht zu scheuen braucht. Kürzlich wurde auch entdeckt, dass Erdnüsse ein hohes Maß an Phytosterolen enthalten – vor allem Resveratrol, das in Tierversuchen positive Ergebnisse in Bezug auf die Prävention von Krebs- und Herzerkrankungen gezeigt hat. Auch werden ihm Auswirkungen auf den Alterungsprozess zugeschrieben. Verwenden Sie zum Kochen ungesalzene Erdnüsse, um mögliche Effekte auf die Herzgesundheit nicht zu konterkarieren. Erdnüsse eignen sich sowohl für süße als auch für pikante Gerichte und können für Soßen und Eintöpfe verwendet werden.

Pistazien

Pistaziensamen sind umhüllt von einer dünnen rotbräunlichen Haut und haben ein hellgrünes Inneres. Sie sind sowohl geschält als auch in der aufgeplatzten Schale erhältlich und werden gehackt häufig als farbenfrohe Garnierung für süße sowie herzhafte Gerichte verwendet. Wie die meisten anderen Nüsse sind Pistazien reich an Fett, enthalten aber auch ein hohes Maß an Anti-

Erdnüsse sind ein gesunder und praktischer Snack für unterwegs.

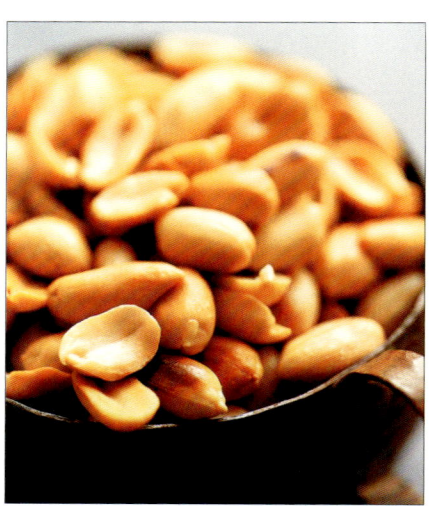

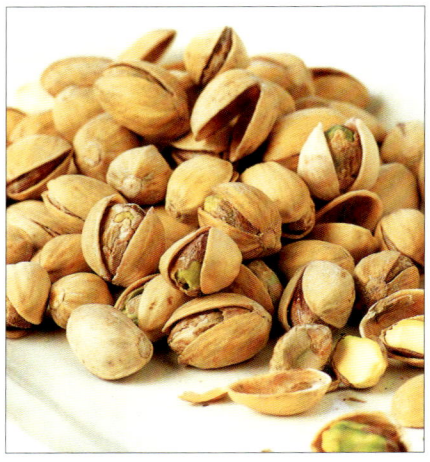

Pistazien sind reich an Vitamin E, einem wirksamen Antioxidans.

oxidantien wie Lutein, Betakarotin und Tocopherol (Vitamin E). Aus diesem Grund sind sie Gegenstand diverser Studien, die ihre Auswirkungen auf den Cholesterinspiegel untersuchen.

Prüfen Sie vor dem Kauf, ob die Pistazien, die Sie zum Kochen verwenden wollen, auch ungesalzen sind, da Sie sonst mögliche positive Effekte für die Gesundheit zunichte machen. Traditionell werden Pistazien für süße Gerichte verwendet, insbesondere für solche, die aus der arabischen Küche stammen, Sie können sie aber auch für Salate und pikante Füllungen benutzen. Oder Sie genießen sie einfach als Snack.

Walnüsse haben von allen Nüssen den höchsten Omega-3-Gehalt.

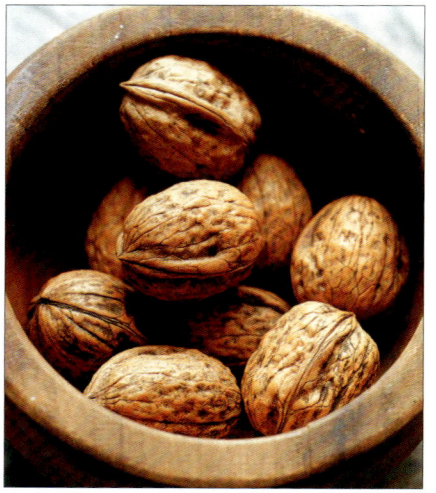

Walnüsse

Die meisten Walnüsse werden aus Frankreich, Italien und Kalifornien importiert, wachsen aber auch im Mittleren Osten, in Großbritannien und China. Sie sind die einzigen Nüsse, die sowohl über ein hohes Maß an Antioxidantien als auch über einen signifikanten Gehalt an Omega-3-Fettsäuren verfügen. Diese beiden Faktoren gelten als hauptverantwortlich für die herzschützenden Eigenschaften von Walnüssen, welche die Entstehung von Arterienentzündungen reduzieren und die Arterienwände vor Schäden durch oxidativen Stress schützen. Zudem sind Walnüsse reich an Arginin, einer Aminosäure, die in unserem Körper bestimmte Enzyme aktiviert, die dafür sorgen, dass unsere Blutgefäße elastisch bleiben – was ebenfalls zur Herzgesundheit beiträgt. Aber auch ihre Auswirkungen bei Alzheimer haben das Interesse der Medizin geweckt. Es hat sich nämlich gezeigt, dass Walnussextrakte die Plaques im Gehirn von Betroffenen reduzieren, was das Fortschreiten der Krankheiten verlangsamen könnte. Walnüsse sind eine hervorragende Quelle für Folsäure, Thiamin sowie B-Vitamine und enthalten darüber hinaus zahlreiche Mineralstoffe. Getrocknete Walnüsse haben ein feines bittersüßes Aroma und sind in geschälter, gehackter und gemahlener Form erhältlich. Sie eignen sich hervorragend zum Backen und für Füllungen, machen sich aber auch in Pfannengerichten und Salaten hervorragend – denken Sie nur an den Waldorfsalat.

Kakao

Den gesundheitlichen Wert der im Amazonasbecken heimischen Kakaobohne kannten bereits die Azteken, welche die Pflanze seit dem 14. Jahrhundert nutzten. In jüngerer Zeit fand man dann heraus, dass Kakao neben einem hohen Maß an Antioxidantien auch einige sehr interessante Amine-Verbindungen sowie Tryptophan enthält. Diese

DER KAKAOGEHALT VON SCHOKOLADE

Der Kakaogehalt von Schokoladenprodukten ist aus dem Zutatenverzeichnis ersichtlich. Je höher der Prozentsatz, desto mehr Kakao enthält die Schokolade und desto dunkler und bitterer ist sie.

Schokolade mit mehr als 75 Prozent Kakao eignet sich hervorragend zum Backen sowie für Soßen und Garnierungen. Produkte mit weniger als 45 Prozent genießen Sie am besten so, wie sie sind, da ihr Kakaogeschmack nicht stark genug ist, um andere Gerichte damit zu aromatisieren. Es sind auch Schokoladen mit einem Kakaoanteil von 90 Prozent erhältlich, deren Geschmack sehr kräftig und bitter ist.

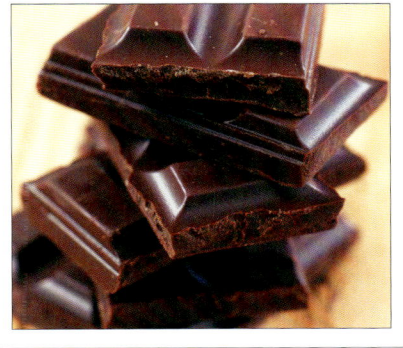

Inhaltsstoffe werden zu Neurotransmittern verstoffwechselt, die ein Glücksgefühl hervorrufen. Das ist auch der Grund, warum Schokolade gemeinhin als „Seelentröster" gilt. Darüber hinaus ist Kakao reich an Polyphenolen, die denen im Rotwein ähneln sowie die gleiche Wirkung haben: Sie senken den „schlechten" LDL-Cholesterinspiegel und erhöhen den „guten" HDL-Cholesterinspiegel. Allerdings ist zu beachten, dass die entsprechenden Studien für Kakao gelten, nicht für Schokolade allgemein. Um von den gesundheitlichen Vorteilen zu profitieren, sollte diese also einen möglichst hohen Kakaoanteil aufweisen, was die

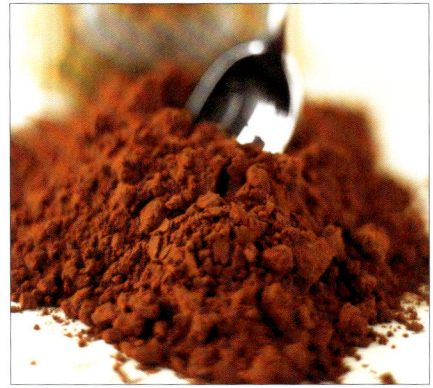

Pures Kakaopulver erhöht die antioxidative Aktivität von Gerichten.

Schokolade aber auch bitter macht. Auch sollte Ihnen bewusst sein, dass der übermäßige Verzehr von Schokolade zu Übergewicht führt.

Kokosnuss

Diese vielseitigen Nüsse wachsen überall in den Tropen. Ihr festes weißes Fruchtfleisch wird zu Kokosraspeln, Kokosfett und Kokosmilch verarbeitet.

Das Fruchtfleisch selbst besteht zu über 50 Prozent aus Fett, wobei es sich größtenteils um gesättigtes Fett handelt. Aufgrund seiner Beschaffenheit war es Gegenstand zahlreicher Studien, denn die gesättigten Fettmoleküle der Kokosnuss sind kleiner als die meisten anderen gesättigten Fettmoleküle, weshalb man sie als mittelkettige Triglyceride (MCT-Fette) bezeichnet. Diese sind gut löslich und müssen nicht aufgespalten werden. Aufgrund ihrer metabolischen Charakteristika kommen MCT-Fette bei diversen Krankheiten im Rahmen der Ernährungstherapie zum Einsatz. Zudem gibt es Hinweise darauf, dass MCT-Fette möglicherweise die Auflösung bestehender Fettdepots im Körper unterstützt, was zu Gewichtsverlust führt und eine wichtiges Mittel im Kampf gegen die zunehmende Fettleibigkeit in den Industrienationen darstellen könnte. Achten Sie beim Kauf von Kokosnüssen darauf, dass diese frei von Schimmel sind und keinen ranzigen Geruch verströmen. Auch

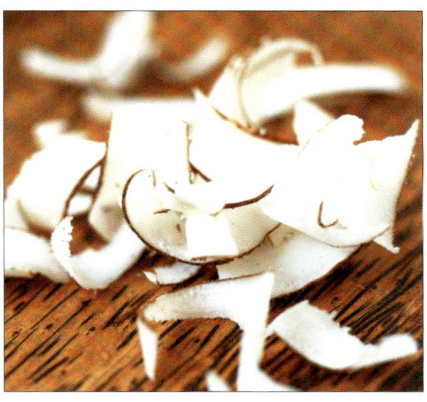

Kokosnussfett wird leichter verstoffwechselt als andere Fette.

sollte es hörbar gluckern, wenn Sie die Kokosnuss schütteln. Kokosmilch gehört nach Anbruch in den Kühlschrank, während Kokosraspel am besten in einem luftdicht schließenden Behältnis aufbewahrt werden. Durch den hohen Fettgehalt werden sie jedoch relativ schnell ranzig.

KOKOSMILCH

Sie können Kokosmilch in Dosen oder Tetrapaks kaufen oder sie einfach selbst machen: 225 g Kokosraspel zusammen mit 450 ml kochendem Wasser in die Küchenmaschine geben und 30 Sekunden pürieren. Die Masse leicht abkühlen lassen, in ein mit einem Mulltuch ausgelegtes Sieb füllen, abseihen und ausdrücken. Die verbleibenden Kokosnussreste entsorgen. Die Milch hält sich im Kühlschrank 1 bis 2 Tage, kann aber auch eingefroren werden.

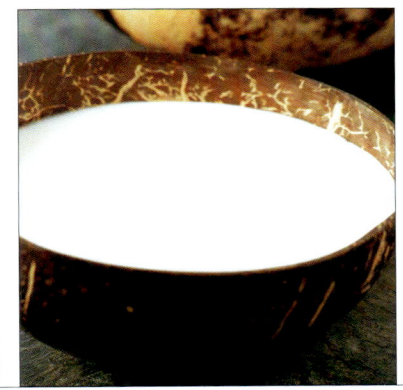

Samen

Sie mögen ja sehr klein sein, sind aber wahre Kraftpakte voller Vitamine, Mineralien, Protein und gesundheitsförderlicher Öle. Sie können für eine Vielzahl von sowohl süßen als auch pikanten Gerichten verwendet werden: Pfannen-, Nudel- und Reisgerichte sowie Suppen, Salate und Joghurts erhalten nicht nur einen Nährstoff-Kick, sondern auch Biss und eine angenehm nussige Note. Alle Samen sind reich an mehrfach ungesättigten, also gesunden Fetten, werden deswegen aber auch schnell ranzig. Am besten bewahren Sie sie in einem luftdicht schließenden Gefäß an einem kühlen, dunklen Ort auf.

Sonnenblumenkerne

Dabei handelt es sich um die Samen der Sonnenblume, die wie keine andere Pflanze für den Sommer steht und weltweit einen wichtigen Wirtschaftsfaktor darstellt. Die beeindruckenden goldgelben Blumen werden überwiegend wegen ihrer Kerne angebaut, die entweder als Zutat im Rahmen der Lebensmittelherstellung verwendet oder zu Öl gepresst werden (das essenzielle Omega-6-Fettsäuren enthält). Diese sind reich an Vitamin E und Thiamin sowie eine gute Quelle für B-Vitamine, Mangan, Kupfer, Magnesium und Selen, was

Kürbiskerne haben ein nussiges Aroma und sind reich an Tryptophan.

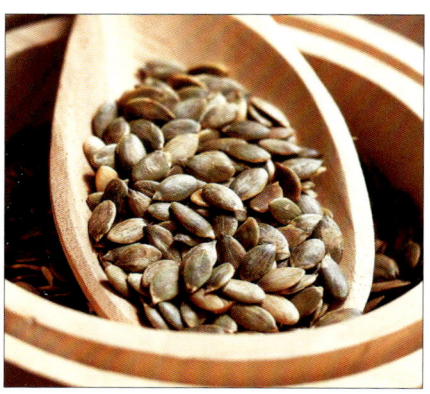

den Kernen eine hohe antioxidative Aktivität verleiht. Dank ihres Gehalts an Phytosterolen können sie auch eine Senkung des Cholesterinspiegels bewirken, was die Herzgesundheit positiv beeinflusst. Zudem sind Sonnenblumenkerne reich an Tryptophan, einer essenziellen Aminosäure, die unser Körper benötigt, um – unter anderem – Serotonin und Melatonin zu bilden. Diese beiden Botenstoffe beeinflussen unter anderem unsere Stimmungslage sowie das Herz-Kreislauf-System. Die blassgrünen, tränenförmigen Kerne haben eine mittelharte Textur und mildes Aroma, das durch Rösten intensiviert wird. Sie können Sonnenblumenkerne über Salate streuen oder als Zutat für Brot, Muffins, Aufläufe und gebackene Gerichte verwenden.

Kürbiskerne

Kürbiskerne enthalten mehr Eisen als alle anderen Samen und sind zudem eine exzellente Quelle für Mangan, Magnesium und Phosphor, was sie zu einem gesunden Snack für zwischendurch macht. Darüber hinaus enthalten sie essenzielle Omega-3- und Omega-6-Fettsäuren, die der Herzgesundheit zuträglich sind. Auch sind Kürbiskerne reich an Tryptophan, das für die Bildung von

Samenkörner verleihen Smoothies einen zusätzlichen Nährstoff-Kick.

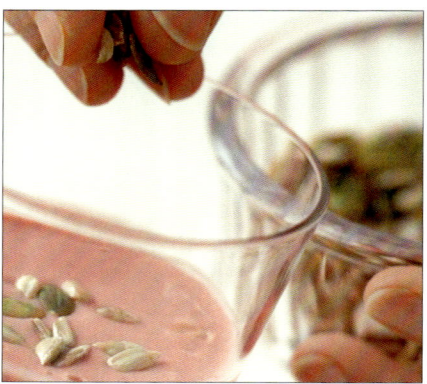

SAMEN RÖSTEN

Das Aroma von Samen lässt sich durch Rösten in einer beschichteten Pfanne (ohne Fett) noch intensivieren. Doch Vorsicht: Schwarze Mohnsamen verfärben sich beim Rösten nicht. Achten Sie also darauf, dass diese nicht anbrennen.

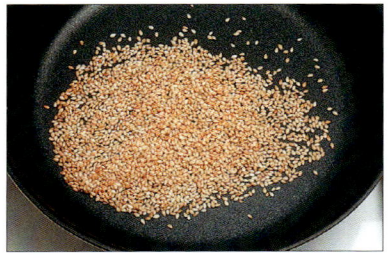

1 1 bis 2 TL Samen in eine beschichtete Pfanne geben und ohne Zugabe von Fett sanft erhitzen.

2 Die Samen 2 bis 3 Minuten unter ständigem Wenden bei mittlerer Hitze rösten, bis sie eine goldbraune Färbung angenommen haben.

Serotonin und Melantonin benötigt wird – zwei Stoffe, die unsere Stimmung und unseren Schlaf beeinflussen. In der Naturheilkunde wurden Kürbiskerne zur Behandlung von Harnwegsleiden eingesetzt. Bis heute ist nicht geklärt, worauf diese Wirkung beruht, doch bestätigen Studien entsprechende Eigenschaften. Das Gleiche gilt für die Kürbiskernen zugeschriebene Fähigkeit, Darmparasiten wie den Bandwurm abzutöten. Das in Kürbiskernen enthaltene Steroid und seine Rolle bei der Behandlung von Prostataerkrankungen ist ebenfalls Gegenstand zahlreicher Untersuchungen. Kürbiskerne schmecken am besten leicht geröstet, in etwas Sesamöl beziehungsweise in

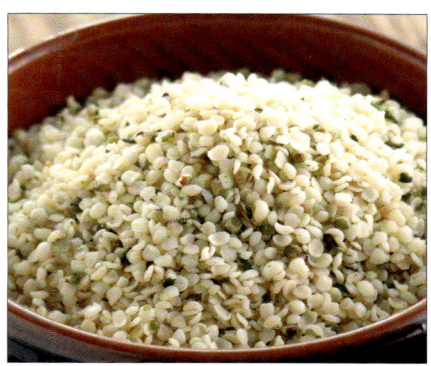

Das Mahlen der Hanfsamen erleichtert die Nährstoffaufnahme.

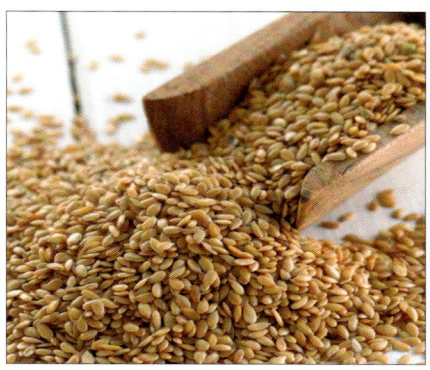

Leinsamen sind eine der besten pflanzlichen Omega-3-Quellen.

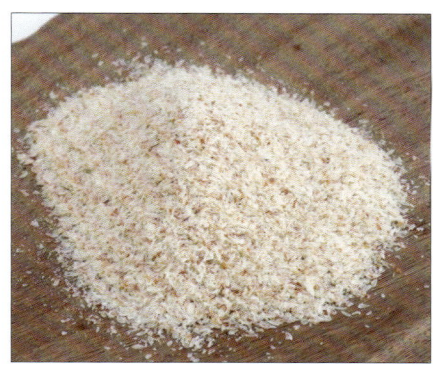

Die extrem ballaststoffreichen Flohsamenschalen schützen das Herz.

Sojasaoße geschwenkt oder unter Salat gemischt.

Flachssamen

Diese auch Leinsamen genannten Körner haben je nach Sorte eine braune oder gelbe Schale und sind eine der besten pflanzlichen Quellen für Omega-3-Fettsäuren. Zudem sind sie extrem reich an Ballaststoffen und enthalten Lingane. Diese Phytoöstrogene spielen eine wichtige Rolle bei der Signalübermittlung zwischen Zellen, mit deren Hilfe der Körper wichtige hormonelle und Reproduktionsprozesse steuert. Der Verzehr von linganhaltigen Lebensmitteln wird regelmäßig mit einer geringeren Auftretenshäufigkeit von Herzerkrankungen in Zusammenhang gebracht, wobei dieser Effekt wohl auf die Gesamtheit der enthaltenen herzschützenden Nährstoffe zurückzuführen ist und nicht auf einen einzigen. Leinsamen haben eine sehr harte Schale, sodass Sie sie am besten gemahlen verwenden. Andernfalls verlassen sie das Verdauungssystem nahezu unverändert. Leinsamen haben ein angenehm nussiges Aroma. Aufgrund ihres hohen Ölgehalts sollten sie in einem luftdicht schließenden Behältnis, am besten im Kühlschrank, aufbewahrt werden.

Hanfsamen

Diese kleinen runden Körner haben eine ziemlich harte Schale und sind deshalb auch gemahlen erhältlich. Ihr nussiges Aroma kann durch vorsichtiges fettfreies Rösten in einer beschichteten Pfanne noch intensiviert werden. Gemahlen ergeben sie so einen leckeren Belag beziehungsweise eine Kruste für jedes süße und pikante Gericht. Hanfsamen enthalten zahlreiche Aminosäuren, die sie zu einem hervorragenden pflanzlichen Proteinlieferanten machen. Auch enthalten sie alle essenziellen Fettsäuren, inklusive pflanzlicher Omega-3-Fettsäuren.

Flohsamenschalen

Dabei handelt es sich um die Samenschalen der Pflanze *Plantago ovata*. Sie sind reich an löslichen Ballaststoffen und können eine große Menge Wasser binden, weshalb sie als Darmegulans sowohl bei Durchfall als auch bei Verstopfung eingesetzt werden. Auch zeigen Studien, dass Flohsamenschalen den Cholesterinspiegel und damit das Risiko für Herzerkrankungen senken können. In den USA hat die Arzneimittelzulassungsbehörde FDA einer entsprechenden Gesundheitsaussage zugestimmt, die sich nun auf zahlreichen Verpackungen von mit Flohsamenschalen angereicherten Produkten wie Frühstückscerealien wiederfindet. Flohsamenschalen sind auch in Pulverform erhältlich, wodurch sie sich leicht untermischen lassen. Allerdings müssen sie aufgrund ihrer hohen Quellfähigkeit mit viel Flüssigkeit verzehrt werden. Ähnlich wie Hafer können auch Flohsamenschalen die Abgabe von

Energie an das Blut verlangsamen, was vor allem für Diabetiker interessant ist. Holen Sie aber vor Anwendung ärztlichen Rat ein.

SAMEN – SCHNELLE KOCHIDEEN

- Bestreuen Sie Brote, Kuchen und Kekse damit, bevor Sie sie in den Ofen geben.
- Kombinieren Sie Samen mit frischem Obst, Naturjoghurt oder gehackten Nüssen für ein nährstoffreiches Frühstück.
- Durch die Zugabe von Samen verleihen Sie Pfannkuchen und pikantem Kleingebäck ein nussiges Aroma.
- Verfeinern Sie Aufläufe und Veggie-Burger mit einem TL Ihrer Lieblingssamen.
- Für einen süßen Streuselbelag mischen Sie die Samen mit Haferflocken, Mehl, Butter und Zucker. Für einen pikanten Belag ersetzen Sie den Zucker durch Kräuter.
- Verwenden Sie bei der Pestozubereitung Sonnenblumen- oder Kürbiskerne anstelle von Pinienkernen.
- Streuen Sie die Samen über einen gemischten Salat.
- Garnieren Sie vegetarische Pfannen- sowie Nudelgerichte vor dem Servieren mit einer Handvoll Samenkörner.

Gewürze

Seit Tausenden von Jahren hoch geachtet, waren Gewürze – also die Samen, Früchte, Hülsen, Knospen und Rinde von Pflanzen – eine wertvolle Handelsware. Denn neben der Fähigkeit, selbst aus bescheidensten Gerichten einen Gaumenschmaus zu zaubern, regen sie auch den Appetit an. Und auch heute noch spielen sie eine wichtige Rolle bei der Speisenzubereitung, werden darüber hinaus aber auch wegen ihrer gesundheitlichen Vorzüge geschätzt. Diese werden häufig den intensiv duftenden ätherischen Ölen zugeschrieben, die in den Gewürzen enthalten sind. Ähnlich wie bei Kräutern weisen sie eine sehr hohe antioxidative Aktivität auf, worauf auch der gute bis hervorragende ORAC-Wert der meisten Gewürze zurückzuführen ist. Kaufen Sie jeweils nur kleine Mengen an Gewürzen, wobei das Aroma der beste Indikator für deren Frische ist, da es mit der Zeit abnimmt. Am besten bewahren Sie Gewürze in einem luftdicht schließenden Gefäß an einem kühlen Ort auf. Direkte Sonneneinstrahlung sollte dabei vermieden werden.

Ingwer

Dieses Gewürz ist wohl eines der ältesten und bekanntesten Naturheilmittel gegen Übelkeit, Koliken

---

FRISCHEN INGWER ZUBEREITEN

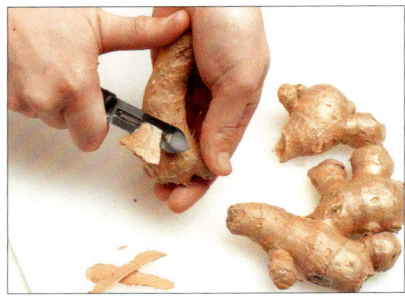

1 Frische Ingwerknollen lassen sich leicht mit einem Gemüseschäler oder einem scharfen Obstmesser schälen.

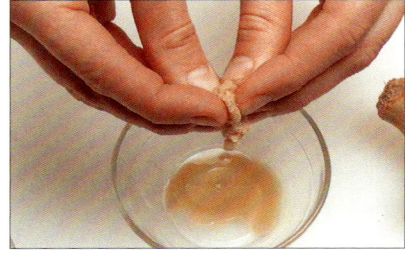

2 Um Ingwer fein zu reiben, werden spezielle Reiben angeboten, aber eine normale Küchenreibe reicht auch aus.

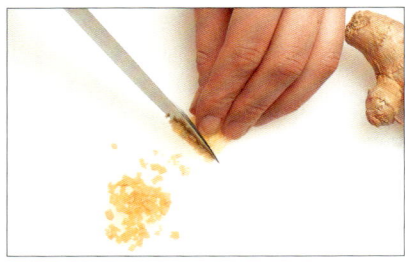

3 Mit einem scharfen Messer lässt sich Ingwer in jede gewünschte Form schneiden.

4 Ingwersaft erhält man, indem man frisch geriebenen Ingwer auspresst.

INGWERTEE
Dieser wohltuende Tee verspricht Linderung bei Erkältungen, Grippe, Übelkeit und Magenbeschwerden.
1 Ein rund 2,5 cm langes Stück frische Ingwerwurzel in eine Tasse legen und mit kochendem Wasser übergießen.
2 Zugedeckt 7 bis 10 Minuten ziehen lassen, nach Geschmack abseihen – das Ingwerstück verbleibt in der Tasse.

---

und Darmkrämpfe. Seinen charakteristischen Geruch und Geschmack verdankt der Ingwer den enthaltenen flüchtigen Phenolen, von denen Gingerol für die Bekämpfung von Übelkeit verantwortlich ist. Da diese Substanz beim Kochen in Zingerol und Shogaol aufgespalten wird, verwenden Sie Ingwer bei Übelkeit am besten roh, bei Durchfall hingegen gekocht. Zudem weist Gingerol entzündungshemmende Eigenschaften auf. Die intensiv, aber angenehm duftende Knolle passt zu süßen wie würzigen Gerichten. Sie verleiht sowohl Marinaden, Pfannengerichten, Suppen und Gemüse als auch pochierten Früchten, Gebäck und Kuchen ein süßlich-pikantes, erfrischendes

Aroma. Zwar werden süße Teige üblicherweise mit gemahlenem Ingwer

Das in frischem Ingwer enthaltene Gingerol lindert Übelkeit.

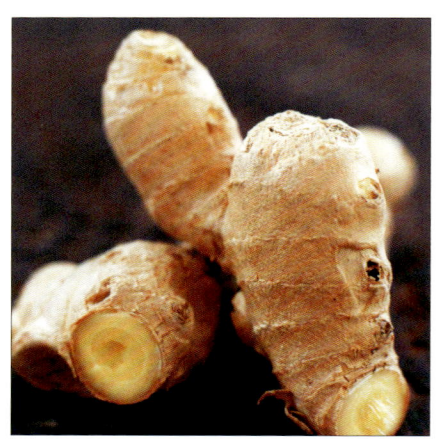

---

aromatisiert, doch können Sie stattdessen auch fein geschnittenen frischen Ingwer verwenden. Gari, süßsauer eingelegter Ingwer, ist eine typisch japanische Beilage zu Fisch und Meeresfrüchten.

In Sirup eingelegter junger Ingwer (Stem-Ingwer) wird in Gläsern verkauft und fein gehackt für Desserts, Kuchen, Puddings, Scones, Shortbread und Muffins verwendet. Achten Sie beim Kauf von frischem Ingwer darauf, dass die Knolle prall und die seidige Schale unverletzt ist. Bewahren Sie ihn im Kühlschrank auf oder frieren sie ihn ein. Gemahlener Ingwer hält sich am besten an einem kühlen, dunklen Ort.

Kardamom

Kardamom gehört zur Ingwer-Familie und findet vor allem in der mittelöstlichen und indischen Küche Verwendung. Er enthält ein ätherisches Öl namens Cineol, das Verdauungs- und Erkältungsbeschwerden lindert. Darüber hinaus weist er zahlreiche weitere ätherische Öle auf, die zu seinem markanten Duft und Aroma beitragen. Ihretwegen wird er traditionell auch zur Reinigung des Atems gekaut.

Da gemahlener Kardamom schnell sein Aroma verliert, kaufen Sie ihn am besten in der Samenkapsel. Diese können Sie, leicht zerstoßen, als Ganzes verwenden oder für einen intensiveren Geschmack die

Das Cineol im Kardamom hilft bei Erkältungsbeschwerden.

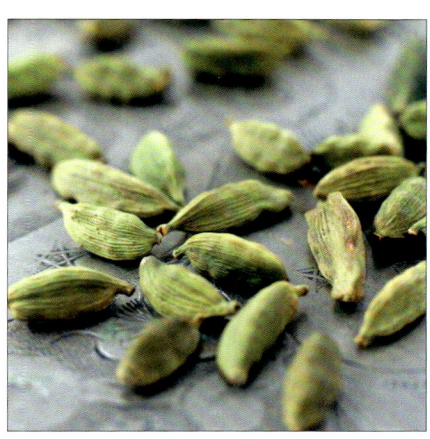

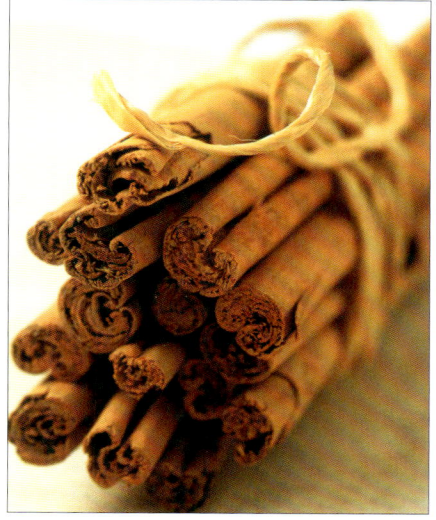

Zimt besitzt möglicherweise blutzuckersenkende Eigenschaften.

enthaltenen Samen mahlen. Das reiche Aroma des Kardamoms passt hervorragend sowohl zu süßen als auch zu pikanten Gerichten. Verwenden Sie ihn zum Aromatisieren von Reispudding und Eiscreme sowie für Currys und andere indische Gerichte.

Zimt

Dieses wärmende und beruhigende Gewürz ist als Stangen sowie in gemahlener Form erhältlich. Und da die Rinde sich nur schwer mahlen lässt, empfiehlt es sich, beides vorrätig zu haben. Zimtstangen werden zum Aromatisieren sowohl von süßen als auch kräftigeren Gerichten wie Fruchtkompotten, Currys und Reisgerichten verwendet. Vergessen Sie aber nicht, die Stangen vor dem Servieren wieder zu entfernen. Gemahlener Zimt verleiht Kuchen, Keksen und Früchten ein angenehmes Aroma.

Jüngere Untersuchungen weisen darauf hin, dass Zimt möglicherweise eine blutzucker- sowie bluttfettsenkende Wirkung haben kann und deshalb ganz besonders für Diabetiker von Interesse ist.

Kreuzkümmel (Cumin)

Kreuzkümmel findet vor allem in Currys Anwendung, aber auch in

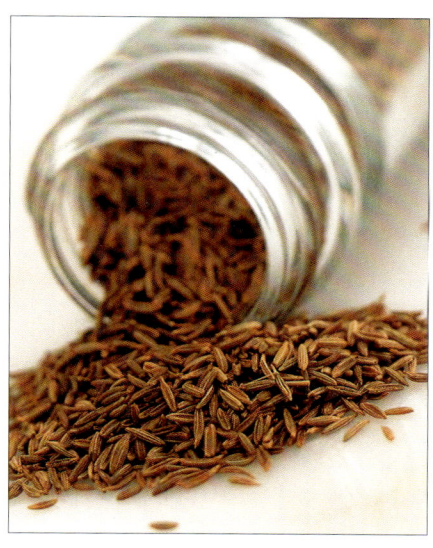

Rösten Sie Kreuzkümmel vor dem Mahlen, um die ätherischen Öle freizusetzen.

zahlreichen Gerichten der mexikanischen, nordafrikanischen und mittelöstlichen Küche. Er besitzt ein

GEWÜRZE MAHLEN

Frisch gemahlene Gewürze bieten das beste Aroma. Lassen Sie sich aber nicht dazu verleiten, mehr als gerade benötigt zu mahlen, da sie schnell an Würzkraft und Geschmack verlieren. Einige Gewürze wie Macis, Bockshornklee, Nelken, Kurkuma und Zimt lassen sich schwer selbst mahlen. Hier empfiehlt sich die fertig gemahlene Variante.

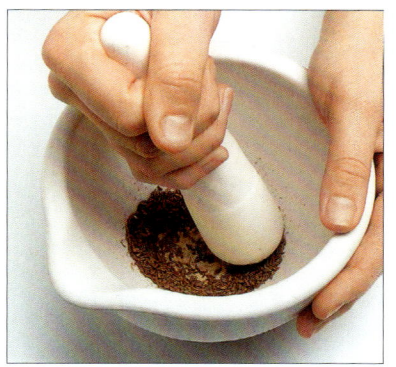

Verwenden Sie zum Mahlen Mörser und Stößel oder eine elektrische Kaffeemühle.

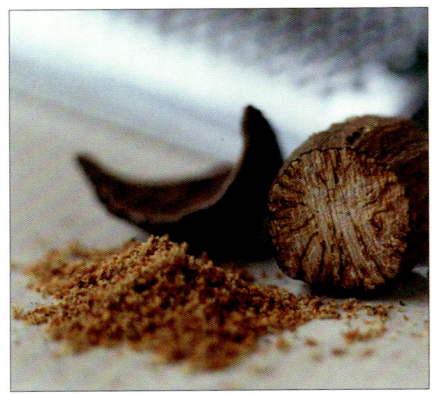

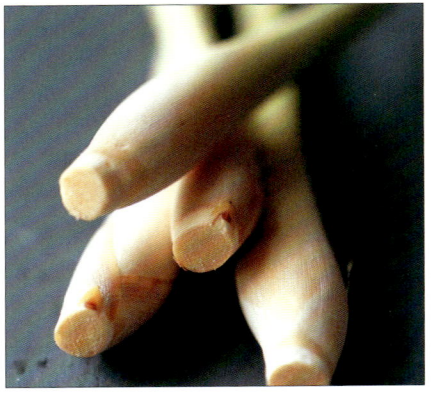

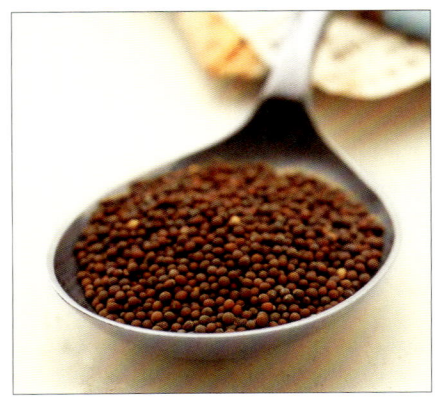

Muskatnuss bereichert den Geschmack und fördert die Verdauung.

Das im Zitronengras enthaltene Citral wirkt möglicherweise antikarzinogen.

Senf regt den Kreislauf an und entgiftet den Körper.

bitterscharfes Aroma, das durch Rösten etwas abgemildert werden kann. Schwarzer Kreuzkümmel ist etwas milder und süßer als sein Verwandter. Ihm werden entzündungshemmende Eigenschaften zugeschrieben.

Diese beruhen – so vermutet man – auf einer bestimmten Art von Chinonen, die nur in den Samen vorkommen und auch Gelenkschmerzen bei Arthritis lindern sollen.

Nicht zuletzt dank seiner Flavonoide weist Kreuzkümmel zudem eine gute antioxidative Aktivität sowie mögliche antikarzinogene Eigenschaften auf. Traditionell werden Kümmelpräparate zur Anregung der Verdauungsdrüsen sowie zur Linderung von Blähungen und Magenbeziehungsweise Darmkrämpfen angewendet. Gemahlener Kreuzkümmel kann sehr scharf sein, weshalb es sich empfiehlt, Samen zu kaufen und diese unmittelbar vor Verwendung selbst zu mahlen, um das frische Aroma zu erhalten. Kreuzkümmel eignet sich besonders gut zum Würzen von Tomaten-, Weizenund – aufgrund seiner verdauungsfördernden Eigenschaften – Bohnengerichten.

Muskatnuss und Macis

Bei der Ernte ist der Samen des Muskatnussbaums (Muskatnuss) von einem roten Samenmantel umhüllt (Macis). Beide werden getrocknet und als Gewürz verwendet. Sowohl

Muskatnuss als auch Macis besitzen ein warmes, süßes Aroma, das Soßen, Käsegerichte und Gemüse sowie Cremes, Kuchen und Keksen eine besondere Note verleiht. Dabei ist frisch geriebener Muskat fertig gemahlenem an Würzkraft deutlich überlegen, da Letzterer schnell an Aroma verliert.

Zwar ist die Muskatnuss ein Halluzinogen, doch die üblicherweise als Gewürz genutzten Mengen rufen keine Rauschwirkung hervor. Zudem wirkt sie appetitanregend und verdauungsfördernd.

ZITRONENGRAS ZUBEREITEN
Das untere Ende dünn abschneiden und die harten Außenblätter entfernen. Dann die unteren 5 cm in feine Scheiben schneiden. Im Handel ist Zitronengras bereits fertig geschnitten sowie als Püree erhältlich.

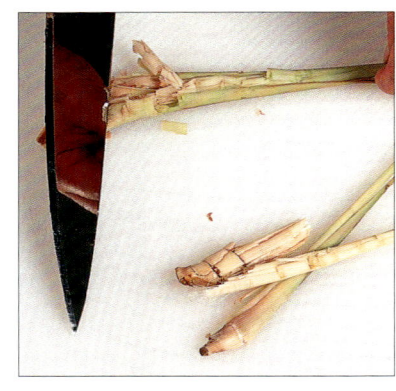

Zitronengras
Diese langen, faserigen Halme besitzen ein angenehmes Zitronenaroma und finden vor allem in der südostasiatischen Küche, insbesondere der Thaiküche, Anwendung. Seinen charakteristischen Zitronenduft verdankt es dem Gemisch Citral, das eine starke antioxidative Aktivität aufweist und unsere Zellen vor freien Radikalen schützt. Diese Eigenschaft könnte zukünftig bei der Bekämpfung von Krebs eine Rolle spielen. Darüber hinaus wirkt Citral antiseptisch, antifungal, antimikrobiell sowie entzündungshemmend.

Senf
Der Senf gehört ebenfalls zur Familie der Kreuzblütler, was seinen gesundheitlichen Wert erklärt. Die gleichnamige Würzpaste wird aus den Samenkörnern des weißen, braunen und schwarzen Senfs hergestellt, wobei Letztere den kräftigsten Geschmack besitzen.

Die Schärfe des Senfs hängt von den verwendeten Senfkörnern und deren Verarbeitung ab. Werden diese vorab in kaltem Wasser eingeweicht, entfalten sie ihre ganze Schärfe. Der traditionelle englische Senf wird aus weißen und braunen Senfkörnern hergestellt und zählt ebenso wie der aus braunen und schwarzen Senfkörnern hergestellte Dijon-Senf zu den schärfsten Sorten. Dagegen ist der in den USA üblicherweise verwendete Senf sehr mild. Er enthält einen geringeren Anteil an Senfkörnern und wird häufig mit Kurkuma und Paprika gefärbt. Das Aroma kann sich nur entfalten, wenn die Körner zerstoßen oder mit Flüssigkeit vermischt werden. Durch Rösten in etwas Öl kann es intensiviert werden. Da die Würzkraft von Senf mit dem Kochen abnimmt, empfiehlt es sich, ihn erst gegen Ende der Garzeit oder kurz vor dem Servieren des Gerichts zuzugeben. Wie viele scharfe Gewürze dient Senf zur Stimulation des Körpers sowie zur Abwehr von Erkältungskrankheiten.

Bockshornklee

Dieses Gewürz findet sich häufig zusammen mit Kreuzkümmel und Koriander in Currypulver. Für sich allein verwendet ist Zurückhaltung geboten, da sein bittersüßer Geschmack leicht alle anderen Aromen überlagert. Bockshornkleesamen enthalten zahlreiche Wirkstoffe, zum Beispiel ätherische Öle, denen interessante Eigenschaften zugeschrieben werden. In der traditionellen Volksmedizin wurde er zur Einleitung der Geburt sowie zur Anregung der Milchproduktion eingesetzt, weshalb Schwangere besser darauf verzichten. Bockshornkleesamen haben eine harte Schale und sind schwer zu mahlen, als Sprossen können sie für Blatt- und Bohnensalate sowie als Sandwichbelag verwendet werden.

Die Öle des Bockshornklees helfen, den Geburtsvorgang einzuleiten.

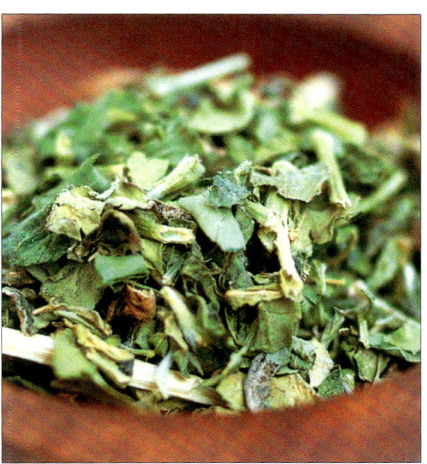

Kurkuma

Kurkuma gehört ebenfalls zur Ingwerfamilie und besitzt ein erdiges, pfeffriges Aroma. Seine intensive Farbe geht auf das Polyphenol Kurkumin zurück, das im Rahmen der Krebsforschung Gegenstand zahlreicher Untersuchungen ist und sich insbesondere bei der Behandlung von Darmkrebs als vielversprechend erweist. Auch hat sich gezeigt, dass es die Bildung von Plaques im Gehirn verhindert, was das Fortschreiten von Alzheimer verlangsamen könnte. Darüber hinaus hat Kurkumin entzündungshemmende Eigenschaften, die bei Erkrankungen wie der rheumatoiden Arthritis hilfreich sein könnten, was allerdings noch weiter untersucht werden muss. Bockshornklee ist meist als Pulver erhältlich, das aufgrund des intensiven Aromas sehr sparsam eingesetzt werden sollte.

Paprika

Dieses Gewürzpulver entsteht durch das Mahlen getrockneter Paprikaschoten. Es ist milder als Cayennepfeffer und wird zum Würzen und Färben zahlreicher Gerichte verwendet. Wie Chilipulver enthält auch gemahlene Paprika das stimulierende Capsaicin (wobei dessen Gehalt je nach Schärfe der Paprika variiert) sowie eine hohe Konzentration an Vitamin C. Paprikapulver regt die Verdauung an und hat keimtötende

Das in Kurkuma enthaltene Kurkumin wirkt stark entzündungshemmend.

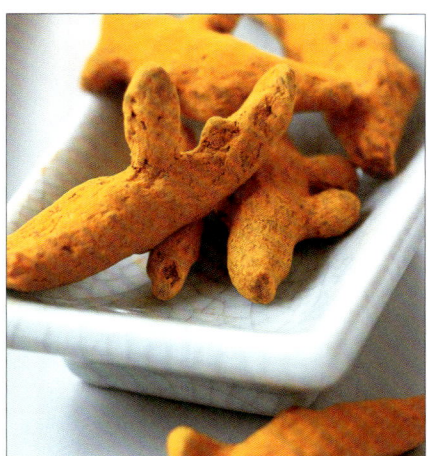

GEWÜRZE RÖSTEN

Das Rösten hebt die Geschmackseigenschaften von Gewürzen hervor und macht sie – so heißt es zumindest – leichter verdaulich.

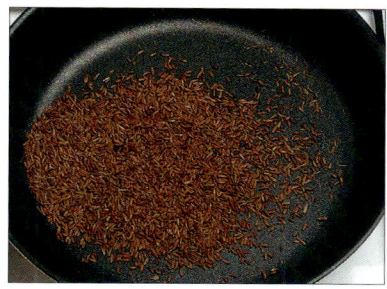

Geben Sie die Gewürze in eine beschichtete Pfanne und rösten Sie sie bei kleiner Flamme circa 1 Minute, bis sie ihr Aroma freisetzen. Achten Sie darauf, dass nichts anbrennt!

Eigenschaften. Zudem verbessert es die Durchblutung, kann aber zu Magenirritationen führen, wenn es in zu großen Mengen verzehrt wird. Manchmal werden zur Herstellung des Pulvers geräucherte Paprika verwendet, was ihm einen ganz speziellen Geschmack verleiht. Paprika findet in vielen Länderküchen Anwendung und verleiht Gerichten sowohl Farbe als auch Schärfe.

Paprikapulver ist reich an Vitamin C und stimulierendem Capsaicin.

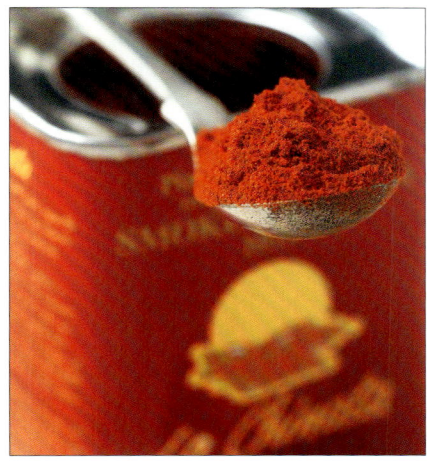

Öle

Es sind eine Vielzahl von Speiseölen erhältlich, die auf unterschiedlichen Rohstoffen basieren: Öl aus Cerealien wie Getreide, Öl aus Früchten wie Oliven, Öl aus Nüssen wie Haselnüssen, Walnüssen und Mandeln sowie Öl aus Samen wie Rapssamen, Distelsamen und Sonnenblumenkernen. Dabei wird das Öl durch simples Pressen beziehungsweise Zerstoßen oder durch aufwendigere Verfahren gewonnen, meist durch Erhitzen. Native Öle, die durch Pressen der Oliven, Nüsse oder Samen ohne Wärmezufuhr und ohne Raffination hergestellt werden, haben einen sortentypischen Geschmack und sind meist am teuersten.

OLIVENÖLE

Unbestreitbar die „Königin der Öle" ist das Olivenöl, das in Farbe und Geschmack je nach Herkunft und Güteklasse variiert. Klima, Bodenbeschaffenheit, Ernte- und Herstellungsverfahren – all diese Faktoren beeinflussen das Endprodukt. Generell lässt sich aber sagen: Je wärmer das Klima, desto robuster ist das Öl. Allen Olivenölen gemeinsam ist, dass sie ein hohes Maß an einfach ungesättigten Fettsäuren enthalten, die Studien zufolge das „schlechte" LDL-Cholesterin reduzieren. Auch verfügen

Verwenden Sie zum Kochen Öl statt Butter, da es mehr ungesättigte Fettsäuren enthält.

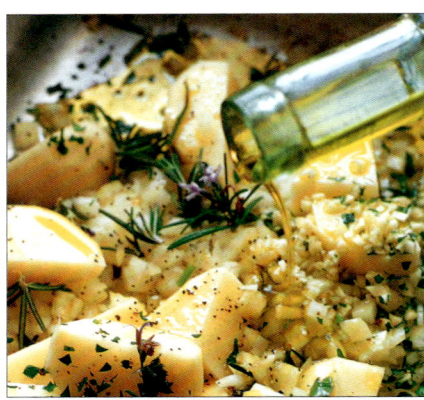

sie dank ihres Polyphenol-Gehalts über entzündungshemmende Eigenschaften und halten die Blutgefäße elastisch. Darüber hinaus ist Olivenöl reich an Vitamin E, einem natürlichen Antioxidans, das hilft, Zellschäden durch freie Radikale zu verhindern. All das trägt zu einer Senkung des Risikos für Herzkrankheiten und Schlaganfälle bei. Entsprechend findet sich bei Gesellschaften, die hauptsächlich Olivenöl als Fettlieferant verwenden, eine geringere Auftretenshäufigkeit von kardiovaskulären Erkrankungen.

Natives Olivenöl extra

Dabei handelt es sich um Olivenöl höchster Güte. Es stammt aus der ersten Pressung und wird ausschließlich mit mechanischen Verfahren ohne Wärmeeinwirkung gewonnen. Sein Säuregehalt beträgt maximal 0,8 Prozent, was sich insbesondere beim Geschmack positiv bemerkbar macht. Zudem enthält es von allen Olivenölen die höchste Konzentration an

---

ESSENZIELLE FETTSÄUREN

Ein gewisses Maß an Fett ist sinnvoll, da es uns warmhält, unserer Nahrung Geschmack verleiht, die Nutzung bestimmter Vitamine ermöglicht und uns mit essenziellen Fettsäuren versorgt, die unser Körper nicht selbst herstellen kann, aber für dessen Wachstum und Entwicklung unabdingbar sind und das Herzinfarktrisiko senken. Es ist also nicht nur wichtig, wie viel Fett wir zu uns nehmen, sondern auch, welche Art von Fett. Einige Fette sind gesünder als andere, was wir bei unserer Ernährung entsprechend berücksichtigen sollten. Dabei sollte der Fettanteil maximal 35 Prozent betragen.

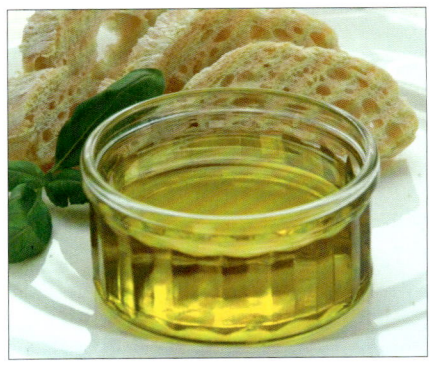

Je höher der Anteil an nativem Olivenöl ist, desto intensiver ist der Geschmack.

Polyphenolen. Da es nicht hitzestabil ist, eignet es sich nicht zum Braten, dafür aber hervorragend für Salatdressings, insbesondere in Kombination mit einem leichteren Öl. Zusammen mit Knoblauch und schwarzem Pfeffer ergibt es zudem eine leckere Pastasoße.

Natives Olivenöl

Auch dieses Öl stammt aus der ersten Kaltpressung, verfügt aber über einen etwas höheren Säuregehalt als das native Olivenöl extra. Es wird genau wie dieses verwendet.

Olivenöl

Olivenöl mit dieser Produktbezeichnung ist eine Mischung aus raffiniertem und nativem Olivenöl. Es hat einen deutlich weniger intensiven Eigengeschmack als die beiden nativen Olivenöle und eignet sich auch zum Kochen sowie Braten.

RAPSÖL

Raps ist weltweit eine der wichtigsten Ölsaaten, auch wenn wir uns dessen nicht immer bewusst sind. Denn mitunter wird Rapsöl – um negative Assoziationen zu vermeiden – auch unter der neutralen Bezeichnung „Pflanzenöl" vertrieben. Der Grund: Vor vielen Jahren hatte es einen hohen Gehalt an der ernährungsphysiologisch bedenklichen Erucasäure, was jedoch seit Züchtung neuer Sorten mit einem deutlich geringeren Säureanteil in den 1970er- und 1980er-Jahren kein Problem mehr darstellt.

Rapsöl enthält wie auch Hanf- und Flachsöl die essenziellen Omega-3- und Omega-6-Fettsäuren in einem sehr günstigen Verhältnis. Deshalb wird es auch in zahlreichen kommerziell hergestellten Brotaufstrichen verwendet, die dann als der Herzgesundheit zuträglich vermarktet werden.

SPEZIALÖLE

Genauso wie es universell verwendbare Speiseöle für den täglichen Gebrauch in der Küche gibt, werden auch diverse aromatisierte Öle angeboten. Sie werden meist nur in kleinen Mengen verwendet, um Salatsoßen und Marinaden eine besondere Note zu verleihen. Beim Kochen kommen sie selten zum Einsatz.

SCHNELLE MARINADEN

- Olivenöl mit frischen gehackten Kräutern wie Petersilie, Schnittlauch, Oregano, Kerbel und Basilikum mischen, mit einem Spritzer Zitronensaft sowie Salz und Pfeffer abschmecken.
- Für eine Tofu-Marinade Erdnussöl, geröstetes Sesamöl, dunkle Sojasoße, süßen Sherry, Reisessig und zerdrückten Knoblauch miteinander vermischen.

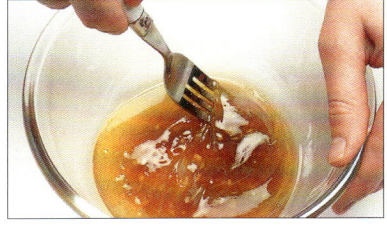

- Für eine Gemüse-Marinade Olivenöl, Zitronensaft, Sherry, Honig und zerdrückten Knoblauch miteinander vermengen.

Flachsöl

Das aus den Samen des Flachses gewonne Öl ist auch als Leinöl bekannt, das als Bindemittel zur Herstellung von Ölfarben dient. Zur Verwendung als Speiseöl wird es mit geringem Druck kalt gepresst. Es verfügt dann zwar nicht mehr über die in den Samen enthaltenen Lignane und Ballaststoffe, sehr wohl aber über die pflanzliche Omega-3-Fettsäure Alpha-Linolensäure. In der Tat ist Flachsöl eine der besten Quellen für Alpha-Linolensäure, da sein Anteil an Omega-3-Fettsäuren rund 50 Prozent beträgt. Aus Alpha-Linolensäure bildet unser Körper längerkettige Omega-3-Fettsäuren, die eine höhere Bioverfügbarkeit aufweisen. Diesen werden zahlreiche positive Wirkungen zugeschrieben wie die Vermeidung von Entzündungen, die Verbesserung von Gedächtnis und Konzentration sowie der Schutz der Herz-Kreislauf-Gesundheit. Flachsöl wird vergleichsweise schnell ranzig und sollte daher in einer dunklen, lichtundurchlässigen Flasche sowie im Kühlschrank aufbewahrt werden. Aufgrund seines relativ starken Eigengeschmacks eignet es sich vor allem für Dressings und als Ersatz für andere Öle in Backrezepten. Da es leicht entzündlich ist, sollte es niemals zum Braten verwendet werden.

Hanföl

Zur Verwendung als Speiseöl wird Hanföl meist kalt gepresst. Es verfügt dann über eine gelblich-grüne Farbe und ein grasig-nussiges Aroma. Hanföl enthält alle essenziellen Fettsäuren, darunter Linolensäure und Alpha-Linolensäure, in einem für den menschlichen Körper idealen Verhältnis. Denn eine übermäßige Aufnahme von Omega-6-Fettsäuren kann zu einer verstärkten Produktion von entzündungsfördernden Stoffen führen und Krankheiten wie Arthritis und Bluthochdruck sowie Hautbeschwerden verschlimmern. Dies lässt sich vermeiden, indem Omega-6- und Omega-3-Fettsäuren in einem ausgewogenen Verhältnis über die

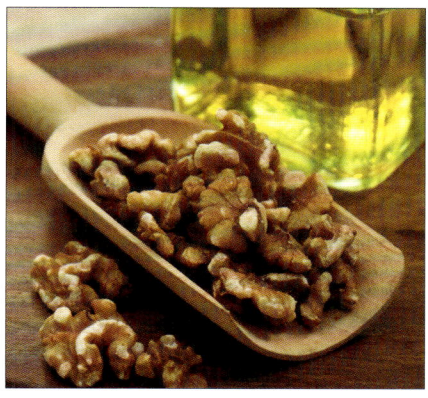

Mit Walnussöl lassen sich schmackhafte Dressings und Marinaden zubereiten.

Nahrung zugeführt werden. Wie Flachsöl sollte Hanföl nicht zum Braten verwendet werden und an einem dunklen, kühlen Ort aufbewahrt werden, um seine Haltbarkeit zu verlängern. Da es sich nicht verfestigt, kann es durchaus im Kühlschrank gelagert werden.

Walnussöl

Dieses Öl verfügt über einen intensiven Eigengeschmack und ist deshalb hervorragend für Salatsoßen und Marinaden geeignet. Darüber hinaus besitzt es viele der gesundheitlichen Vorteile von Walnüssen: Es ist reich an essenziellen Omega-3-Fettsäuren sowie Antioxidantien – was beides zur Erhaltung der Herzgesundheit beiträgt.

Auch Wanussöl eignet sich nicht zum Braten, da die Hitze einen Großteil der antioxidativen Aktivität und des reichen Aromas zerstört (ganz abgesehen davon, dass es auch sehr teuer ist). Träufeln Sie es stattdessen über geröstetes oder gedämpftes Gemüse, geben Sie es zu Pastasoßen oder mischen Sie es unter frisch gekochte Nudeln. Sie können auch einen kleinen Teil des in Backrezepten angegebenen Fetts durch Walnussöl ersetzen – insbesondere wenn ohnehin Walnüsse enthalten sind. Walnussöl ist nicht lange haltbar und sollte nach dem Öffnen kühl und dunkel aufbewahrt werden, damit es nicht ranzig wird.

Kaffee, Tee und Süßmittel

Kaffee und Tee werden seit Jahrhunderten wegen ihrer anregenden, aber auch gesundheitlichen Wirkung geschätzt. Besonders groß ist das Angebot an Tees, das vom traditionellen grünen und schwarzen Tee bis hin zu einer Vielzahl an Kräuter- und Früchteteemischungen reicht. Ihre gesundheitlichen Vorzüge sind bestens dokumentiert, da sie seit Urzeiten bei allen Arten von Krankheiten und Gebrechen eingesetzt werden.

Kaffee

Zahlreiche Inhaltsstoffe des Kaffees haben Auswirkungen auf unseren Körper. Der bekannteste von ihnen ist Koffein, das eine anregende Wirkung hat. Weniger bekannt ist, dass in der Kaffeebohne auch Phenole wie die Chlorogensäure enthalten sind, die ähnlich wie die Phenole in Tee und Kakao antioxidative Eigenschaften aufweisen. Die antioxidative Wirkung nimmt mit dem Rösten der Bohnen sogar noch zu, da dabei weitere Stoffe gebildet werden, die eine antioxidative Aktivität zeigen.

TEE

Jüngste Untersuchungen zeigen, dass das Trinken von 3 bis 5 Tassen Tee täglich das Risiko für Herzinfarkt und Schlaganfall sowie für einige Krebsarten reduzieren kann. Diese

Schwarzer Tee steckt voller wirkkräftiger Flavonoide.

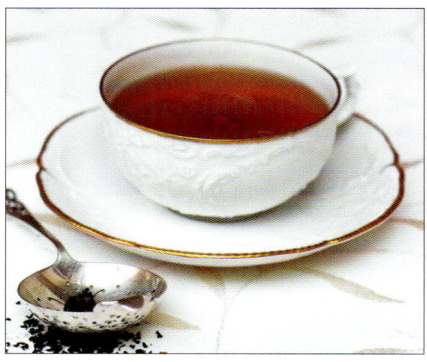

Wirkung wird vor allem einer Gruppe von Polyphenolen, den Flavonoiden, zugeschrieben, wobei Zusammensetzung und Gehalt je nach Verarbeitung des jeweiligen Tees variieren.

Alle Teesorten beginnen ihren Lebenszyklus als Knospe mit ihren beiden Tragblättern, geerntet von der Teepflanze *Camellia sinensis* und ihren Varietäten. Und je länger man die Blätter welken lässt, umso dunkler werden sie – sie oxidieren mehr oder weniger wie ein angeschnittener Apfel, der sich braun verfärbt. Entsprechend ist schwarzer Tee stark fermentiert, weißer Tee dagegen so gut wie überhaupt nicht. Neben den Flavonoiden enthält Tee auch Fluoride, welche die Zähne vor Karies schützen können, sowie Koffein (jedoch deutlich weniger als Kaffee). Wird er nach einer Mahlzeit getrunken, kann er die Aufnahme von Eisen blockieren.

Schwarztee

Schwarztee ist die am weitesten verbreitete Teesorte. Er entsteht durch das Fermentieren verwelkter Teeblätter, die dann getrocknet werden. Aufgebrüht besitzt er eine dunkelbraune Farbe und einen kräftigeren Geschmack als grüner Tee. Schwarztee enthält weniger Epicatechin,

Das Epicatechin im grünen Tee wirkt möglicherweise antikarzinogen.

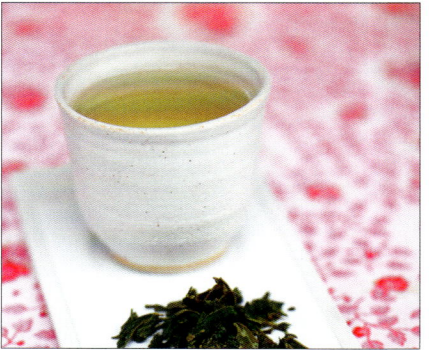

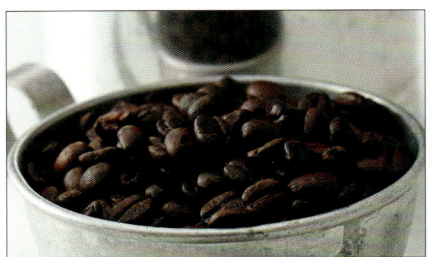

Kaffeebohnen weisen eine hohe antioxidative Aktivität auf.

dafür aber mehr Theaflavine und Thearubigene – beides wirkstarke Antioxidantien, die in Zellstudien auch antikarzinogene Eigenschaften gezeigt haben.

Weißer Tee

Der Unterschied zwischen grünem und weißem Tee liegt im Alter der Triebe bei der Ernte. Für weißen Tee werden nur die jüngsten Blätter und noch geschlossene Knospen geerntet und anschließend getrocknet. Dabei entsteht ein Tee, der besonders reich an Catechinen ist. Diese Flavanole verfügen über ein hohes antioxidatives Potenzial, das helfen kann, das Risiko für Krebs und Herzkrankheiten zu senken. Weißer Tee hat ein feines, sehr leichtes Aroma, das als leicht süßlich beschrieben wird.

Grüner Tee

Grüner Tee wird vor allem in China und Japan wegen seines leicht bitteren, aber trotzdem sehr erfrischenden Geschmacks geschätzt. Bei der Herstellung wird der Tee gewelkt und anschließend getrocknet. Es findet jedoch keine gewollte Oxidation statt, wodurch er seine grüne Farbe behält. Grüner Tee enthält ein hohes Maß an Epicatechin, einem speziellen Flavonoid, das in Zellstudien ebenfalls antikarzinogene Eigenschaften gezeigt hat. Lassen Sie grünen Tee nicht zu lange ziehen, da er sonst bitter wird.

Oolong

Dieser halb fermentierte Tee ist ein Mittelding zwischen grünem und schwarzem Tee. Aufgrund der teilweisen Oxidation enthält er sowohl Epicatechine als auch Theaflavine. Der wohlriechende Oolong hat ein sanftes, aber dennoch kraftvolles, mitunter bitteres Aroma.

HONIG

Honig ist eines der ältesten bekannten Süßmittel, das von den alten Ägyptern auch wegen seiner Heilwirkung sehr geschätzt wurde. Qualität, Farbe, Geschmack und Konsistenz hängen vom zugrunde liegenden Nektar sowie der Herstellungsmethode ab. Generell kann man aber sagen: Je dunkler der Honig, desto stärker sein Aroma. Honig enthält kaum nennenswerte Nährstoffe, dafür aber Fruktose, die deutlich stärker süßt als Zucker, sodass weniger davon nötig ist, um den gewünschten Effekt zu erzielen. Auch heute noch gilt Honig als Antiseptikum, das die Wunde zudem gleichmäßiger heilen lässt. Dieser antibakterielle Effekt ergibt sich auch bei der innerlichen Anwendung. Zudem lindert er, vermischt mit Zitronensaft und heißem Wasser, Halsschmerzen. Honig ist nicht für Kleinkinder unter 1 Jahr geeignet, da er als Auslöser von Säuglingsbotulismus gilt.

KRÄUTERTEES

Obwohl Kräutertees (hergestellt aus den Blätter, Samen und Blüten bestimmter Kräuter) aus Nährstoffsicht nur einen geringen Wert haben,

Honig ist süßer als Tafelzucker – entsprechend wenig benötigen Sie.

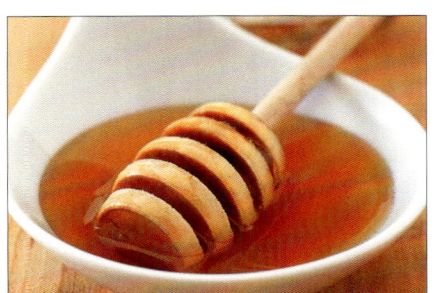

verordnen Naturheilkundige sie seit Jahrhunderten bei einer ganzen Reihe von Krankheiten und Leiden. Es ist ein bequemer und einfacher Weg, Heilkräuter zu sich zu nehmen, wobei es natürlich Unterschiede bezüglich der Wirkkraft gibt. Die in Supermärkten und Reformhäusern erhältlichen Tees haben im Allgemeinen eine vergleichsweise geringe medizinische Wirkung, sind aber gesunde, erfrischende Getränke. Lesen Sie trotzdem die Packungshinweise, da einige Teesorten nicht für Kleinkinder und Schwangere geeignet sind! Demgegenüber stehen die von Naturheilkundlern hergestellten Tees mit einer hohen Wirkkraft, die streng nach Empfehlung eingenommen werden sollten.

Im Folgenden finden Sie eine Auflistung der beliebtesten Kräutertees und ihrer Eigenschaften:

Pfefferminztee lindert Magen- und Darmbeschwerden. Das in den Blättern enthaltene Menthol hilft zudem bei Atemwegserkrankungen.

Himbeerblättertee wirkt entspannend und wehenfördernd. Entsprechend sollte er in den frühen Phasen der Schwangerschaft gemieden werden.

Löwenzahn- und **Verbenentee** sind wirksame Diuretika.

Rosmarintee stimuliert das Gehirn und fördert das Gedächtnis sowie die Konzentration.

Thymiantee erfrischt den Atem und hilft bei Halsschmerzen sowie Husten.

Holunderblütentee ist ein traditionelles Hausmittel bei Erkältung und

Kamille ist bekannt für ihre beruhigende und krampflösende Wirkung.

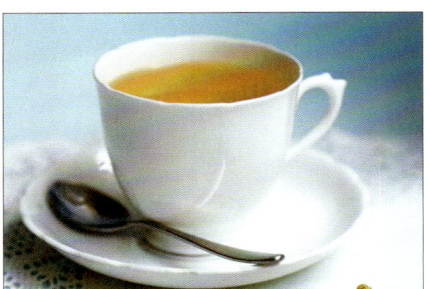

TEE AROMATISIEREN

Lassen Sie Ihre bevorzugten Kräuter, Gewürze oder Früchte einige Minuten in kochendem Wasser ziehen, bevor Sie den Tee abseihen. Pfefferminze unterstützt die Verdauung, während Kamille einen wunderbar beruhigenden Effekt auf unser Nervensystem hat.

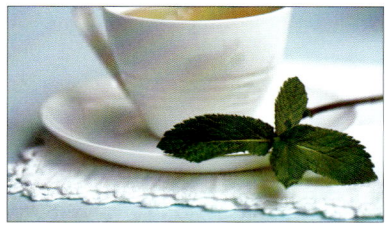

Kombinieren Sie beides, indem Sie 75 g getrocknete Kamillenblüten mit 25 g getrockneten Pfefferminzblättern mischen. Bewahren Sie den Tee im luftdicht schließenden Behälter auf.

Fieber und verhilft zu erholsamem Schlaf.

Kamillentee enthält Flavonoide sowie das ätherische Öl Bisabolol. Er wird zur Beruhigung der Nerven und bei Einschlafschwierigkeiten angewendet. Zudem wird er bei Magen- und Darmbeschwerden genutzt. Um Ihren eigenen Aufguss herzustellen, geben Sie 2 Teelöffel getrocknete Kamillenblüten in eine Tasse, übergießen Sie sie mit siedendem Wasser und lassen Sie das Ganze einige Minuten ziehen.

Eine Tasse Holunderblütentee sorgt für erholsamen Schlaf.

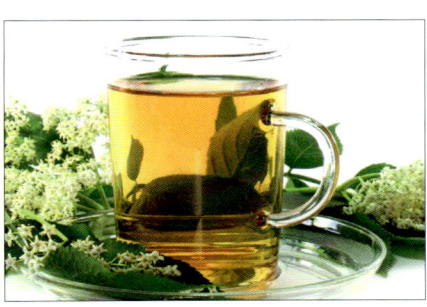

Milchprodukte und Eier

Wie Fleisch und Fleischprodukte hat auch diese wichtige Nahrungsgruppe aufgrund ihres Gehalts an gesättigten Fetten in den letzten Jahren viel schlechte Presse gehabt. Nichtsdestotrotz sind auch sie – in Maßen genossen – eine wichtige Nährstoffquelle, unter anderem für Calcium, Vitamin B12 sowie die Vitamine A und D. Vor allem für Vegetarier sind sie zudem ein wichtiger Protein-Lieferant. Für eine gesunde, ausgewogene Ernährung wählen Sie am besten fettreduzierte Produkte.

Milch

Milch wird häufig als komplette Mahlzeit für sich betrachtet und ist eines der am weitesten verbreiteten Nahrungsmittel, wobei Kuhmilch nach wie vor am beliebtesten ist. Allerdings werden aufgrund der Bedenken bezüglich gesättigten Fetten und Cholesterin zunehmend teilentrahmte und entrahmte Milch nachgefragt. Letztere weist nur halb so viele Kalorien wie Vollmilch auf und nur einen Bruchteil von deren Fettgehalt, während sie aus Nährstoffsicht in etwa gleich auf liegen.

Ein Glas Milch deckt ein Viertel Ihres täglichen Calciumbedarfs.

Milch ist ein wertvoller Calcium- und Phosphorlieferant – beides wichtig für die Zahn- und Knochengesundheit. Zudem enthält sie Vitamin D, das für die effiziente Aufnahme von Eisen benötigt wird. Darüber hinaus ist Milch reich an Zink und B-Vitaminen, darunter auch B12, das nur selten in Nicht-Fleischprodukten zu finden ist, was vor allem für Vegetarier gut zu wissen ist.

Probiotischer Joghurt

Joghurt, also durch Milchsäurebakterien verdickte Milch, hat viele Vorzüge und gilt als eines der gesündesten Nahrungsmittel. Er ist reich an Calcium, Phosphor und B-Vitaminen. Zudem enthält probiotischer Joghurt bestimmte Bakterienkulturen, zum Beispiel Bifidobakterien, die sich im Darm ansiedeln und unerwünschte Bakterien und Krankheitserreger fernhalten. Zudem sollen sie die Verdauung fördern und Darmprobleme wie Blähungen lindern. Besonders nach der Einnahme von Antibiotika wird der regelmäßige Verzehr von probiotischem Joghurt empfohlen. Joghurt, bei dessen Herstellung

Probiotischer Joghurt soll eine verdauungsfördernde Wirkung haben..

> **KOCHEN MIT JOGHURT**
> Joghurt ist eine nützliche Kochzutat, aber leider ziemlich hitzeempfindlich. Deshalb empfiehlt es sich, ihn erst ganz am Ende – kurz vor dem Servieren – zuzugeben, um ein Gerinnen zu vermeiden und die Bakterienkulturen zu erhalten. Joghurt mit einem hohen Fettgehalt ist etwas unempfindlicher, Sie können aber auch fettarmen Joghurt mit etwas Speisestärke andicken. Naturjoghurt findet in einer Reihe von süßen und pikanten Gerichten Anwendung. Letzteren nimmt er etwas die Schärfe.

Acidophilus-Kulturen verwendet werden, kann möglicherweise das Risiko von Darmkrebs senken. Probiotische Joghurts, die „milde" Bakterienkulturen enthalten, sind cremiger sowie milder im Geschmack als „normale" Joghurts. Viele von ihnen sind auch als Joghurtdrink erhältlich.

Eier

Eier sind nicht nur ein billiges und praktisches Nahrungsmittel (die Verpackung ist gleich mit dabei), sondern bieten auch eine Vielzahl von Verwendungsmöglichkeiten – für sich allein oder als Zutat beziehungsweise Beilage für sowohl süße als auch pikante Gerichte. Aufgrund ihres Cholesteringehalts standen sie lange in der Kritik. Doch da in Bezug auf die Blutfette heute die gesättigten Fette mehr im Fokus stehen (sie beeinflussen den „schlechten" LDL-Cholesterinspiegel wesentlich stärker), sind Eier – da sie nur wenig gesättigtes Fett enthalten – ein Stück weit rehabilitiert. Trotzdem sollten sie nur in Maßen verzehrt werden, vor allem wenn eine genetische Disposition für Hypercholesterinämie bekannt ist. Eier sind eine gute

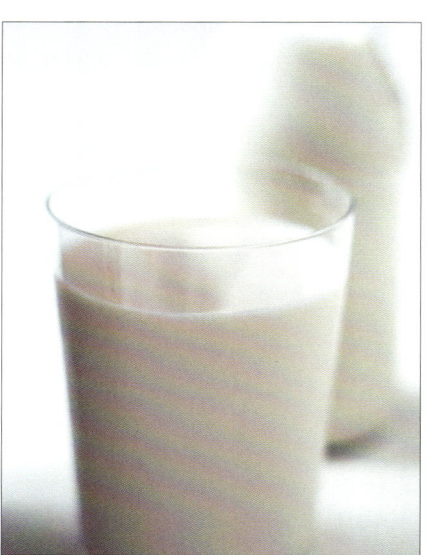

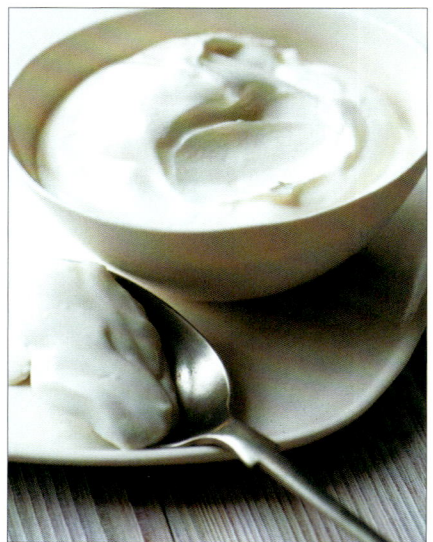

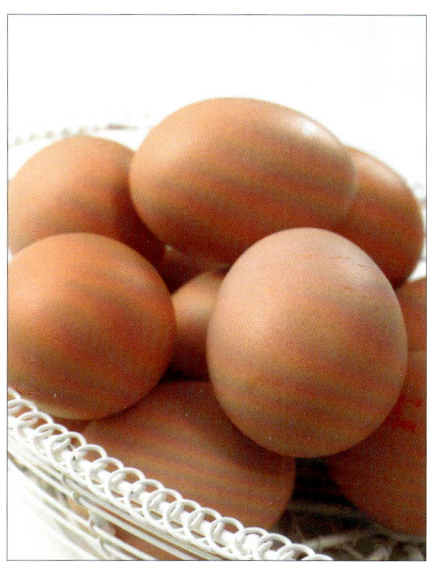

Eier sind eine gute Quelle für Vitamin B12, Cholin und Eisen.

Quelle für Eisen, Phosphor, Vitamin A und D sowie für B-Vitamine, insbesondere Vitamin B12. Diese Nährstoffe bleiben auch beim Kochen erhalten. Darüber hinaus enthalten Eier Cholin, das für die Funktion der Leber und den Fettstoffwechsel wichtig ist. Auch ist Cholin ein Bestandteil von Acetylcholin, einem der wichtigsten Neurotransmitter, der bei Alzheimerpatienten nicht in ausreichendem Maße vorhanden ist.

Omega-3-Eier

Diese Eier enthalten sowohl pflanzliche Omega-3-Fettsäuren und Alpha-Linolensäure als auch tierische Omega-3-Fettsäuren (DHA und EPA). Dies wird durch die Zugabe von Leinsamen oder Algen zum Hühnerfutter erreicht. Diese werden von den Tieren verstoffwechselt, wodurch die enthaltenen Omega-3-Fettsäuren in das Eigelb gelangen. Aber auch generell erhöht sich durch dieses Futter der Anteil an mehrfach ungesättigten Fettsäuren. Omega-3-Eier sind vor allem für Vegetarier sowie Menschen, die keinen Fisch und keine Meeresfrüchte essen, interessant. Eine verstärkte Aufnahme von Omega-3-Fettsäuren kann unsere Gesundheit in vielerlei Hinsicht fördern – von der Herz- bis zur Gehirngesundheit.

Kochen mit Eiern

Es gibt unzählige Möglichkeiten, Eier zuzubereiten: gekocht, gerührt oder poschiert ergeben sie ein wunderbares Frühstücksgericht. Zusammen mit Linsen oder Bohnen lässt sich aus ihnen aber genauso gut ein Mittagessen zubereiten. Auch gebackene Eier sind sehr schmackhaft – sowohl für sich allein mit etwas Sahne wie in Kombination mit Paprika oder Lauch. Zudem sei hier das Omelett in all seinen Varianten erwähnt, ob als italienische Frittata oder als klassisches spanisches Omelett mit Kartoffeln und Zwiebeln. Darüber hinaus finden Eier als Füllung für Pasteten, Tartes und Quiches Anwendung.

Aber sie eignen sich nicht nur für pikante Gerichte, in zahlreichen Süßspeisen sind Eier ebenfalls enthalten. So sind sie wesentlicher Bestandteil von Kuchenteigen, Baisers, Mousses sowie Soufflés und finden sich in zahlreichen weiteren Desserts, von Eiscreme bis zu Reispudding.

Das Eigelb wird zudem verwendet, um Suppen und Soßen anzudicken, während das Eiweiß zu Eischnee verarbeitet werden kann. Wichtig ist, dass die Eier bei der Verarbeitung Raumtemperatur haben. Nehmen Sie sie also 30 Minuten vorher aus dem Kühlschrank.

Pochieren ist eine fettarme und schonende Zubereitungsart für Eier.

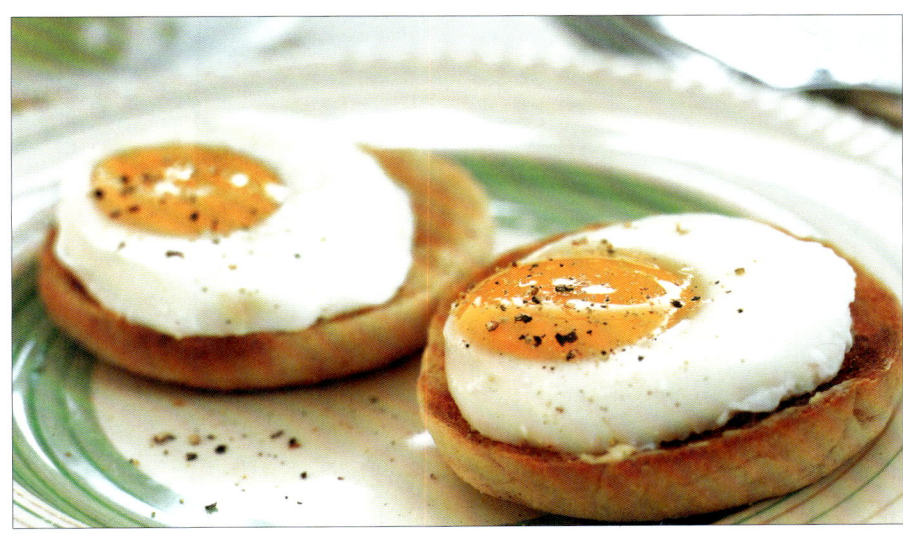

EIER – SCHNELLE ZUBEREITUNGSIDEEN

- Streichen Sie vor dem Backen ein verquirltes Ei über Gebäck und Brot, um ihm einen goldenen Glanz zu verleihen.
- Für einen Protein-Boost garnieren Sie chinesische oder thailändische Reis- und Nudelgerichte mit Omelettstreifen.
- Mit einem weich gekochten Ei und etwas Halbfettmayonnaise zaubern Sie aus einem gemischten Blattsalat ein leichtes Abendessen.
- Bereiten Sie ein Omelett aus 2 Eiern, wobei Sie Eiweiß und Eigelb separat verquirlen. Nach dem Stocken mit etwas Zucker bestreuen, vorsichtig zusammenklappen und wie ein pikantes Omlett fertig braten. Nach Geschmack mit Marmelade füllen und als Dessert servieren.

Kauf und Aufbewahrung von Eiern

Das wichtigste Kriterium ist natürlich die Frische. Außerdem sollten Sie keine Eier kaufen, deren Schale zerbrochen, verschmutzt oder in sonstiger Weise beschädigt ist. Das Mindesthaltbarkeitsdatum ist auf der Verpackung sowie teilweise auf dem Ei selbst aufgedruckt beziehungsweise gestempelt. Aber auch mithilfe eines einfachen Tests, lässt sich die Frische schnell ermitteln: Geben Sie das Ei in eine Schale mit Wasser. Sinkt es zu Boden und bleibt dort flach liegen, ist das Ei frisch. Mit zunehmendem Alter richtet es sich immer weiter auf. Schwimmt das Ei schließlich an der Oberfläche, sollte es nicht mehr verzehrt werden. Am besten lagern Sie Eier im Karton im Kühlschrank. Sie sollten aber nicht länger als 3 Wochen aufbewahrt werden.

HALTUNGSFORMEN

In Europa müssen Eier einen Erzeugercode tragen, aus dem sich unter anderem die Haltungsform ablesen lässt. Diese wird durch die erste Ziffer angegeben. Eine 0 steht für Biohaltung, eine 1 für Freilandhaltung, eine 2 für Bodenhaltung und eine 3 für Käfighaltung, wobei diese Haltungsformen durch EG-Verordnungen genau definiert sind. Am besten entscheiden Sie sich natürlich für Eier aus Biohaltung.

Die Haltung von Hühnern in Legebatterien ist seit 2012 in der gesamten EU verboten.

Übrigens: Das auf die erste Ziffer folgende Kürzel weist auf das Herkunftsland des Eies hin, wobei DE für Deutschland steht. Mithilfe der darauffolgenden Nummer kann der Betrieb identifiziert werden, aus dem das Ei stammt. Zusätzlich möglich wäre die Angabe des Legedatums.

KRÄUTEROMELETT

Ein einfaches Kräuteromelett ist schnell zubereitet und ergibt mit Salat oder einer Scheibe Krustenbrot eine nährstoffreiche, leichte Mahlzeit. Auch wenn Sie mehrere Omeletts benötigen, ist es besser, diese einzeln zuzubereiten und sofort zu servieren.

Für 1 Person
2 Eier
1 EL frische Kräuter (Estragon, Petersilie oder Schnittlauch), gehackt
1 TL Butter
Salz und frisch gemahlener schwarzer Pfeffer

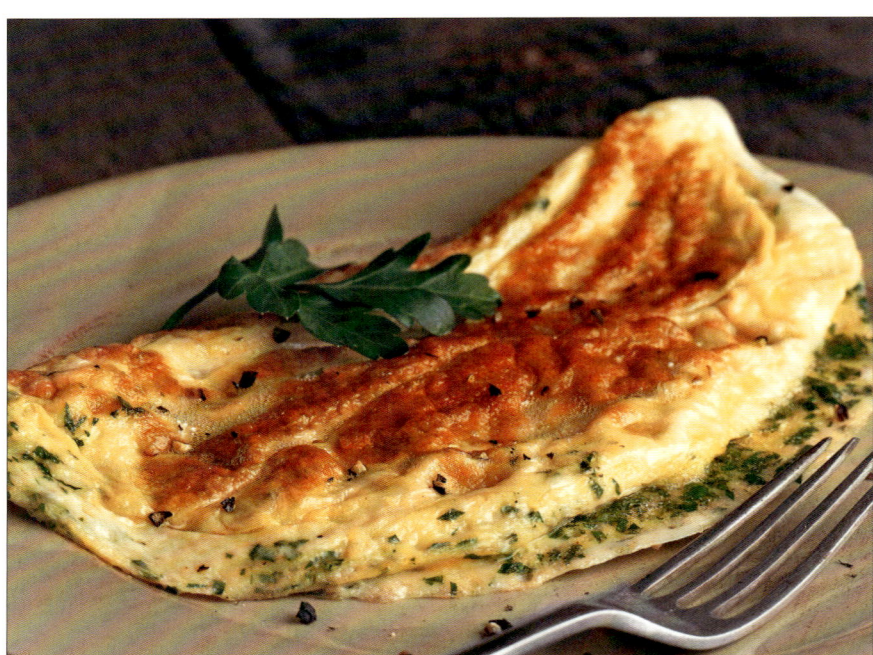

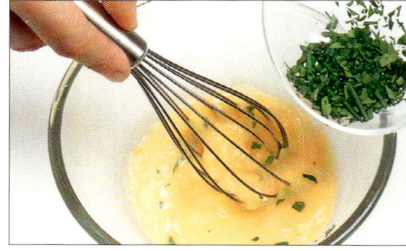

1 Die Eier in einer Schale leicht miteinander verquirlen, Kräuter zugeben und nach Geschmack würzen.

2 Die Butter in einer schweren, beschichteten Pfanne schmelzen und durch Schwenken gleichmäßig verteilen.

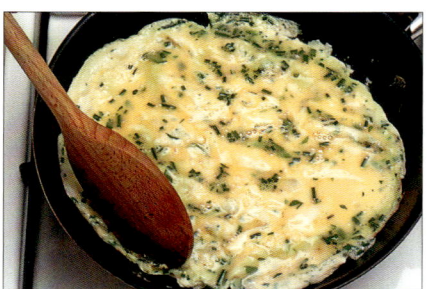

3 Das Eigemisch in die Pfanne füllen. Sobald es zu stocken beginnt, die Ränder mit einem Kochlöffel zur Mitte ziehen, damit das rohe Ei in die heiße Pfanne fließt.

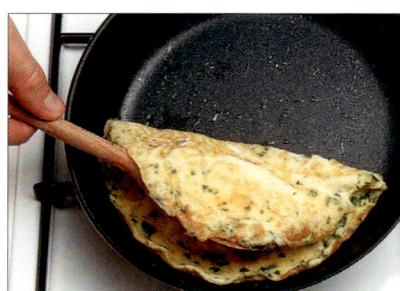

4 Das Omelett 2 Minuten ohne Umrühren braten, bis die Masse gerade fest ist. Mithilfe des Kochlöffels in der Mitte übereinanderschlagen und auf einen warmen Teller gleiten lassen.

Fleisch und Geflügel

Fleisch und Geflügel werden oftmals zu Unrecht wegen ihres Gehalts an gesättigtem Fett dämonisiert. Denn dabei darf nicht vergessen werden, dass (Geflügel-)Fleisch bei richtiger Zubereitung und maßvollem Verzehr ein wertvoller Nährstofflieferant ist. Es versorgt uns mit hochwertigem Protein, das alle essenziellen Aminosäuren enthält. Auch liegt das ebenfalls enthaltene Eisen in einer Form vor, die von unserem Körper sehr gut aufgenommen werden kann. Darüber hinaus ist (Geflügel-)Fleisch eine gute Quelle für Zink, Magnesium sowie eine Reihe von B-Vitaminen – inklusive B12, das sich nur sehr selten in pflanzlichen Lebensmitteln findet.

Das Wichtigste bei Fleisch ist, magere Stücke zu wählen, sichtbares Fett sowie Haut zu entfernen und nicht zu viel davon zu essen. Eine Portion von 100 bis 150 g ist mehr als ausreichend. Für Geflügel gilt im Prinzip das Gleiche, wobei das Fleisch von Haus aus nicht so fettreich ist. Doch auch hier können Sie den Fettgehalt noch einmal dramatisch reduzieren, indem Sie die Haut entfernen.

Verzichten Sie bei der Zubereitung von (Geflügel-)Fleisch möglichst auf die Zugabe von Fett, da es in der Regel selbst ausreichend Fett enthält. Am besten grillen Sie es oder braten es im Backrohr beziehungsweise in einer antihaftbeschichteten Pfanne.

Innereien sind nährstoffreich und auf jeden Fall einen Versuch wert.

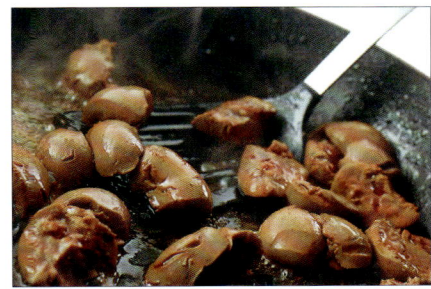

Auch „feuchte" Garmethoden wie Dämpfen oder Schmoren sind gut geeignet und sorgen zudem dafür, dass das Fleisch nicht austrocknet.

Fleisch
Der bekannte Ausspruch „Du bist, was du isst" gilt auch für Tiere. Die Art des Futtermittels hat großen Einfluss auf das Nährstoffprofil von Fleisch und anderen Tierprodukten. Die meisten Tiere werden – je nach Jahreszeit – mit Grün- oder Kraftfutter oder einer Mischung aus beiden gefüttert. Tiere, die überwiegend Grünfutter erhalten, produzieren mehr konjugierte Linolsäuren (CLA), die positive Gesundheitseffekte haben. So werden ihnen eine hohe antioxidative Aktivität sowie weitere schützende Eigenschaften zugeschrieben, die gegen Arteriosklerose helfen und das Immunsystem stimulieren. Auch beeinflusst es einigen Studien zufolge den Fettstoffwechsel, was sich in der Reduktion von Körperfett und dem Aufbau von Muskelmasse bemerkbar macht. Darüber hinaus zeigen Laboruntersuchungen erste vielversprechende Ansätze in Bezug auf eine antikarzinogene Wirkung.

Die besten CLA-Lieferanten sind grasgefütterte Rinder und Schafe sowie Eier aus Biohaltung und von grasgefütterten Kühen stammende Milch und Milchprodukte.

Hühner- und Putenfleisch
Das Fleisch von Geflügel ist leicht verdaulich, liefert hochwertiges Eiweiß und enthält nur wenig Fett (sofern die Haut entfernt wird). Am magersten ist das Brustfleisch, das ohne Haut 1 g Fett pro 100 g Fleisch enthält, verglichen mit 9 g Fett pro 100 g Fleisch mit Haut. Das enthaltene Eiweiß ist reich an allen Aminosäuren, die unser Körper nicht selbst herstellen kann, insbesondere Tryptophan. Dabei handelt es sich um

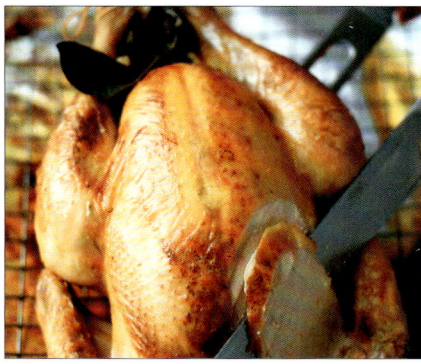

Das Entfernen der Haut reduziert den Fettgehalt von Geflügelfleisch deutlich.

ein Vorprodukt von Serotonin, einem Neurotransmitter, und Melatonin, einem Neurohormon. Beide beeinflussen unser Schlafverhalten sowie die Gehirnaktivität und haben im Allgemeinen eine beruhigende Wirkung. Das ist auch der Grund, weshalb Tryptophan in Schlafmitteln, Stimmungsaufhellern und sogar Antidepressiva verwendet wird. Einst glaubte man, das im Gänsefleisch enthaltene Tryptophan wäre der Grund für die Müdigkeit nach dem Weihnachtsmahl, während man heute davon ausgeht, dass diese schlicht auf die verzehrte Menge an Essen und Alkohol zurückzuführen ist.

Innereien
Der Begriff Innereien umfasst zahlreiche essbare innere Organe, wobei sich dieses Buch auf die Leber und Nieren von Schweinen, Schafen und Rindern beschränkt. Leber und Nieren sind eine hervorragende – fettarme – Quelle für Eiweiß und Eisen. Zudem sind sie reich an den Vitaminen A und B12, Riboflavin, Selen sowie Cholin, das eine wesentliche Rolle im Rahmen des Fettstoffwechsels spielt. Zwar sind Innereien in den letzten Jahren etwas aus der Mode gekommen, doch bei richtiger Zubereitung sind sie eine sehr schmackhafte, nährstoffreiche Alternative zu Fleisch.

Fisch und Schalentiere

Das vielfältige Angebot an Fischen und Meeresfrüchten kann auf den ersten Blick einschüchternd wirken. Doch letztlich lassen sich diese in drei große Kategorien unterteilen: Weißfische, Fettfische und Meeresfrüchte. Weißfische sind fettarm, reich an Eiweiß und leicht verdaulich. Im Gegensatz dazu enthalten Fettfische – wie der Name bereits sagt – mehr Fett. Allerdings handelt es sich dabei um „gutes" Fett, die sogenannten Omega-3-Fettsäuren, von denen wir alle mehr zu uns nehmen sollten. Denn sie bewirken und erhalten die Funktionstüchtigkeit von Gehirn und Augen, wirken sich positiv auf die Blutfettwerte sowie das Herz aus und stärken das Immunsystem. Auch Meeresfrüchte sind reich an Omega-3-Fettsäuren sowie an Eiweiß.

Empfehlenswert sind 2 bis 4 Fischmahlzeiten pro Woche, wobei Schwangere es wegen einer möglichen Toxinbelastung bei 2 Mahlzeiten bewenden lassen sollten. Ein kompletter Verzicht ist nicht nötig,

zumal die Vorzüge von Fisch die Risiken bei Weitem übersteigen. Aufgrund der weltweit schrumpfenden Fischbestände ist es wichtig, auch beim Fischkauf auf Nachhaltigkeit zu achten. Das *Marine Stewardship Council* hat aus diesem Grund ein weltweites Zertifizierungsprogramm aufgelegt. Entsprechende Produkte erkennen Sie an dem blauen MSC-Siegel.

Lachs

Lachs gilt aufgrund seines hohen Gehalts an Omega-3-Fettsäuren schon seit Längerem als Superfood. Und auch Sie sollten diesen Fettfisch auf Ihren Speiseplan setzen – insbesondere wenn Sie an einer Herzkrankheit leiden. Denn wie bereits aufgezeigt, fördern Omega-3-Fettsäuren die Herzgesundheit. Im Handel stehen diverse Lachsarten zur Auswahl und sie alle sind gute Quellen für Omega-3-Fettsäuren, wobei wild aufgewachsene Lachse den höchsten Gehalt an Omega-3-Fettsäuren aufweisen.

Aber auch Zuchtlachse verfügen über ein erhebliches Maß an Omega-3-Fettsäuren. Das gilt auch für geräucherten Lachs und Dosenlachs. Entsprechend vielfältig sind die Zubereitungsmöglichkeiten. Wie wäre es zum Beispiel mit Räucherlachs zum Frühstück, Lachsfrikadellen zum Mittagessen und einem Lachsrisotto zum Abendessen?

Frischer Lachs ist eine gute Wahl, um Ihr Soll an Fettfisch zu erfüllen.

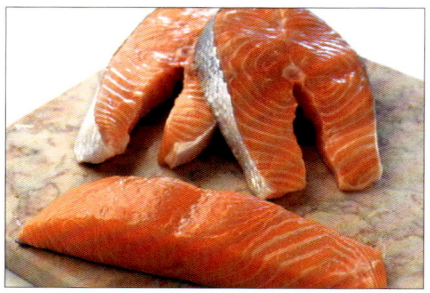

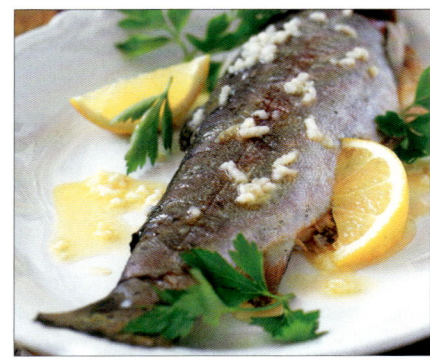

Forellen sind reich an Protein, Omega-3-Fettsäuren und B-Vitaminen.

Doch Lachs enthält neben Omega-3-Fettsäuren auch diverse Vitamine und Mineralstoffe. So finden sich unter anderem B-Vitamine, Magnesium, Phosphor und Selen. Darüber hinaus ist Dosenlachs aufgrund der mitverarbeiteten Gräten ein wertvoller Calcium-Lieferant. Doch keine Sorge: Diese weichen während des Herstellungsprozesses auf und sind keine Gefahr.

Forelle

Es gibt viele verschiedene Arten von Forellen, die sich grob in zwei Gruppen aufteilen lassen: Bach- und Seeforellen sowie Meerforellen. Während Erstere ihr ganzes Leben in Flüssen, Seen und Bächen verbringen, wandern Letztere ins Meer, wo sie einige Zeit bleiben, ehe sie zum Laichen an den Ort ihrer Geburt zurückkehren. Meerforellen sind etwas größer und ähneln dem Lachs, während Bach- und Seeforellen einen delikateren Geschmack und eine feinere Textur aufweisen. Nichtsdestotrotz sind beide reich an Omega-3-Fettsäuren und B-Vitaminen. Ganze Bach- und Seeforellen lassen sich gut in Folie garen, während die Filets auf dem Grill nur wenige Minuten benötigen. Sie werden auch geräuchert angeboten und sind eine schmackhafte Alternative zu geräuchertem Lachs. Meerforellen sind in der Regel

- Achten Sie bei ganzen Fischen auf einen klaren Blick, einen neutralen Geruch und rote Kiemen.
- Fischfilets sollten fest und elastisch sein und keinen Fischgeruch verströmen.
- Muscheln sollten geschlossen sein oder sich bei Berührung schließen sowie sich schwer anfühlen.
- Kaufen Sie Fisch möglichst frisch und verarbeiten Sie ihn so schnell wie möglich.
- Egal ob Sie Ihren Fisch im Supermarkt oder beim Fischhändler, abgepackt oder lose kaufen – die genannten Punkte gelten immer.

in Filetform erhältlich. Diese lassen sich wie Lachsfilets zubereiten.

Thunfisch

Thunfisch erfreut sich großer Beliebtheit, insbesondere als Dosenware. Allerdings enthält Dosenthunfisch – da er im Rahmen des Konservierungsprozesses gekocht wird, wodurch einiges von dem Fischöl verloren geht – ein geringeres Maß an Omega-3-Fettsäuren, ist aber nach wie vor reich an Protein, Niacin sowie den Vitaminen D und B12. Um möglichst stark von den Vorzügen der Omega-3-Fettsäuren zu profitieren, empfiehlt sich daher der Verzehr von frischen Thunfischsteaks.

In den letzten Jahren gab es zahlreiche Debatten über die Fangmethoden, Schadstoffbelastungen und die Überfischung der Bestände. Vor allem die Verwendung von Treibnetzen beim Thunfischfang steht in der Kritik, da es dabei in erheblichen Umfang zu Beifang von Delfinen und Haien kommt. In den Gewässern der EU sowie in vielen anderen Gebieten sind Treibnetze aber inzwischen verboten. Je nach Art bestehen aber nach wie vor ernste Bedenken bezüglich der Nachhaltigkeit und der Schadstoffbelastung. Generell kann man sagen, dass die größeren Arten wie der Blauflossenthunfisch schwerer belastet sind als kleinere wie der Echte Bonito. Doch sie alle gehören zu den Fischen, die nur eingeschränkt gegessen werden sollten, insbesondere wenn Sie schwanger sind, eine Schwangerschaft anstreben oder stillen. Für

Frischer Thunfisch enthält mehr Omega-3-Fettsäuren als Dosenware.

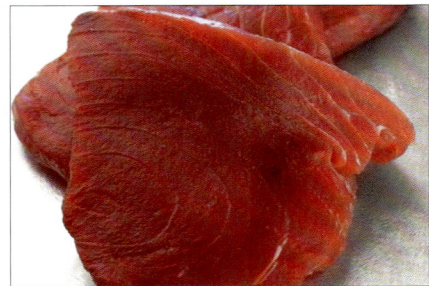

einen gesunden Erwachsenen besteht jedoch nur eine geringe Gefahr, sodass ein moderater Verzehr begrüßenswert ist.

Hering

Dieser kleine Fettfisch ist in diversen Formen erhältlich: frisch, eingelegt, als Salat und geräuchert. Das macht ihn – auch wegen seines reichlichen Vorkommens – zu einem der wichtigsten Speisefische.

Ein weiterer Vorzug des Herings ist, dass er bei der Haltbarmachung kaum an Nährstoffen verliert, wozu neben einem hohen Maß an Omega-3-Fettsäuren auch Selen und die Vitamine D und B12 zählen. Da bei einigen dieser Methoden Salz verwendet wird, enthalten diese Fische viel Natrium und sollten entsprechend zurückhaltend verzehrt werden. Heringe aus der Ostsee sind meist stärker mit Schadstoffen belastet, sodass Sie, sofern möglich, auf Fische aus dem Atlantik, Pazifik oder Mittelmeer zurückgreifen sollten.

Makrele

Die Makrele ist ebenfalls ein Fettfisch, der über einen hohen Gehalt an Omega-3-Fettsäuren verfügt und deshalb nicht unerwähnt bleiben soll. Auch ist sie reich an Selen sowie den Vitaminen D und B12.

Makrelen sind leicht an ihrer blauschillernden Haut mit den tigerähnlichen Streifen zu erkennen. Sie dienen seit Jahrhunderten als Speisefisch. Ihr aromatisches Fleisch ist gleichermaßen zum Braten, Grillen sowie Dünsten geeignet und harmoniert besonders gut mit Soßen auf Zitronenbasis.

Auch geräuchert sind Makrelen eine hervorragende Quelle für Omega-3-Fettsäuren. Ihre Filets ergeben eine prima Sandwichfüllung oder einen schmackhaften Dip, der sogar Kindern schmeckt.

Sardine

Wer kann schon dem Duft von gegrillten Sardinen widerstehen, der uns an unseren letzten Mittelmeerurlaub

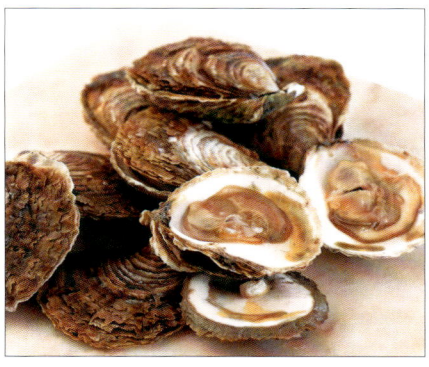

Austern sind fettarm, enthalten aber trotzdem Omega-3-Fettsäuren.

erinnert? Doch diese Fische sind mehr als schöne Erinnerungen, denn sie enthalten nicht nur Omega-3-Fettsäuren, sondern sind auch reich an Calcium, Phosphor und Vitamin D – die allesamt gut für die Knochengesundheit sind und Osteoporose vorbeugen.

Dosensardinen sind eine gute Alternative zu Frischware, da auch sie alle genannten Nährstoffe enthalten und sich gut lagern lassen. Wenn Sie sich Arbeit sparen möchten, kaufen Sie küchenfertige Sardinenfilets. Diese lassen sich wunderbar marinieren oder mit Zitrone grillen.

Austern

Heute wie vor hundert Jahren sind Austern – obwohl sie vergleichsweise teuer sind – ein wichtiges Nahrungsmittel, vor allem für Menschen, die am Meer oder an einem großen Fluss leben. Austern sind wahre Nährstoffpakete und dazu noch kalorienarm. So sind sie nicht nur extrem reich an Vitamin B12, Selen, Zink und Eisen, sondern auch eine gute Quelle für Omega-3-Fettsäuren (ihr Cholesteringehalt spielt aus gesundheitlicher Sicht, wie bereits an anderer Stelle ausgeführt, nur eine untergeordnete Rolle). Darüber hinaus wird Austern eine aphrodisierende Wirkung zugeschrieben, die aber nie wissenschaftlich belegt wurde. Jedoch spielt das in Austern in hohem Maß enthaltene Zink und Selen eine wichtige Rolle bei der Bildung von Testosteron und Spermien.

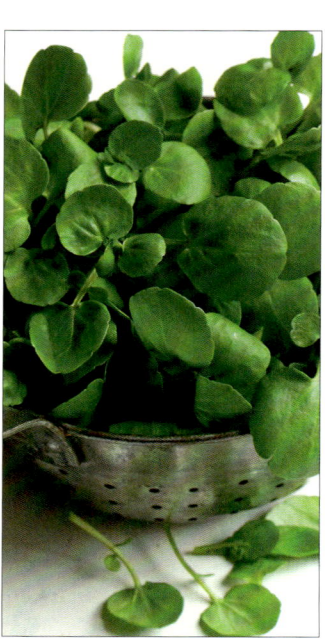

Bildnachweis
Fotografen: Peter Anderson, Martin Brigdale, Nicky Dowey, Gus Filgate, Amanda Heywood, William Lingwood, Thomas Odulate, Charlie Richards, Craig Robertson, Simon Smith, Jon Whitaker und Mark Wood.
Fotoagenturen: Fotolia Seite 6ul, 10um, 21u, 27om, 28ul, 75om und 87ur.
Shutterstock Brian A. Jackson Cover Front/ margouillat Cover Front/Marish Cover Front + Back, Schmutz- + Haupttitel/Nattika Cover Front/Sophie James Cover Back/soyka Cover Back